现代医院信息化
管理制度与表格典范

任 浩 / 著

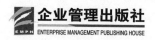

企业管理出版社
ENTERPRISE MANAGEMENT PUBLISHING HOUSE

图书在版编目（CIP）数据

现代医院信息化管理制度与表格典范 / 任浩著. —北京：企业管理出版社，2023.1
ISBN 978-7-5164-2726-2

Ⅰ.① 现…　Ⅱ.① 任…　Ⅲ.① 医院—管理—信息化建设—研究　Ⅳ.① R197.324

中国版本图书馆 CIP 数据核字（2022）第 174605 号

书　　名：现代医院信息化管理制度与表格典范
书　　号：ISBN 978-7-5164-2726-2
作　　者：任　浩
责任编辑：徐金凤　　宋可力
出版发行：企业管理出版社
经　　销：新华书店
地　　址：北京市海淀区紫竹院南路 17 号　　　　邮　　编：100048
网　　址：http://www.emph.cn　　　　　　　　电子信箱：emph001 @163.com
电　　话：编辑部（010）68701638　　　　　　发行部（010）68701816
印　　刷：三河市荣展印务有限公司
版　　次：2023 年 1 月第 1 版
印　　次：2023 年 1 月第 1 次印刷
开　　本：710mm × 1000mm　　1/16
印　　张：22.25 印张
字　　数：376 千字
定　　价：78.00 元

国家卫生健康委于 2021 年 3 月 15 日发布了《医院智慧管理分级评估标准体系（试行）》，标志着医院正在由传统发展向智慧建设转变，最大的变化是先进的信息化技术和管理在医院各领域的宽度、深度和广度的结合与运用，运用物联网、移动互联、大数据、云计算、人工智能等信息技术与患者服务、医疗、医院管理深入融合，实现智能感知、互联、应用和创新。

医院信息化是建设智慧医院的脊梁，承担着标准达成和高效运营、流程服务的优化管理和持续提升、数据的分析挖掘和创新应用等重要中枢枢纽的作用。目前医院信息化建设与管理标准已由满足医院等级评审、网络安全等级保护基本要求、电子病历系统应用水平分级评价、互联互通成熟度测评发展到了符合医院智慧服务分级评估。而真正能够成功实现医院信息化的关键在于医院信息化管理，主要职能部门是医院信息科。在智慧医院背景下，医院信息科的管理内容正在从机房基础环境、保障软硬件和网络运维，发展到云机房、智慧终端、5G 网络、虚拟化、工业控制系统等智能领域全周期、有规划的安全管理和技术保障，强调 ITIL（信息技术基础构架库）全流程可追溯，PDCA 闭环管理、持续改进，立体式安全防御和知识库的建立。

本书按照等级保护制度要求编写，共有五部分，包含了 49 个管理制度、124 个管理表单和 22 个管理流程。第一部分提出了医院信息化管理制度和流程的整体内容和管理策略，说明了制定、发布、评审和修订制度的管理内容，解决了如何进行多院区信息规划和信息化项目安全管理等问题。第二部分介绍了医院信息部门的平衡矩阵组织架构，设置注重信息安全、数据治理和专业复合的岗位，依据全国统计数据、实际工作需要进行人员配备和发挥组织效能的三个管理。发挥管理机构效能的三个管理分别是对信息数据、文档、操作、权限等授权审批管理，以及枢纽型信息化组织的沟通合作管理和 PDCA 全流程可追溯的审核检查管理。第三部分以人才资源计划为前提，重视人才的人品道德，不任人唯亲，通过招聘、外包、合作等方式，建设信息化团队组织。以马斯洛需求层次理论为指导和激励，充分发挥绩效杠杆的作用，对人员进行考核，强调对人员进行安全保密意识教育，加强离岗离职管理、培训管理和对外部人员的访问管理。第四部分从信息化建设方案设计、预算、服务供应商选择、产品采购使用、软件开发、工程实施、测试验收、系统交付、等级测评和定级备案等方面，详细介绍了医院信息化全周期闭环式建设管理。第五部分梳理了医院信息化的运维环节，分析了基础环境、资产、介质、设备、医疗大数据和网络系统的运维内容，强调了密码、配置、变更、备份与恢复的管理，介绍了通过建立监控安全管理中心对信息化运维内容进行恶意代码防范和外包运维管理，以及要建立安全事件处置管理制度和应急预案管理制度。

本书基于院内课题《智慧医院门诊无纸化的研究与设计》(课题编号：201927)，编者在充分参阅和实践医院信息化法律法规、标准规范、书籍、讲座、课程和案例，广泛与医疗信息化专家、学者和同行沟通交流后，将16年的实际管理、实施建设经历和经验教训通过管理制度的方式编写成书。本书介绍了新时代医院信息化的标准化管理、实施流程的方法和注意事项，体现了新时代医院信息化的管理要求。本书的读者对象为医院管理人员、CIO（首席信息官）、信息管理人员、业务管理人员、研发人员，以及广大基层医疗机构，包括县级医院、乡镇医院及社区医疗服务中心的领导决策人员，也可作为广大研究生、进修生、医学院校学生等工作和学习的工具书及辅助参考资料。本书可以帮助提升医院信息化建设，为适应医院多院区一体化发展、高质量精细化标准建设和云机房新基建要求等提供重要参考。同时，本书也可以指导医院信息化组织重构、设计规划、预算采购、基础实施、项目建设、数据治理、安全保障和运维管理，帮助医院制定或修订医院信息化管理制度和流程，推进医院数字化、信息化和智能化进程，使医院服务、医疗和管理更加一体化、高效化和精准化，推动医疗健康行业和产业转型升级。

本书的撰写得到医院院领导、医院诸多不同部门和岗位的同事、医院信息化建设有关同仁的大力支持和帮助，在此，对大家的辛勤劳动表示衷心感谢！书中难免有疏漏和不当之处，敬请读者批评指正。

编者

2022 年 9 月

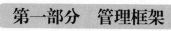

目 录

第一部分　管理框架

第二部分　管理机构

第三部分　人员管理

第四部分　建设管理

第五部分　运维管理

第一部分

管理框架

管理制度框架

医院信息化管理制度总体框架

第一章　总则

第一条　为适应医院信息化标准化快速发展、规范医院信息化管理工作、促进医院的发展，根据《医院智慧管理分级评估标准体系（试行）》《三级医院评审标准（2020年版）》《医院信息互联互通标准化成熟度测评方案（2020年版）》《电子病历系统应用水平分级评价标准（试行）》《信息安全技术—网络安全等级保护基本要求》《中华人民共和国数据安全法》《中华人民共和国个人信息保护法》和其他有关法律法规的规定，制定本制度。

第二条　医院在进行组织建立或重构、设计规划、预算采购、基础实施、项目建设、数据治理、安全保障和运维等信息化管理工作时，按照本制度实施。

第二章　组织结构

第三条　医院信息化领导小组的组织结构。组长为医院院长、党委书记，副组长为医院副院长、党委副书记、纪检书记，成员为医院各科室主任。

第四条　医院网络安全和信息化工作领导小组工作职责。

（一）根据国家和行业的有关信息化的法律法规、政策标准，审定批准医院信息化建设目标、发展规划、管理策略和实施方案。

（二）指导、管理和监督信息化建设工作，分配和明确医院各部门信息化建设职责，领导、协调、共建医院信息化项目和保障信息安全。

（三）持续建设和完善医院信息化建设管理组织和管理机制，推进信息化项目按照规划实施建设。

（四）指导和检查信息系统职能部门信息化的运行情况和安全措施、应急方案落实情况，指挥、协调、督促、审查重大安全事件、安全隐患的防范处置和持续改进。

（五）研究决定信息化建设发展目标和医院信息安全工作的重大事项。

第五条　管理小组下设办公室。办公室设在信息科，由信息科主任兼任办公室主任，负责日常工作。

第六条　信息工作指导和管理领导组办公室职责。

（一）贯彻执行国家主管机构下发的医院信息化政策文件和标准要求，在医院网络安全和信息化工作领导小组的领导下，负责制定全院信息化工作规划和实施策略。

（二）负责组织起草医院信息化项目规划和方案，开展项目实施、测试和验收评审。

（三）建立、健全和落实医院信息化的各项管理规章制度，维护和管理信息化资产，保证信息安全和医院信息系统正常运行。

（四）负责与医院内外部组织、机构和部门进行信息化项目的沟通、协调和合作。

（五）根据医院信息化相关的管理制度和规范，监督、检查、考核、指导及审批医院信息化建设情况，对具体落实情况进行总结和汇报。

（六）承办医院网络安全和信息化工作领导小组交办的其他工作。

第七条　根据信息项目建设环节，结合实际需要，与设计院、咨询公司、造价公司、法律顾问、优秀案例医院、业内专家、监理公司、审计公司、信息安全团队、软硬件外包运营开发团队等进行战略合作，与外部资源建立枢纽关系，保证项目安全稳定，在标准规范下与时代快速共进。

第三章　信息化管理制度体系

第八条　医院信息化组织管理制度包括岗位设置管理制度、人员配备管理制度、人员录用管理制度、人员考核管理制度、人员离岗离职管理制度、外部人员访问管理制度、外包运维管理、安全意识教育和培训管理制度、信息化投诉管理制度。

第九条　信息化规划管理制度包括信息化管理策略、安全方案设计管理制度、制定和发布管理制度、评审和修订管理制度。

第十条　信息化采购管理制度包括医院信息化预算管理制度、服务供应商选择管理制度、产品采购和使用管理制度。

第十一条　信息项目实施管理制度包括医院信息化项目实施管理制度、

软件开发制度、监理服务制度、沟通和合作管理制度、配置管理制度、变更管理制度，以及医院信息化测试管理制度、医院信息化验收管理制度、系统交付管理制度、等级测评管理制度、定级和备案管理制度。

第十二条 服务器网络管理制度包括环境管理制度、设备维护管理制度、网络管理制度、医院系统安全管理制度、工程施工管理制度、检查和审核管理制度、备份与恢复管理制度、账号密码管理制度、恶意代码防御管理制度、医院信息化机房应急预案、医院信息化网络故障应急演练预案、医院信息化病毒攻击预案。

第十三条 物资管理制度包括资产管理制度、介质管理制度、医院数字证书管理办法。

第十四条 数据信息管理制度包括授权和审批管理制度，医疗大数据管理制度，监控管理和安全管理中心、安全事件报告和处置管理制度，医院信息化应急预案管理制度，信息保密协议和网络安全责任承诺书。

第四章 《信息化工作记录单》

第十五条 《组织机构记录单》。

(一)《岗位管理记录单》包括《交接班记录表》《外出报备表》《工作台记录表》。

(二)《人员考核管理记录单》包括《绩效管理登记表》《加班登记表》。

(三)《人员离岗管理记录单》包括《密码、权限移交单》《员工辞（离）职交接单》。

(四)《机房出入登记表》。

(五)《外包运维管理记录单》包括《运维人员设备入网登记表》《请销假登记表》《人员变更登记表》。

(六)《安全意识教育和培训管理记录单》包括《培训资料提交清单》《培训计划、培训签到表》《培训会议纪要》《培训考核表》《培训反馈评估表》。

(七)《信息化投诉记录单》。

第十六条 《信息化规划记录单》包括《信息化策略管理督办单》《程序发布登记表》《信息化项目年度计划申请表》和《医院信息化制度文档修订记录表》。

第十七条 《信息化采购记录单》包括《信息技术硬件与软件资源存量情况表》《云平台资源需求和软件配置汇总清单》《信息化项目数据资源情况表》

《项目总预算表》《软件产品购置分项预算表》《软件开发分项预算表（工作量估算方式）》《软件开发分项预算表（功能点估算方式）》《功能点数量明细表》《其他费用分项预算表》《项目支出绩效目标申报表》《建设类信息化项目预算评审报审资料清单》《评标、中标情况备案表》《招标采购备案表》和《物资采购申请单》。

第十八条　《信息项目实施记录单》。

（一）《项目实施管理记录单》包括《项目组成员清单》《项目计划进度表》《项目需求规格书》《信息系统项目签到表》《项目上线问题记录表》《信息系统需求申请表》《信息系统需求论证报告》《需求处理记录单》《信息系统项目付款进度表》《信息系统验收》《项目移交单》《项目满意度调查表》《信息系统项目检查表》。

（二）《沟通和合作管理记录单》包括《信息科沟通记录单》《协同处理记录单》《会议纪要》。

（三）《配置管理记录单》包括《信息系统服务器配置记录表》《网络设备配置记录单》《信息系统计算机终端配置记录表》《信息系统数据库配置记录表》《应用系统配置记录单》。

（四）《变更管理记录单》包括《项目变更单》《信息系统软件需求变更单》《变更验收表》。

（五）《医院信息化测试管理记录单》包括《系统项目测试申请表》和《系统项目测试检查表》。

（六）《软件系统交付清单》。

第十九条　《软件开发记录单》包括《设计申请记录单》《设计评审记录单》《数据迁移记录单》《数据迁移报告》。

第二十条　《服务器网络记录单》。

（一）《设备维护管理记录单》包括《信息机房空调维修保养记录单》《信息机房空调操作记录单》。

（二）《网络安全管理记录单》包括《服务器基本信息登记表》《服务器应用系统安装登记表》《网络设备信息登记表》《终端基本信息登记表》。

（三）《医院系统安全管理记录单》包括《数据库安装登记表》和《应用系统基本信息登记表》。

（四）《工程实施管理记录单》包括《信息化网络布设点位申请表》《信息

化网络布设点位调研报告》《网络实施记录单》《开箱验货报告》《安装测试报告》《网络设备安装调试记录表》《网络工程验收单》《网络工程检查表》《网络工程日清单》。

（五）《审核和检查管理记录单》包括《机房安全记录单》《信息机房空调巡检记录单》《服务器检查记录单》《网络设备检查表》《数据备份查检记录表》《终端检查表》《终端网络检查表》《终端系统安装检查表》《HIS（医院信息系统）检查表》《医院信息系统信息科时间同步记录表》《信息化场所卫生检查表》。

（六）《备份与恢复信息登记表》。

（七）《信息系统密码更改记录表》。

第二十一条 《物资记录表单》。

（一）《资产管理记录单》包括《物资领用单》《物资使用记录单》《信息化设备外修申请表》《信息化设备报废申请单》。

（二）《医院信息化介质管理记录单》包括《外来设备接入登记表》《文档、介质借阅登记表》《文档归档清单》《印章登记表》《医院数字证书申请表》《医院数字证书业务登记表》。

第二十二条 《数据信息记录表单》。

（一）《授权和审批管理记录单》包括《信息化互联网网络申请表》《信息系统开通权限申请表》《非敏感数据查询记录单》《数据处理记录表》《数据查询反馈单》。

（二）《医疗大数据管理记录单》包括《使用临床数据资源开展科研工作申请表》和《医院信息系统敏感数据查询统计申请表》。

（三）《安全事件处置记录单》。

第五章 信息化工作流程

第二十三条 日常工作的流程包括问题处理工作流程和投诉反馈流程。

第二十四条 信息化采购流程包括信息化相关合同办理流程和采购申请流程。

第二十五条 医院信息化项目实施流程包括项目管理总体流程、项目规划阶段流程、项目启动流程、执行阶段流程、项目人员变更处理流程和验收阶段流程。

第二十六条 工程实施流程包括网络需求服务流程、网络布线工作流程和网络工程项目科室验收流程。

第二十七条　审核和检查流程包括查房工作流程、质控管理流程和数据备份恢复流程。

第二十八条　医院科室申请信息化物资时采用信息系统物资申请工作流程。

第二十九条　授权和审批管理流程包括信息系统权限开通流程和信息系统权限取消流程。

第三十条　安全事件处置管理流程包括应急一类响应事件工作日时间应急流程、应急一类响应事件非工作日时间应急流程、应急二类响应事件应急流程。

医院信息化管理策略

第一章　总则

第一条　为加强和规范医院信息化管理工作，保证医院信息的机密性、完整性和可用性，提高医院信息化整体水平，依据国家有关法律、法规的要求，制定本制度。

第二条　本制度的目的是为医院信息化建设和管理提供一个总体的策略性框架，指导医院信息化建设和管理，使医院拥有明确、统一的信息化管理策略，确保医院信息化可持续的建设和管理，保障实现医院信息化的建设和发展目标。

第三条　本制度适用于医院信息化的规划、建设、实施、运行、质量控制、评审和持续改进，指导医院信息化制度的制定和使用。

第二章　医院信息化发展和管理目标

第四条　以"十四五"国家信息化规划为引领，认识医疗信息化变革带来的机遇和挑战，准确识变、科学应变、主动求变，打造医疗信息化新优势，促进卫生和医院健康事业实现更高质量、更有效率、更加公平、更可持续、更为安全的发展。

第五条　立足高起点谋划，构建医院数字健康战略新格局。适应数字健康发展趋势，对接国内标准体系，加强顶层设计和机制建设，推进从生产要素到创新体系，从业态结构到组织形态，从发展理念到服务模式的全方位变革突破，使数字健康更好服务和融入新发展格局。推进基础设施、标准法规、数据资源、产业发展、安全保障一体化部署，在前沿技术研发、数据开放共享、隐私安全保护、专业人才培养等方面进行前瞻性布局，健全数字健康的政策法规、标准伦理、数据安全、人才队伍等支撑体系。坚持政府主导、多方参与、联合创新、共建共享的原则，鼓励医院与科研院所、企业等协同创新，加强产业链上下游资源的组织协调，共同营造数字健康良好发展的生态体系。增强数字健康思维能力和应用成效，更好地统筹发展与安全，推动数字健康关键技术和服务模式创新，提升医疗健康服务均等化、普惠化、便捷化水平。

第六条 坚持高标准建设，夯实数字健康发展新基建。推动信息基础设施扩域增量、共享协作、智能升级，加快建设高速泛在、天地一体、云网融合、智能敏捷、绿色低碳、安全可控的智能化综合性数字信息基础设施，打通全民健康信息服务体系"大动脉"。开展健康大数据中心、高速网络环境、网络安全管理中心等新型基础设施建设，加强基于光纤宽带和5G应用的远程医疗网络建设。加强基础资源数据库建设，推动区域内医疗机构间电子病历、检查检验结果、医学影像等医疗健康信息适时调阅和规范共享，实现电子健康档案与电子病历、公共卫生服务信息的对接联动，提高医疗健康服务的效率和质量。建立传染病多点触发一体化监测预警平台，健全集中统一、运行高效的公共卫生应急指挥系统，完善监测预警和应急响应机制，提高实时分析和集中研判能力。

第七条 打造高品质生活，重塑数字健康服务新模式。坚持以人民为中心的发展思想，不断拓展和丰富数字健康应用场景和服务空间，构建线上线下一体化服务新模式，提升公共资源供给效率，增强公共服务效用，优化服务流程，改善就医体验，提高群众看病就医的便捷度。推动面向基层的远程医疗服务，充分发挥互联网医院在基层医疗服务中的作用，引导重心下移、资源下沉，有序促进分级诊疗。发挥电子健康档案的枢纽作用，以家庭医生签约服务和慢病管理为核心，建立重点人群、重点疾病、影响健康主要因素的数字化综合防控与长效管理机制，提供全方位、全生命周期的数字化健康管理服务。拓展数字健康乡村、在线医学教育、智能中医药等服务，不断满足多层次、多样化、个性化的健康需求。同时，坚持智能服务与传统服务并举，注重线上服务便捷化与线下服务人性化有机结合。

第八条 赋能高质量发展，培育数字健康经济新业态。聚焦战略前沿，推进重点领域数字健康产业发展，立足重大技术突破和重大发展需求，增强产业链关键环节竞争力，完善重点产业供应链体系，加速产品和服务迭代。加快发展基于数字技术的健康服务，鼓励发展区域检验检查、在线健康咨询、智能慢病管理等多元化、个性化健康服务，催生一批有特色的数字健康管理服务企业。规范发展第三方机构搭建社会化行业服务平台，完善数字健康产业链、供应链和创新链，打造创新发展的数字健康产业生态。推动大数据在精准医疗、辅助决策、健康管理、药物研发、医疗保险等方面产业化、规模化应用。

第九条 聚焦高效能治理，提升数字健康应用新水平。深入开展数字健康政策、数据综合治理等领域的研究，构建部门协同、资源优化、防治结合、平战一体的运行机制，以服务管理、效率提升、功能完善为导向，感知社会态势、畅通信息渠道、辅助科学决策，提升治理能力的现代化水平。推进医院管理服务电子化、自动化、无纸化，破除体制障碍，打破信息壁垒，逐步实现居民电子健康码、医保结算码、金融支付码等多码融合、业务通办，解决人民群众办事难、办事慢、办事繁问题。建立全方位、多层次、立体化监管体系，逐步实现对医疗就诊记录、费用清单、电子处方、电子病历、医疗费用结算记录等的有效监管，不断提升数字健康服务能力和监管水平。坚持安全发展、协同共进的原则，积极探索国内交流合作的新模式，促进数字健康在发展中规范、在规范中发展，不断提升医院数字健康的产业核心竞争力和国内影响力。

第三章 医院信息化发展和管理的基本原则

第十条 坚持党的全面领导。坚持和完善党领导医院信息化发展的体制机制，加强智慧医院建设的顶层设计、统筹协调、整体推进和督促落实，为实现信息化高质量发展提供根本保证。

第十一条 坚持以人民为中心。把增进人民福祉、促进人的全面发展作为医院信息化发展的出发点和落脚点，打造高品质智慧医疗服务，不断满足人民群众对美好生活的向往。

第十二条 坚持新发展理念。把新发展理念贯穿智慧医院建设全过程和各领域，以信息化培育新动能，用新动能推动新发展，推动构建新发展格局，促进质量变革、效率变革、动力变革。

第十三条 坚持深化改革开放。破除制约医院效率、效力、效能释放的体制机制障碍，完善数据治理基础制度，开创智慧医院管理新局面。

第十四条 坚持系统推进。遵循信息化发展规律，统筹国内、省内两个大局,坚持全院一盘棋,更好发挥中央、地方和各方人员的积极性,着力固根基、扬优势、补短板、强弱项,增强智慧医院建设的系统性、整体性和协调性。

第十五条 坚持安全和发展并重。树立科学的网络安全观,切实守住网络安全底线,以安全保发展、以发展促安全,推动网络安全与信息化发展协调一致、齐头并进,统筹提升医院的信息化发展水平和网络安全保障能力。

第四章 管理依据标准

第十六条 国家政策性文件。

(一)《医院智慧管理分级评估标准体系(试行)》。

(二)《三级医院评审标准(2020年版)》。

(三)《医院信息互联互通标准化成熟度测评方案(2020年版)》。

(四)《电子病历系统应用水平分级评价标准(试行)》。

(五)《信息安全技术—网络安全等级保护基本要求》。

(六)《中华人民共和国数据安全法》。

(七)《中华人民共和国个人信息保护法》。

第十七条 标准规范性文件。

(一)《WS 365—2011 城乡居民健康档案基本数据集》。

(二)《WS 375.9—2012 疾病控制基本数据集》,第9部分《死亡医学证明》。

(三)《WS 376.1—2013 儿童保健基本数据集》,第1部分《出生医学证明》。

(四)《WS/T 448—2014 基于健康档案的区域卫生信息平台技术规范》。

(五)《WS/T 482—2016 卫生信息共享文档编制规范》。

(六)《WS/T 483—2016(所有部分)健康档案共享文档规范》。

(七)《区域卫生信息平台基本交互规范(立项号:20160111)》。

(八)《健康档案基本架构与数据标准(试行)》。

(九)《基于健康档案的区域卫生信息平台建设技术解决方案(试行)》。

第五章 规划管理策略

第十八条 信息化规划的目标是通过整体规划明确方向,借助信息化技术手段来优化资源配置,强化核心竞争力,结合知识管理培育强大的设计、项目、服务等核心能力,提高医院医疗、服务、财务、全面预算、绩效管理等运营水平,优化内部管理体系,降低成本,提升效率。

第十九条 信息化规划的原则是统一规划、统一建设、统一管理、统一标准，与医院的战略、组织、流程和管理控制系统相结合，与自身现状、资源、目标定位相匹配，按照适用、实用和适度超前的定位分步实施，满足应用并预留发展空间，考虑系统的可靠性、可维护性和安全性。

第二十条 信息化规划的作用是全面系统指导信息化建设，有效、充分利用资源，促进战略目标的实现，驱动和整合组织、流程和信息技术，满足可持续发展需要。

（一）判断不同信息系统的应用价值。

（二）帮助建立良好的 IT 治理体系，应对长期进行的 IT 建设和运维服务。

（三）指导选择相关的应用软件和实施项目。

（四）有效管理并应用数据。

（五）指导系统实施和明确实施优先次序。

（六）指导改造旧系统和集成信息系统。

第二十一条 医院信息化规划的工作范围在传统信息化的基础上向大信息范畴扩展延伸。

（一）向与信息系统密切相关的非医疗工程系统的选型、建设、软硬件运维管理延伸。

（二）向广播、电梯、照明、停车、安防、物流、环境监测等弱电智能化管理延伸。

第二十二条 以医院战略发展和业务发展为目标导向，对医院信息化整体性、长期性、基本性进行思考和评估，融合多要素、多部门对医院信息化发展的愿景，按照标准、章程和要求，结合医疗行业信息化实践经验和最新技术发展趋势，从战略层面制定信息化建设的愿景、目标、战略和发展计划，具有长远性、全局性、战略性、方向性、概括性和鼓励性。

第二十三条 在医院发展战略目标指导下，在理解医院业务规划的基础上，诊断、分析、评估医院管理、资源、技术现状，设计未来整套行动的方案和项目规模，拟定具体内容、步骤和方法，制定医院信息化的系统架构，确定信息系统各部分的逻辑关系及具体架构设计、选型、实施、预算策略与实施计划，在战术层面有机集成并优化医院物资流、信息流、资金流等，对信息化目标和内容进行整体规划，具有综合性、系统性、时间性和强制性。

第二十四条 根据规划内容，整理目前有效、准确和翔实的信息和数据，对数据进行定性与定量分析，运用科学的方法对目标及行动方案进行从整体到细节的设计。行动目标要明确具体，具有针对性、合理性、有效性和可行性，可指导实际行动方案。实际行动方案要符合相关技术、标准和规范，充分考虑实际情况及预期能动力。时间上要分阶段，要使目标更清晰、方案更可行、数据更精确、经济更可控、收支更合理，使行动方案有目的、有意义、有价值。

第二十五条 充分考虑实际行动中的可能情况，对未知的可能情况做具体的预防措施，形成高品质的信息规划。

（一）着眼全局，从全局视角和长远眼光看问题、谋发展。

（二）关注国家、省、市各级医改政策、行业标准规范。

（三）充分调研、沟通，了解医院的战略规划和布局。

（四）研读各类文件、收集信息，寻找发展脉络。

（五）关注医疗信息化市场的最新发展趋势和动态。

（六）运用七何分析法（5W2H）、问题树、清单、项目管理、五常法、PDCA、头脑风暴等科学方法，构建行动计划。

第二十六条 规划事项要知所先后，有所取舍、有所侧重，对刚需项目、增值项目、低值项目和拓展项目进行判断和取舍，重点发展刚需项目。通过深入思考、精意覃思、析微察异、去伪存真，对实现容易、技术成熟、使用率高、范围广、影响小、需求急的项目要优先规划、尽早实施，对实现难、技术复杂、使用率低、范围窄、影响大、需求缓的项目要慎重规划而行。

第二十七条 规划要专注于先进的管理模式，建立领先的信息化体系，注意影响规划的主要因素，可通过投标文件、合同、《需求说明书》、实施交付和商务关系等进行风险控制。

（一）内部理解差异和用户期望值，如优良的质量和服务、及时交付、定制的产品、价格敏感、一站式服务等。

（二）技术发展变化，如电子商务、互联网、信息系统模式变迁等。

（三）医疗业务和信息化行业现状，如价值链主导权转移、压缩渠道、外包产业集中化、不断增加的产品复杂度、不断上升的研发成本、不断增加的数据处理量等。

（四）医疗业务和信息化行业指导意见，如产品责任，环境、健康、安全问题，特殊的商业规则等。

第二十八条 系统选型时通过成立包括技术、业务、管理人员在内的专项工作组，基于医院业务和管理的水平、能力、发展，系统地规划和投入预算，对市场主要产品及供应商的系统功能完整性、技术先进性、产品成熟度、产品易用性、公司实力及能力、可支配人力及时间资源、使用成本和厂商支持度等进行市场调研、系统演示、讨论答疑、现场考察、用户访谈、系统试用、评估分析和风险评估。通过招标确定适合医院自身需求和特点的产品，同等情况下尽量选择成熟的产品。

（一）功能完整性：根据对业务影响的重要程度区分关键功能、非关键功能，确定权重比例。

（二）技术先进性：从稳定性、安全性、灵活性、可维护性和开放性方面演示试用，采用最新、最可靠的技术。

（三）产品易用性：界面友好、操作便捷、培训简单。

（四）产品成熟度：市场占有率、用户数量、用户质量，以及同类项目的成功率。

（五）公司实力：成立时间、规模、团队构成、人员稳定性、可持续发展能力、信誉和风险。

（六）使用成本：前期建设、后期运维、其他系统接入、新增设备接入和自身的预算投入能力。

第二十九条 在规划阶段尽早明确建设范围、多院区类型，了解群楼分布、楼层面积、科室设置等相关信息。根据信息收集业务需求，在合理范围内争取有利的位置。

（一）多院区一个法人，发票一致，财务报表和医保统一管理。

（二）多院区多个法人，发票、财务报表和医保都是独立管理。

（三）多院区距离要考虑是同城还是不同城市。

（四）多院区新旧业务整合关系，如数据共享、业务协同、医疗质量同质化管理、运营的统一管理的需求。

第三十条 在规划设计阶段，要明确业务是否按照规划阶段的要求进行。要积极参与设计院、医院的会议，根据信息系统业务的特点指导、引导、规范科室的信息系统需求，形成文字记录。要对设计图把关，审核各科室的信息化需求是否落实到图纸上，明确图纸是否达到施工图级别。制定建设计划，明确各系统建设所属，避免与其他部门发生冲突。

（一）数据的总体规划：形成科室、人员、费用、药品、医嘱等数据字典，以及主索引、新旧数据的整合、数据交换、数据共享、数据利用和数据中心等。

（二）集成与交换平台：跨院区集成平台、院内集成平台及新旧平台。

（三）业务系统要支持多院区，满足挂号、检查预约、检验、治疗（高压氧、康复、血透）、手术等业务协同，病历质控、院感等医疗质量同质化管理，业务可交叉执行和院区业务合作等业务需求。业务系统要考虑解决多院区同一个医保，多院区跨城市医保政策不一致、对照表不同导致使用不同医保、新旧医保对接、发票独立或统一、财务和成本核算独立或统一、新旧报表对接、工作量统计和绩效分配等问题。

（四）院区在同一个城市的，网络采用运营商多链路的裸光纤，数据库采用双活的同一个数据库，安全方面统一规划安全域划分，可以使用同一安全域，也可以使用独立安全域。院区在不同城市的，网络采用裸光纤或带宽VPN，数据库采用多数据库数据定期同步，安全方面统一规划安全域划分，使用独立安全域，最大化利用现有资源并保持原有安全防护体系主干。

（五）网络设计实现两中心可独立运行，注意两中心路由表和链路，避免回路。要分网、分域、分区，如外网、内网、设备网、备份网、心跳网、集群网、安全管理网，内网按业务应用细分，如外联业务、医疗设备、移动设备、普通业务、重要业务接入。院区间对外出口链路最好采用不同运营商的裸光纤，使用4G WIFI+VPN的方式解决移动业务的医疗业务需求。每个运营商分别设计全程双路由光纤，运营商设计方案需经审核，尽量选择全程不同路径路由的两家运营商光纤承载同一网络，最大限度避免网络中断。

（六）确认各系统的终端安装位置，如墙上、墙上某装饰面里、暗装、设备带、吊臂等，确认安装位置与其他专业是否有冲突。明确信息面板的安装高度、离墙距离、管道敷设方式是沿墙还是从地下走线等。隐蔽工程后期变动施工难度大，应充分冗余设计。

（七）终端IP地址按照区域和功能细化划分，终端设备尽量统一硬件和软件版本环境，统筹新旧设备，考虑新旧设备的系统兼容性，性能指标要合理。终端和应用服务策略尽量统一且从总院区的配置服务获取配置信息，可修改配置服务。

第三十一条　规划建设阶段要按图施工，狠抓总包，建章立制、赏罚分明、跟进施工质量。施工变更和洽商应尽量减少并尽快处理，以免影响工期及其他专业的施工，协调各运营商共同建设管槽，避免在验收后返工，建设周期长的项目要注意设备供货和设备许可续期的问题。

（一）搭建包括负载均衡、缓存、仓库等基础架构服务环境，依次对硬件、操作系统、网络、服务器、数据库、数据库集群、中间件、服务、应用、安全和容灾等方面做好测试计划并逐步测试，同时对配套的机房动力环境、能源、放置环境等进行测试。

（二）开展单院区网络测试、跨院区网络测试、多院区通信测试，无线网络要在家具和设备等到位后再进行 WiFi 调试和测试。

（三）配备系统功能测试人员，记录软件运行环境、依赖环境、数据库等，完成单一软件独立测试、多个软件系统测试、跨院区典型业务流程交叉测试、跨院区业务双中心测试、各系统参数配置测试，关注时延、配置权重等问题。对于系统开放端口、访问 IP 限制等问题应仔细收集和整理，并通过详细的系统测试验证。

（四）系统迁移方案验证需建立在足够量的测试基础上，要有相应的应急、回退方案，准备各系统迁移步骤，编写脚本，尽量做到快速切换。检查程序代码，是否有写死在程序中的 IP 地址，考虑服务器 IP 的修改，确保新旧服务和业务正常使用。

（五）搬迁阶段要对备件、备机、应急通信、场地、人员等进行详细部署。

（六）验收阶段要重点区域重点验收。

第六章　项目管理策略

第三十二条　现场管理要有相关的流程制度和文档记录，并与内装工程衔接，做好施工界面管理。现场督查和抽检中需要检查包括人员资质管理在内的制度执行情况，比对现场实际用料与送检的样品是否一致。检测施工质量与工艺，对具体施工应根据相关行业标准和规范进行要求，根据施工进度总图把控施工进度关键节点。对发现的问题应及时处理或处罚，下达整改通知单，限定整改日期，督促反馈。

第三十三条　在变更管理中要区分医院主动变更和被动变更。主动变更一般是因为医院管理或者临床原因，需求发生合理变化，而需要对信息化建设的某一部分或者某个环节进行变更。被动变更基本都来自施工方，因为基建、内装、机电安装等先出现变更，造成信息化建设变更，也有因为前期设计、招标中有缺漏或其他原因造成变更。要了解变更对进度和成本的影响，按照变更的具体情况，通过规范的变更管理决策流程处理，避免盲目同意或盲目否决。应当及时收集和归档所有与变更相关的文档资料。

第三十四条　对不同的相关方应该建立不同的沟通计划，也要做好医院信息化建设团队的内部沟通。根据需要，针对不同相关方的文化和组织背景，以及不同的专业水平、观点和兴趣等，妥善安排沟通方式与沟通时间，可采用项目管理体系中相关方权利和利益方格示例图进行指导沟通，避免理解错误和沟通错误。

第三十五条　在进度与风险控制中，应当随时判断项目当前的进度状态，一般可紧跟基建、内装、机电安装等的进度，及早识别项目风险，及时防范和化解风险。如果出现进度拖延，必须及时针对引起进度拖延的因素进行协调处理，根据具体现场灵活、机动地调整，也可以在总进度范围内合理调整分项进度。

第三十六条　涉及施工安全、质量、进度等要素，保障安全生产是首要工作，项目质量是信息化施工的核心目标，施工进度应在保证安全与质量的基础上有序推进。

第三十七条　在项目收尾阶段，应做好有关系统的第三方检测工作，包括通信网络系统、信息网络系统、监控与消防系统、机房防雷系统等。

第三十八条　项目竣工验收前，做好相关方的提前沟通，然后在项目目标完成和相关方满意的基础上按规定和规范进行竣工验收。竣工验收应与相关职能部门、临床部门等共同配合进行。竣工验收并启用之后，还应持续做好各子系统的后续相应移交使用和培训等工作。

第三十九条　项目管理中的文档资料应由专人负责，及时收集。文档资料主要包括计划、合同、图纸、会议纪要、通知单、变更单、验收单、签证单等。这些资料应能充分展示项目建设的全貌，文档资料应及时按规定、按流程移交归档。在项目完工后应及时总结得失，建立经验教训知识库以备用，同时积极配合财务和审计等部门，做好后续审计等工作。

第七章　运维管理策略

第四十条　运维前进行运维策划，在相关标准和要求下制定目标和方针，设计运维服务目录，制定运维管理计划和关键度量指标。

第四十一条　充分利用信息化运维工具，通过服务台按照服务级别对服务请求、事件、问题、配置、变更、部署发布、应急和信息安全进行管理。

第四十二条　开展运维的检查，通过内部和外部审核对计划执行情况进行质量管理、检查和监督。

第四十三条　加入医院管理、医护、通信、统计等专业人员，建立枢纽型现代信息运维团队，进行知识库管理，收集、整合、共享和复用各专业团队运维过程中的知识和经验。

第八章　信息安全管理策略

第四十四条　按照"统一出口、统一规范、统一流程、按需共享"和"谁经手谁负责、谁使用谁负责"的原则，开展医疗数据共享，对开放共享的数据实施数据脱敏处理、数据过滤、权限访问控制等数据共享开放策略。

（一）数据脱敏处理：将医疗健康数据分区，把敏感数据和非敏感数据进行存储隔离，在数据交换同步时，仅交换非敏感区域的数据，保证外网无法接触到敏感数据。

（二）数据过滤：不论是从内到外，还是从外到内的数据流向，都加入审核机制，防止错误的流入或流出。除了人工审核流程，还需利用杀毒机制进行病毒文件查杀、敏感词过滤、文件类型禁止等工作，利用程序自动完成数据过滤工作。通过数据包镜像方式对数据所有操作进行审计，提供事后追查机制，能够对数据所面临的风险进行多方位的评估。

（三）数据权限控制：通过对数据所在文档进行权限设置，保证每个人仅能访问自己权限内的数据。使用数据防火墙对数据细粒度进行访问控制，实时分析用户对数据的访问行为，自动建立合法访问数据的特征模型。通过独立的授权管理机制和虚拟补丁等防护手段，及时发现和阻断 SQL（结构化查询语言）注入攻击和违反医院数据规范的数据访问请求。

（四）其他策略，如对预览数据加阅读者水印、数据血缘追踪、防截屏、防内容复制等。

第四十五条　根据数据的重要程度按照《网络安全等级保护基本要求》采取物理安全、网络安全、主机与设备安全、应用安全的安全防护措施，包括数据库安全网关访问控制、文档安全访问控制数据防泄露策略等防护策略。

（一）需对关键系统和服务器有清晰的定义，如数据库、防病毒等影响全网层面的服务器、承载重要业务或包含敏感信息的系统等。

（二）信息化系统和关键服务器需有详尽的故障应急预案，定期进行相关应急演练，并形成演练报告。

（三）根据业务系统对医院和临床科室的重要性、操作系统和数据库的类型和版本等情况，制定系统和数据的本地和异地备份（存放）策略，相关人员对本地和异地备份策略的结果进行定期审核。对备份的数据进行恢复性测试，确保数据的可用性，每月不少于一次。相关人员应对备份介质的更换记录和销毁记录进行每月审核。

（四）制定相应的信息化系统及服务器故障处理流程，系统中发现的异常情况由系统维护人员根据相关流程在规定时间内处理，故障处理完成后必须留有相应的故障处理记录。

（五）定期进行服务器漏洞扫描，并根据漏洞扫描报告封堵高危漏洞，每季度至少对所有服务器扫描一次。所有终端必须安装正版防病毒软件，且保证90%以上的病毒库是最新的，5日以内自动升级一次，每周检查防病毒软件隔离区，排除病毒威胁。

（六）在操作系统层、数据库层、应用层建立日志记录功能，日志记录的内容要至少保存一年，日志记录能够关联操作用户的身份。

（七）静态密码应至少每90天更新一次，密码长度至少是8位，密码应由大小写字母、数字或标点符号等字符组成，五次内不能重复，尽可能使用动态密码。

（八）针对使用泄露和存储泄露，通过对用户行为与数据内容进行智能识别，实现数据的智能化分层、分级保护，提供终端、网络、云端协同一体的敏感数据动态集中管控。

（九）依托国家网络安全信息通报机制，加强网络安全通报预警能力建设。探索态势感知平台建设，及时收集、汇总、分析各方网络安全信息，加强威胁情报管理工作，组织开展网络安全威胁分析和态势研判，及时通报预警和处置，防止网络被破坏、数据外泄等事件的发生。

第四十六条 明确个人信息的范畴，对不同敏感级别的数据，采用不同级别的隐私保护策略，对个人信息进行保护。

（一）根据数据隐私保护的合法性原则、透明原则、数据主体参与原则、目的限制原则、最小化原则、准确原则、安全原则和可追溯原则，进行数据加密，通过加密算法和合理密钥管理，有选择性地加密敏感字段，保护内部敏感数据的安全。

（二）实施匿名化、假名化等隐私策略管理，并实现隐私还原、校验监控、隐私风险识别。

（三）对平台和数据中心信息化系统、应用系统的核心信息进行清晰界定，对核心信息的操作进行特殊监控，保留监控记录。

医院信息化制度制定和发布制度

第一章　总则

第一条　为了规范医院信息化制度制定和发布的流程，完善制度的制定、审核、发布和修订标准，使制度更加科学、合理，提高医院信息化管理水平，加强医院信息的保密工作，保障信息安全，特制定本制度。

第二条　本制度适用于医院信息化的相关制度、文档、表格等，凡涉及医院信息化相关制度文档的编制，依据本制度进行编写。

第三条　本制度明确了医院信息化制度纸张、排版、印制装订要求及格式各要素的编排规则，医院信息化公文、通知、会议纪要等格式可参照执行。

第二章　职责与分工

第四条　医院信息化领导小组由院领导构成，主要负责对小组办公室（信息科）编制完成的管理制度、表格等文档进行审核，决定最终发布版本，组织领导医院信息化保密工作。

（一）配备有专（兼）职保密干部，建立保密工作领导责任制，组织召开保密专项会议，制订年度保密工作计划。

（二）定期组织学习保密工作的方针政策和党的保密纪律、保密法律法规等，研究解决保密工作中的重大问题。

（三）组织落实年度保密宣传教育工作，开展领导干部、涉密人员、公职人员保密教育培训，有年度教育培训计划和培训记录。

（四）定期向保密行政管理部门报告年度保密工作的开展情况。

第五条 领导小组下设办公室，办公室设在信息科，由信息科主任兼任办公室主任，主要负责检查、评价工作小组起草制度的有效性，组织新制度的起草、初审、报批、发布和控制。

第六条 工作小组成员为医院各科室主任，主要负责医院信息化相关管理制度的讨论、编制、修订和落实，提出制定、修订医院信息化管理制度的建议，对批准后的制度进行组织落实。

（一）建立和完善医院信息化制度体系，根据形势和情况及时修订和完善，确保制度的实效性。

（二）指导、监督和检查医院各科室信息化及信息保密管理工作的开展情况，定期向领导小组报告年度工作的开展情况。

第三章　管理制度的制定和发布流程

第七条 领导小组办公室（信息科）根据政策、法规和发展趋势，结合医院信息化运行现状，对需要制定、修改的医院信息化相关制度依据标准进行调研、拟稿，确定制度、修改管理制度的需求，由领导小组办公室与工作小组成员进行磋商，确定管理制度制定和修改的必要性。

第八条 领导小组办公室（信息科）根据调研现状和需求进行制度文档的编制。文档编制完成后，由信息科组织内部评审，评审包括可行性、可操作性、内部逻辑性等，评审须有书面记录。

第九条 制度编制或修订完成后，由领导小组办公室组织小组成员（各科室主任）进行研讨、审核，并提出修改的建议。如果审核通过，由领导小组办公室交领导小组进行审核、批准。如果审核不通过，则把修改建议和需求下发给领导小组办公室（信息科）进行重新编制和修订。

第十条 领导小组审核通过后，领导小组办公室采用标准化格式，确定制度文档发布版本，在全院正式发布，制度生效日期以制度公布的日期为准。

第十一条 制度正式发布后，由领导小组办公室对管理制度进行统一分类、编号、登记、存档。

第十二条 发生以下情况时应及时组织制定、修订管理制度。

（一）国家法律、法规变动。

（二）上级主管部门提出新的要求或在检查、审查中提出改进要求。

（三）医院业务和管理重大流程发生改变。

（四）信息化软件、硬件、环境等发生变更或调整时，有新的管理需要。

（五）在落实制度过程中或在年度审查中发现需要修订的内容。

第十三条 医院信息化制度采取年度复审、修订的办法，每年 10 月底由领导小组办公室组织对制度进行审查和评价，提出制定、修订计划，组织工作小组按计划进行制定和修订，经领导小组审核、批准后重新发布。

第十四条 各科室在制度执行时发现与制度相关的问题和不足，及时向领导小组办公室（信息科）提出制定、修订建议。

第十五条 废除的医院信息化制度应及时收回并声明，修改后的医院信息化制度再次下发时，应同时收回原制度原件，由领导小组办公室统一销毁或封存。

第四章 制度内容编写要求

第十六条 根据制度内容涉及信息的保密等级和对医院影响的重要程度，对制度文件进行分级管理。一级文件为信息安全方针、范围、适用性声明、文件说明等，二级文件为体系管理文件，三级文件为信息安全管理文件，包括规定、程序等。

第十七条 根据制度内容的发布范围，将秘密级别分为五类，级别从高到低依次为：绝密、机密、秘密、内部和公开。

第十八条 修订制度时，初次发文版本号为 V1.0，V 为版本缩写，必须填写。若修订时间不跨年度，则在原版本的基础上进行小版本修订，即在原版本号中最后一位数字后加 1，作为新版制度的版本号。若修订时间跨年度，则在原版本的基础上进行大版本修订，即将原版本号中字母 V 后的第一位数字加 1，作为新版制度的版本号。例如：某制度 2022 年第一次发布时的版本号为 V1.0，2022 年修订时版本号为 V1.1、V1.2、V1.3、…，2023 年修订时的版本号为 V2.0。

第十九条 制度文件格式。

（一）纸质的文件采用 GB/T 148 中规定的 A4 型纸。

（二）版心尺寸为 156 毫米 ×225 毫米。页边距为上白边（37±1）毫米、下白边 35 毫米、左白边（28±1）毫米、右白边 26 毫米。

（三）在通用公文中，标题使用 2 号小标宋体，正文中除一、二级标题外一律使用 3 号仿宋体,正文中的一级标题使用 3 号黑体,二级标题使用 3 号楷体,二级标题以下级别的标题一律使用与正文相同的 3 号仿宋体。

(四)每面排 22 行,每行排 28 个字,行距设置为固定值 28 磅。

(五)文字的颜色均为黑色。

第二十条 格式各要素编排规划按照《党政机关公文格式》国家标准执行。

第二十一条 制度内容中的语言应简洁易懂,语句通顺,无错字、别字,内容格式与单位成员要求的格式一致。制度内容应符合国家法律法规的规定,且不与本单位相关制度发生冲突。

第五章 医院信息化制度的发布管理

第二十二条 领导小组办公室负责发布医院信息化制度文件。

第二十三条 医院信息化相关制度、文件由领导小组办公室保存,电子文档原件存放在指定服务器或特定电脑指定的路径下,纸质文档原件存放在档案室或专门的文件柜中。向各科室仅发布电子版文件,电子文档通过 OA(办公自动化)发布 PDF 格式文件。

第二十四条 当上级单位或合同协议有明确要求时,可对外提供有关的信息化管理制度文件,但需获得领导小组办公室的分管院长审批。对外发布尽可能发布纸质副本,不发布电子副本。

第二十五条 在发布纸质副本新版本文件的同时,要废止旧版本。

第六章 监督保密管理

第二十六条 规范信息发布审查、涉密会议和活动、涉密载体销毁、便携式电子设备使用保密、涉外保密等的管理。

第二十七条 在显著位置张贴保密宣传标识、画报、警示语,在办公电脑或网络终端上进行保密提示。

第二十八条 对涉密和非涉密网络、涉密文件进行规范管理,将手机和社交媒体的管理纳入自查自评内容,及时查处违法违规行为。

第二十九条 开展微信泄密专项整顿和保密工作大排查行动,建立微信工作群社交媒体处理公务活动的信息发布审查机制,对使用微信工作群和图文识别微信小程序进行摸底和建立监察台账。

医院信息化管理评审和修订制度

第一章　总则

第一条　为了加强医院信息化制度的管理，及时评审和修订管理文件，保证医院信息化管理体系的持续性、时效性和适应性，满足医院不断变化、发展和管理的需要，明确医院信息化管理评审和修订过程中的工作职责，特制定本制度。

第二条　本制度适用于与医院信息化管理体系相关的规章、制度、标准等评审和修订过程。

第三条　医院信息化管理体系是指依据国家信息安全等级保护的要求，医院建立信息化管理的制度、方针、策略、流程、指南、记录等管理方面的规章制度集合。

第二章　组织职责

第四条　医院信息化管理评审和修订领导小组由院领导组成，主要职责如下。

（一）负责审定批准医院信息化建设目标、发展规划、管理制度和实施方案。

（二）确保医院信息化管理体系能持续、恰当和有效地运作。

（三）提供充足的资源和支持，以持续改善医院信息化管理体系。

第五条　医院信息化管理评审和修订工作小组成员由医院各科室主任组成，主要职责为负责医院信息化管理制度的评审及修订后复审工作。

第六条　医院信息化管理评审和修订领导小组办公室设在信息科，主要职责为：

（一）负责启动和主持医院信息化管理评审工作；

（二）负责组织制定和修订医院信息化管理文件，征求修改意见；

（三）负责协调相关人员，指导收集评审资料；

（四）确保评审会议所提出的行动项目能在规定的时间内完成，并负责相关的监督工作；

（五）负责评审结果中需要修订的项目，协调相关人员进行修订；

（六）负责对修订措施的执行结果进行验证；

（七）负责医院信息化管理制度格式的统一和版本的控制，通知下发医院信息化管理制度文件。

第七条 相关人员是指医院信息化建设和安全管理涉及的人员，如系统管理员、应用管理员、开发管理员、网络管理员、数据管理员、资产管理员和安全管理员等，其职责是负责协助工作小组进行评审、实施和修订。

第三章 评审和修订内容

第八条 医院信息化管理体系评审和修订内容。

（一）对医院信息化发展总体水平的适应性进行评审和修订。根据业务系统的性质和安全要求，确定或复审医院信息化管理体系的范围，建立或复审医院信息化管理体系，包括信息化管理策略、标准、规定、管理办法和程序流程等。

（二）对医院信息化管理体系审核结果进行评审，分析导致不符合项的原因。

（三）审查审核对象的反馈信息。

（四）总结已发现的不良事件、安全事件和漏洞。

（五）审查现行的管理控制措施和相关技术是否有效。

（六）复查修订措施的实施状况。

（七）检查评审前所采用管理措施的实施状况。

（八）审查改善措施的建议。

（九）复查业务和法律法规方面的符合性和变更性，如业务需求、管理需求的变更，以及新颁布的法律法规等。

（十）审查可能影响医院信息化管理体系的任何变更，审查医院信息化管理制度之间的相容性和匹配性。

（十一）为协调相关医院信息化管理的实施，评审相关资源的充足性。

（十二）医院信息化管理组织机构和工作职责更新。

第九条 发生以下情况时应及时启动评审和修订工作。

（一）法律、法规发生变化。

（二）系统业务发生重大变更。

（三）系统信息管理策略发生重大变更。

（四）医院信息化管理组织机构发生重大变化。

（五）目前医院信息化管理体系的执行力不够。

（六）医院信息化管理范围发生变更。

第十条　医院信息化管理评审和修订工作小组应每年至少定期开展一次医院信息化管理体系的评审和修订工作，以确保医院信息化管理体系的持续性、适当性和有效性。

第十一条　当已评审执行的标准管理文件或文件中的某项制度因更新、不符等原因需要终止执行时，必须按原审批程序申请批准后方可终止执行。

第十二条　评审和修订工作的会议记录均需归档，以保存正式的记录。

第四章　修订流程

第十三条　修订依据。

（一）国家医疗及信息化的法律、法规、条例等。

（二）医院和医院信息化的相关评审结果。

（三）在制度执行过程中提出其他合理建议。

第十四条　对问题进行识别及确认，采取修订措施可能由于以下原因，包括但不限于：

（一）来自医院信息化管理体系相关人员的反馈信息或调查申请；

（二）在医院信息化管理评审会议讨论中发现问题；

（三）在医院信息化管理体系审核时发现不符合项。

第十五条　调查问题的起因。

（一）由医院信息化管理领导小组指派专门人员负责对问题进行分析调查，确认问题的起因。

（二）调查人员需提供尽可能多的关于整个问题调查的详细结果，作为修订措施报告的一部分，也可以提供一些额外的补充信息。

第十六条　制定和执行修订措施。

（一）基于所调查出的问题起因或对事故的调查研究，制定、审核和实施相应措施，及时更新相关的文件、管理流程，如准备制定或更新相关管理流程，培训和通知相关人员等。

（二）跟踪所执行修订措施的效果。一旦发现效果不如预期，其相关负责人需进行评估分析并就进一步的应对措施进行确认。执行人员必须确保所实施的修订措施是可证实和可验证的，并保证修订措施的报告中都有详细说明。

第十七条 验证修订结果。

（一）验证阶段需对所修订措施的执行程度和执行效果进行验证，如果所采取的措施达到预期效果，则说明修订措施是成功的，可以结束跟踪，否则应持续改进、继续跟踪。

（二）对措施验证的结果要有详细的说明，且对相关记录进行保存。

第二篇

管理框架表单

管理框架表单如表 1-1 至表 1-4 所示。

表 1-1　执行督办单

接收部门		签收人		日期	
督办事项：					
督办事项完成期限：　　　年　　月　　日					
督办次数：第　　次					
相关督办单编号：					
发出人： 　　　　　　　年　　月　　日			批准人： 　　　　　　　年　　月　　日		
办理结果：					
院领导批示：					

表 1-2 程序发布登记表

发布日期		发布途径	
程序信息			
程序名称			
版本号			
功能内容			
软件修改人			
项目负责人			
下载位置			
安装位置			
安装要求			
程序测试结果（签字）			
旧程序存放位置			

表 1-3 信息化项目年度计划申请表

申请名称		
申请内容	现况描述	
	需求描述	
	相关政策依据（请列出具体条目）	
	协助科室及工作内容	
申请科室信息	科室	
	申报人	签字： 日期： 年 月 日
	联系电话	
	微信号	

表 1-4 医院信息化制度文档修订记录

修订类别	□制度　　□表单　　□文档　　□其他＿＿＿＿＿＿＿＿＿＿		
参与修订者		提出时间	
修订审核者		修订日期	
修订情况描述			
修订依据			
修订对象			
修订内容			
原始文件			
审核意见			
信息科主任审核意见	签字：　　　　　　　　　　　　日期：　　　年　　月　　日		
医院信息化领导小组审核意见	签字：　　　　　　　　　　　　日期：　　　年　　月　　日		

第二部分

管理机构

第一篇

管理机构管理制度

医院信息化岗位设置管理制度

第一章 组织机构

第一条 成立医院信息化领导小组，党委书记和院长担任组长，副组长为医院副院长、党委副书记、纪检书记。

第二条 领导小组下设办公室，办公室设在信息科，履行参谋、指导、协调和监管的部门职责，办公室主任由信息科主任担任，负责日常工作。

第三条 办公室根据信息化工作内容设有安全管理组、项目运营组、基础设施组和数据研发组，安全管理组协助办公室主任负责对项目运营组、基础设施组和数据研发组的日常管理。

第四条 根据医院信息化项目情况，项目运营组任命项目经理，临时组建由项目运营、基础设施和数据研发成员组成的项目管理小组，项目管理小组由项目经理进行管理。

第二章 岗位设置

第五条 办公室主任担任安全管理组组长，任命项目运营组组长、基础设施组组长和数据研发组组长。

第六条 安全管理组由安全管理员组成，项目运营组由项目管理员组成，基础设施组由网络终端管理员和机房服务器管理员组成，数据研发组由软件程序员和数据管理员组成。

第三章 岗位任职资格和职责

第七条 科室主任任职资格是学历本科以上，职称中级以上，熟悉和掌握相关法律法规，具有丰富的行政管理知识和经验，具有较为丰富的信息管理知识、计算机应用能力，以及较强的组织协调管理能力、信息综合分析能力、研究能力和突发事件应急处理能力。

第八条　科室主任岗位权力为对本科室工作的计划和实施权，向院长报告工作权和对全院信息化工作的建议权，对本科室员工的监督、检查与考核权，对本科室员工岗位的调配权、聘用权和奖惩权，对本科室各类规章制度执行情况的检查权，对各科室申请计算机及其相关办公设备、耗材的审核权，对各用户软件权限的分配、授予权，深入科室调查了解情况权和院长授予的其他权力。

第九条　科室主任的岗位职责。

（一）在院长的领导下，负责主持信息科的全面工作，具体包括信息系统、机房、网络、数据库、数据管理等，不断提高信息管理水平和工作质量。

（二）根据医院的实际情况，制订和完善医院信息发展规划、科室发展规划和阶段性工作计划，并监督执行及质量控制，确保医院信息化建设和医院战略发展目标同步。

（三）组织并监督科室人员完成职责范围内的各项工作目标和任务，确保上级指令正确、及时传达与执行，确保本科室各项工作有序开展和有效管理。

（四）根据国家法律法规和医院要求，组织制定各项医院信息管理制度、标准规范及工作流程，进行医院信息的标准化、规范化管理。

（五）负责医院信息化工程的立项、审批、组织实施和验收等管理，并配合财务、审计部门和检查机构的监督检查。

（六）负责医院信息化需求收集、分析、处理、组织实施和运行维护。

（七）负责监督管理机房工作，编制应急预案，定期组织演练，开展信息安全检查和质量控制考核，落实防病毒和防入侵等安全措施。

（八）负责科室人员管理，制订和执行科室培训计划，做好培训效果评估。设计岗位考核指标体系，做好人员工作绩效考核、评估，提出人员晋升、奖惩的意见。

（九）负责医院信息化经费预算管理，制订年度经费预算计划，上报领导小组。

（十）负责制订信息设备采购计划，组织医院计算机软硬件的购置及日常维护，监督管理信息设备设施的验收、保管、维护等工作。

（十一）及时向业务副院长汇报信息科的工作问题，提出建议，反馈信息。

（十二）完成领导小组指派的各项临时性工作任务。

第十条　安全管理员的任职资格是具有科室管理经验，熟悉医院和科室工作内容，拥有信息化安全管理和沟通协调能力，能够应对和处置突发信息安全应急事件，具有较强的工作责任心、团队合作精神和敬业精神。工作态度积极认真，有上进心和进取精神，能够吃苦耐劳。

第十一条　安全管理员的岗位职责。

（一）协助主任组织并监督科室人员完成职责范围内的各项工作目标和任务，保证信息化安全，确保上级指令正确、及时传达与执行，确保本科室各项工作的有序开展和有效管理。

（二）负责医院信息化安全规划、安全建设、安全运营维护工作，保证医院信息化基础设施安全、服务安全和数据安全，制订医院信息安全总体策略规划、管理规范和技术标准。

（三）负责医院信息化质量控制考核标准的制定、修订、质量控制、督促执行、考核评估、问题总结和报告起草。

（四）组织信息安全工作检查，分析信息安全总体状况，提出分析报告和安全风险的防范对策。

（五）建立信息安全应急策略及应急预案，决定相应应急预案的启动，负责现场指挥，并组织相关人员排除故障、恢复数据。组织对信息安全应急策略和应急预案进行测试和演练，跟踪先进的信息安全技术，组织信息安全知识的培训和宣传工作。

（六）负责调研、收集、汇总医院信息化的软件、硬件和低值易耗品等需求，制订医院信息化需求计划和预算，上报医院信息化需求年度使用情况分析，配合主任或相关部门进行医院信息化的软件、硬件和低值易耗品的申购。

（七）负责医院信息化资产登记、建档管理、预算管理及报损、报废、维修管理，负责领取和保管科室信息化资产。

（八）负责科室制度、表单、文档、维修卡及维修记录、软硬件项目协议书、合同、使用手册等资料的整理、分类、保管、归档管理，协助科室主任定期查看合同的执行情况。

（九）负责协助科室主任安排科室工作，草拟科室月度、半年、年终工作计划与总结，安排科室值班。

（十）参与全院信息化终端设备、网络、应用系统软件的安装、调试和维护工作，认真做好操作记录，定期归档。

（十一）参与全院信息系统终端设备病毒查杀工作，定期更新杀毒软件，识别和清除病毒。

（十二）对全院信息化终端设备的软件、硬件、网络及信息系统进行日常巡检，及时有效处理巡检问题。

（十三）协助指导科室正确使用各医疗信息应用系统的软件、硬件，开展信息化防护知识和常见系统操作问题培训。

（十四）协助科室主任开展科室培训、科学研究和论文撰写，完成科室主任临时交办的其他工作。

第十二条 网络终端管理员的任职资格是熟悉信息化相关的机房环境、服务器、存储、网络、安全设备，掌握相关的知识和技术，能够独立设计、实施相关方案和配置设备，独立或协调解决遇到的问题。能够遵守医院和科室规章制度，服从医院、科室的管理和安排，按照时间进度的安排，高质量、高效率地完成工作任务。

第十三条 网络终端管理员的岗位职责。

（一）按照医院信息化发展需求，结合计算机的新技术、新发展，对信息机房、信息网络、信息服务器、信息存储、终端设备进行稳定、合理、高效、安全的设计、实施、监督、管理和维护。

（二）根据《中华人民共和国网络安全法》《信息安全技术—网络安全等级保护基本要求》和《信息安全技术—网络安全等级保护测评要求》，配合系统项目完成信息机房、信息网络、信息服务器、信息存储、终端设备等各项工程的计划、实施、监督、管理和维护。

（三）负责医院机房、信息网络、服务器、存储等核心设备、终端设备和全院信息网络通信的安全管理及检查，记录事件日志。管理防火墙，防御信息网络黑客攻击，扫描和修复信息网络安全漏洞，对关键信息网络、信息服务器等进行容灾管理，定期进行演练，建立和更新安全日志。

（四）计划、实施和管理机房环境，如温度、湿度、通风状况、承重、消防、安防、电力等，定期检查基础设施，确保信息机房符合《信息安全技术—网络安全等级保护基本要求》中的三级等级保护要求。

（五）对基础设施的账号、密码进行管理，建立加密密码表，定期更新密码，检查账号权限和使用记录。

（六）对信息机房、信息网络、信息服务器、信息存储和终端设备的各项运营情况、实施配置和项目工程等文档进行编写、汇总、整理和归档。

（七）负责全院信息化终端设备、网络、应用系统软件的安装、调试和维护工作，认真做好操作记录，定期归档。

（八）负责全院信息系统终端设备病毒查杀工作，定期更新杀毒软件，识别和清除病毒。

（九）对全院信息化终端设备的软件、硬件、网络及信息系统进行日常巡检，及时有效处理巡检问题。

（十）指导科室正确使用各医疗信息应用系统的软件、硬件，开展信息化防护知识和常见系统操作问题培训。

（十一）完成科室主任临时交办的其他工作。

第十四条 数据管理员的任职资格是熟悉医院业务流程和管理方式，掌握信息化项目的数据信息，能够根据业务场景、流程和需求，使用系统、数据库等工具进行数据操作，具有较强的统计分析、逻辑判断、语言和文字表达能力。

第十五条 数据管理员的岗位职责。

（一）负责医院相关数据标准的制定及管理，制订总体计划，编制基础数据字典，推动数据标准的执行、监督和检查、维护更新、变更、评审、复审和版本发布。

（二）负责数据治理与服务平台的设计、建设和运维，对接相关业务系统，搭建数据采集汇聚通道和数据存储处理平台，对平台进行日常运营和维护。

（三）负责数据日常运营，开展数据问题的异常监测、预警和故障排查，保障数据正常支撑各项应用。结合数据质量效果评估，优化改进现有数据能力，制定数据生产的服务标准和数据治理效果评估指标，进行数据治理指标数值监测与分析。

（四）负责为数据治理工作提供全链条的技术支撑，从数据汇聚、数据预处理、数据加工到应用开发，结合各种数据治理需求，制订具体的数据治理落地方案及技术规范。整合医院内外部资源，推进数据治理工作技术手段的支撑落地，结合业务需求和数据能力现状开发数据应用。

（五）负责对医院数据质量进行管理及监控工作，为数据质量工作制订中长期的建设规划，制定数据质量管理规范制度。结合数据生命周期各个阶段的数据质量关键因素，设计数据质量评估指标体系，定期汇报数据质量治理情况，进行数据质量的巡检及问题排查，协同业务部门共同提升数据质量。

（六）负责医院数据资产的安全管理，保障医院业务的连续性，减少数据资产可能面临的风险。负责制定数据安全追责制度，组织进行数据安全事件调查，分析原因和涉及范围，评估安全事件的严重程度，提出信息安全事件防范措施。

（七）参与全院信息化终端设备、网络、应用系统软件的安装、调试和维护工作，认真做好操作记录，定期归档。

（八）参与全院信息系统终端设备病毒查杀工作，定期更新杀毒软件，识别和清除病毒。

（九）对全院信息化终端设备的软件、硬件、网络及信息系统进行日常巡检，及时有效处理巡检问题。

（十）协助指导科室正确使用各医疗信息应用系统的软件、硬件，开展信息化防护知识和常见系统操作问题培训。

（十一）完成科室主任临时交办的其他工作。

第十六条　数据库管理员的任职资格是有较强的数据库分析和管理能力、一定的系统架构能力，以及掌握 SQL Server 等数据库管理工具，熟练使用 Power Design 等建模和设计软件，达到技术支持的水平。具有全局意识、协作能力和敬业精神，遵守医院和科室规章制度，服从医院、科室的管理和安排，按照时间进度的安排，高质量、高效率地完成工作任务。

第十七条　数据库管理员的岗位职责。

（一）遵守项目管理、软件工程规范，根据业务需求进行数据库的设计、实施、维护和管理。

（二）按照制度和流程进行数据库管理权限分配等数据库管理工作。

（三）检查数据库的运行状态、日志文件、备份情况、空间使用情况和系统资源的使用情况，撰写问题处理报告，包括问题描述、问题分析、解决措施、处理结果等内容。

（四）负责数据库的应用管理，包括表空间、用户增加、删除、修改等操作。

（五）负责解决应用系统中关于使用数据库过程中出现的技术问题。

（六）负责数据库的性能管理，每月做一次数据整理，每日查看数据库性能监控报告，记录有关性能指标，撰写数据库性能调整实施方案，确保数据库正常、稳定、安全运行。

（七）负责数据备份管理，制定数据转存方案，做好数据日、周、月备份。核查数据库当日备份情况，登记、归档和保管数据备份介质，确保数据的完整和安全。

（八）掌握数据库的结构和配置，熟悉数据库的表及各种表之间的相互关系，整理和存档数据库相关资料。

（九）为数据治理、统计分析等管理性需求提供技术支持。

（十）参与应用系统中的数据结构、存储、处理及分布等设计方案的讨论、设计与实施。

（十一）参与全院信息化终端设备、网络、应用系统软件的安装、调试和维护工作，认真做好操作记录，定期归档。

（十二）参与全院信息系统终端设备病毒查杀工作，定期更新杀毒软件，识别和清除病毒。

（十三）对全院信息化终端设备的软件、硬件、网络及信息系统进行日常巡检，及时有效处理巡检问题。

（十四）协助指导科室正确使用各医疗信息应用系统的软件、硬件，开展信息化防护知识和常见系统操作问题培训。

（十五）完成科室主任临时交办的其他工作。

第十八条 项目管理员的任职资格是熟悉医院相关业务需求，拥有组织协调能力、语言表达能力、需求分析能力和项目管理能力。具有较强的工作责任心、团队合作精神和敬业精神，遵守医院和科室规章制度，服从医院、科室的管理和安排，按照时间进度的安排，高质量、高效率地完成工作任务。

第十九条 项目管理员的岗位职责。

（一）负责与医院信息系统相关应用科室及潜在应用科室相关人员沟通，收集、更新信息系统需求。

（二）负责与安全管理、数据库管理、数据管理、网络终端管理、软件开发管理等人员协调，促进业务需求转为技术实现，编制需求规格说明书和概要设计等。

（三）按照项目管理的要求，负责所承担信息项目的调研、采购、启动、实施、测试、验收和管理。编写项目流程图、项目功能说明书、技术路线图、系统操作手册、常见问题等文档，收集、管理项目文档与资料。

（四）编制系统测试计划、测试方案和测试报告等，组织实施系统测试，保证系统满足功能需求和业务需求。

（五）负责项目维护，制定处理策略并持续改进，进行报错处理，及时记录报错，定期总结分析。

（六）参与全院信息化终端设备、网络、应用系统软件的安装、调试和维护工作，认真做好操作记录，定期归档。

（七）参与全院信息系统终端设备病毒查杀工作，定期更新杀毒软件，识别和清除病毒。

（八）对全院信息化终端设备的软件、硬件、网络及信息系统进行日常巡检，及时有效处理巡检问题。

（九）协助指导科室正确使用各医疗信息应用系统的软件、硬件，开展信息化防护知识和常见系统操作问题培训。

（十）完成科室主任临时交办的其他工作。

第二十条　软件程序员的任职资格是熟悉 Windows 或 Uinx/Linux 操作系统，熟练使用 Oracle 或 SQL Server 等大型关系型数据库的开发与管理，能够独立完成存储过程、触发器、索引编写。精通 .NET 技术，如 .NET Framework、C#、XML、Web Service、WCF 等；精通页面技术，如 JAVA、HTML、CSS、Javascript 等；熟悉 VSS 等团队开发工具。具有全局意识和协作能力，编程讲求实效，不能追求个人风格。遵守医院和科室规章制度，服从医院、科室的管理和安排，按照时间进度的安排，高质量、高效率地完成工作任务。

第二十一条　软件程序员的岗位职责。

（一）按照科室的要求和软件工程管理的规范，接收、审核、反馈业务需求，并根据已通过审核的业务需求，编制项目整体设计和实施计划，制定系统的整体框架，包括技术框架和业务框架。

（二）攻克软件开发中的重点和难点问题，编制软件开发项目的任务分工及计划进度，编制统一程序发布和代码管理标准，对软件项目进行编码、修改、发布和测试等，并为项目的实施提供技术支持。

（三）制定并监督执行开发代码验收标准，把控软件开发进度，高质量控制软件开发的全过程，统筹解决系统开发、运行中出现的各种问题。系统地把握软件的重用性、扩展性、安全性、伸缩性、简洁性和性能。

（四）合作开发软件项目时，负责相关接口设计，与软件供应商保持联系，使其满足功能需求。

（五）参与全院信息化终端设备、网络、应用系统软件的安装、调试和维护工作，认真做好操作记录，定期归档。

（六）参与全院信息系统终端设备病毒查杀工作，定期更新杀毒软件，识别和清除病毒。

（七）对全院信息化终端设备的软件、硬件、网络及信息系统进行日常巡检，及时有效处理巡检问题。

（八）协助指导科室正确使用各医疗信息应用系统的软件、硬件，开展信息化防护知识和常见系统操作问题培训。

（九）完成科室主任临时交办的其他工作。

第四章　值班岗位管理

第二十二条　每月将值班排班人员信息、联系方式和应急联系方式放至明显位置，并向医院总值班报备。

第二十三条　值班人员负责值班期间应用系统、硬件、网络、机房服务器、数据信息、系统项目等信息化的处置和维护工作。

第二十四条　完成常规安全检查，如机房物理环境、机房设备、数据备份还原、应急信息同步情况、网络监控报警等安全检查和日志记录。

第二十五条　确保值班场所和办公场所水电安全，电源有异常要及时联系电工房，不私自合闸。

第二十六条　做好值班期间的工作记录，每件事情或问题要有记录和反馈。遇到重大事情，必须报告和请示相关领导并采取临时处理措施，积极应对。

第二十七条　检查和保持通信设备的畅通。值班人员在值班期间到临床科室处理事件不在值班场所时，要特别关注通信设备可使用且畅通。

第二十八条　值班期间不得迟到、早退、脱岗、离岗、空岗，如需更换值班人员，需经接替人员和科室负责人同意。值班人员更换后需向总值班报备，并更新值班排班人员信息和原因的备注说明。值班期间进行值班人员更换的，需履行交接班手续。

第五章　岗位交接班管理

第二十九条　交班内容。

（一）交班员工在交班前必须对机房服务器等设备运行情况、系统运行情况、公用工具、用具情况及安全情况等进行全面检查。

（二）设备和系统运行情况的交班内容包括巡检情况、维修情况等，若遇维修则需说明维修的发生时间、原因、处理情况、遗留问题及其他注意事项等。

（三）公用工具和用具的交班内容主要包括工具、用具数量及完好情况，工具损坏或遗失时要详细说明原因。

（四）安全情况交班内容主要包括安全隐患排查和处理情况，以及卫生清扫情况等。

第三十条　接班者在交接班时间内，应认真听取交班情况介绍，详细阅读交接班记录，逐项核对交班内容，全面巡视检查设备和系统的运行状况。发现交班者未按规定交班，应及时向领导反映和记录。

第三十一条　交接班流程。

（一）交班员工在交接前应对岗位设备的运行情况、系统运行情况、工具情况及安全情况进行一次全面检查，并认真记录检查情况。

（二）交班人将岗位公用工具和用具清洁整理完毕，仔细清点好数量，完成卫生清扫。

（三）交班人当面向接班人介绍岗位设备的运行情况、操作情况、公用工具和用具情况，以及安全情况，特别注意应将发现的问题、处理情况及注意事项交代清楚。

（四）接班人认真听取交班人介绍的情况，并仔细与交接班记录进行核对，发现有不清楚或有疑问的应及时询问。

（五）接班人认真清点工具和用具数量，并查看其是否可以正常使用。

（六）交接班时发生事故或其他重大事项，应待事故处理完毕、设备运转正常后才能交接班。如果事故已告一段落，经交接班双方同意，领导批准，可进行交接班。

第三十二条　交接时应做到"五清"和"两交接"。"五清"即看清、讲清、问清、查清、点清，"两交接"即现场交接和实物交接。

第三十三条　有以下情况之一的，不得交接班。

（一）遇事故正在处理或正在进行重要操作的，不得交接班。

（二）接班人酒后上班或精神状态严重不佳的，不得交接班。

（三）接班人员未到岗的，不得交接班。

（四）记录不清楚、有歧义的，不得交接班。

（五）工具、用具、仪器仪表未清理或未点清，岗位责任区内清洁卫生未清扫的，不得交接班。

第三十四条　交接班要求。

（一）岗位交接班记录应认真按要求填写，格式简捷，文字表达清楚、详尽，以免产生歧义，各交接班员工不得敷衍塞责、马马虎虎。

（二）交接班员工应做到坚持原则、发扬团结协作的风格。交接班均需本人进行交接，不得委托他人。若在交接班过程中出现交接双方均无法解决的问题，由交班员工及时上报相关负责人，相关负责人、科主任应及时予以解决，任何人不得无故推诿。

（三）若在规定交班时间内无人接班，交班员工应在继续坚守岗位的同时，及时向科主任反映情况，待科主任安排其他员工前来接班，完成交接班手续后，方可下班。在无人接班的情况下，不得擅自离开工作岗位。

（四）配合医院定期或不定期进行岗位交接班、劳动纪律和安全操作情况等检查，对岗位交接班存在的问题及时予以纠正、整改，对不按交接班管理要求进行交接班的，进行相应的绩效和行政处罚。

（五）交接班的内容一律以交接班记录为准，凡遗漏应交代的事情，由交班者负责。凡未认真查看、理解交接班记录，或对自己不清楚的事项不及时询问的，由接班者负责。交接班双方都没有履行手上交接班工作的，双方都应负责。

（六）各岗位员工在完成交接工作后，未安排休息的人员应立即投入工作中去，不得做私事，更不得借口以各种理由或是因交接班问题而拖延时间。

（七）工具损坏或遗失要详细说明原因，分清责任，并按有关规定进行赔偿。

医院信息化人员配备管理制度

第一条　明确信息化部门是医院的业务部门，全面考虑信息化专业需求，设立专职岗位，充分考虑从业人员的专业水平和职业发展，建立一支专业配套、层次合理的信息化人才队伍。

第二条 信息化人才队伍包括计算机专业、医学专业、卫生统计分析专业、管理专业和信息技术与医学复合专业，学历以大学本科及以上为主。

第三条 设置医院信息化关键岗位，对信息化医院负责人和信息化关键岗位进行安全背景审查，配备科室主任、安全管理员、项目管理员、网络终端管理员、数据库管理员、软件程序员和数据管理员，人员各自独立并严格遵守保密法规和有关信息安全管理规定，鼓励管理岗位和技术岗位持证上岗。

第四条 加强对医院信息化关键岗位的管理，包括本单位内部人员及第三方人员，明确内部人员入职、培训、考核、离岗全流程安全管理，针对第三方应明确人员接触网络时的申请及批准流程，做好实名登记、人员背景审查、保密协议签署等工作，防止因人员资质及违规操作引发的安全风险。

第五条 科室主任、安全管理员为专职人员，不可兼任，各个信息化岗位至少配备两人。

第六条 根据 2020 年信息化部门人均服务床位数的统计结果，三级医院每 97.5 张床位配置信息化工作人员 1 名，2020 年三级医院平均信息化人数为 10.2 名。

第七条 坚持学历教育和职业培训并举，制定人才培养目标，扩大医院信息化人才储备，并对在职人员持续开展培训与职业教育，提高其职业素质，为医院信息化人才持续成长提供支撑。

第八条 通过组织开展学术交流及比武竞赛的方式，发现和选拔医院信息化人才，建立人才库，建立健全人才发现、培养、选拔和使用机制，为做好医院信息化工作提供人才保障。

医院信息化授权和审批管理制度

第一章 总则

第一条 为明确和规范医院数据信息、使用权限、实施操作、资料文档的授权和审批流程、要求及责任，建立和运行合理、有效的医院信息化授权和审批机制，成立医院数据安全管理组织架构，明确业务部门与管理部门在数据安全活动中的主体责任，加强风险控制和管理，优化信息资源的利用和交换，提升医院信息化水平，保证信息安全，制定本制度。

第二条 按照"谁主管、谁审查"和事前申请及批准、事中监管、事后审核的原则，严格执行业务管理部门同意、医院领导核准的工作程序，指导数据活动流程合规。

第三条 通过编制安全责任书等方式，规范医院数据管理部门、业务部门、信息化部门在数据安全管理全生命周期当中的权责，相关人员应每年都签署保密协议。

第四条 对数据的收集、存储、传输、处理、使用、交换、销毁全生命周期开展安全管理。数据全生命周期活动应在中国境内开展，因业务确需向境外提供的，应当按照相关法律法规及有关要求进行安全评估或审核。对于影响或可能影响国家安全的数据处理活动，需提交国家安全审查，防止数据安全事件的发生。

第五条 加强数据收集合法性管理，明确业务部门和管理部门在数据收集合法性中的主体责任。采取数据脱敏、数据加密、链路加密等防控措施，防止数据在收集过程中被泄露。

第六条 在数据分类分级的基础上，进一步明确不同安全级别数据的加密传输要求。加强传输过程中的接口安全控制，确保在通过接口传输时的安全性，防止数据被窃取。

第七条 每年对医院数据进行一次安全风险评估，及时掌握数据的安全状态，建立健全操作规程及技术规范，组织数据安全意识教育和数据安全管理制度的宣传培训。

第二章　医院数据信息授权管理

第八条 医院信息的安全等级。

（一）设定医院信息的安全等级、控制访问权限的主要目的，就是保护数据信息的合理访问，防止非法用户使用数据库或合法用户非法使用数据库造成信息泄露、数据被更改或被破坏。对医院信息的访问要有严格的认证和授权机制。

（二）医院数据库记录了对数据库操作的各种授权，直接关系到用户是否有权访问，增加、删除数据库中的哪些信息，属于安全等级为一级的重点保护信息，只有信息科的数据库管理员才有权操作。

（三）各种治疗、麻醉、手术、检查、检验、材料、护理等医嘱、药品、费用等数据涉及医院收费标准与医疗常规，关系到费用准确、医嘱规范等问题，属于安全等级为二级的非常重要信息，只有医务科、护理部、财务部等职能部门所指定的专人有权操作相关数据。

（四）医生所开医嘱、处方、就诊者级别信息、就诊者出入院信息、挂号信息、病案编号信息、药品出入库等就诊者就诊过程所产生的各种信息涉及医院的日常业务流程，影响医院的各种统计结果，属于安全等级为三级的比较重要信息。这些数据由相关业务操作人员录入并维护，除上级主管外，其他人员一般无权修改。

（五）对收费项目、医嘱、药品物资库存、挂号、系统定义字典等数据表的增加、修改、删除等任何重要操作，系统中都应该有操作人、操作时间等详细的日志记录，以保证信息数据的安全性。

第九条　医院管理部门信息授权管理。

（一）医院职能管理部门提供医院数据信息是为满足提高医院科学决策与管理水平的需求，各职能部门严格按规定提取相关信息，做好信息资料的保密工作。

（二）医院各职能管理部门通过病案统计程序或相关业务程序，只能获取在职权范围内的相关信息，医院领导可以查阅全院各种数量指标、质量指标、经济指标等方面的信息。

（三）医务科、护理部可以获取门诊、急诊、住院、手术、检查、检验、治疗、床位等医院当前或统计期内的信息，可以查看当前危重就诊者的情况，了解就诊者的基本情况，直接掌握当天或统计期内各种医疗活动的重要管理指标，如门诊量、住院就诊者数、出院就诊者数等医院或科室的分类统计指标。

（四）医务科和药房可以查询和监控药库、各临床与门诊药房、中心药房的库存情况、出入库情况、药品消耗情况，分析药品的动态变化情况，及时发现并解决医院药品使用中存在的各种问题。

（五）收费科和财务部主管可以查询和监控门诊、住院收费、就诊者欠费等信息，统计各门诊和住院科室在统计期内的收入情况。

（六）其他行政、后勤管理的信息可由相关管理系统向主管部门提供。

（七）医院领导具有实时监控、查询各种医院信息的权力。

（八）对不能直接通过现有软件查询的信息，需要提出书面申请并提供查询依据，由部门主管签字确认，财务、人事、收费等重要信息需由医院领导审核批准后，信息科完成数据查询、统计分析等技术支持工作，对经常要用的数据，可以考虑制作相应的报表程序。

（九）各职能部门要经常向信息科反馈自己的需求和医院信息的应用情况，信息科要重视各部门的反馈信息，及时解决存在的问题，更好地满足临床管理的需求。

第十条 医院人员信息授权管理。

（一）为减少数据的重复录入，提高信息数据的共享和利用率，医务人员可以通过医院信息系统获取医疗业务的相关信息。各级人员要按规定途径与权限规范录入和使用信息，要注意信息资料的保密。

（二）医院就诊者的身份信息可由收费、医保、药房、医疗、护理、病案等相关应用系统共享。

（三）门诊医生所开处方可以直接传给门诊收费处、门诊药房等部门，病区医生医嘱可以传送至病区护士、药房、住院收费等工作站。医生的电子处方与医嘱传送给药房进行审核，药师审核处方和医嘱规范性、剂量合理性、用法正确性和药物之间的配伍禁忌情况。

（四）医生通过电子病历系统可进行病历检索，检阅历次住院就诊者的电子病历。医生还可以查阅医院的药品品种、医疗项目收费情况和合理用药。

（五）门诊医生开立药品、检查医嘱，收费处、自助设备和手机终端直接扫码收费。住院医生开立审核医嘱后直接计费，住院医生开立检验申请，检验科核收计费，与医院信息系统信息共享。医生、护士、收费人员能够随时提取就诊者的费用明细表，掌握就诊者费用支付情况，审核收费项目，检查漏收费、错收费和就诊者欠费的情况。

（六）检查、检验系统审核报告发送后，医生可在住院医生工作站直接调阅就诊者的检查图像、诊断结果和检验结果，并将结果插入病历模块中合并打印。

（七）医院工作人员可以通过医院内部网站获取与医院有关的最新动态、会议安排、各类通知、各种规章制度、有关政策法规、考勤工资奖金、科室收支、传染病、不良事情报告、门诊报表和住院报表等信息，可通过内部系统发送电子邮件、交换电子文档，也可以获取医院的最新药品、治疗、护理等信息。

第十一条 就诊者信息授权管理。

（一）就诊者对医院的基本情况、收费政策和就诊过程中的诊断治疗情况有知情权，就诊者可以在医院自助机、门诊大厅显示屏上查询医院医疗服务价格及药品价格。

（二）就诊者可通过网络、自助终端查询和打印费用清单。

（三）就诊者出院结算后，可以要求住院收费处提供住院收费明细表。就诊者住院期间可每日通过自助终端查看费用信息。

（四）门诊就诊者提供配药明细单，门诊服务站给予协助说明。

（五）就诊者及其他人员可以从医院官网、微信公众号上获取医院的基本情况、医疗特色、科室设置、专家介绍等有关医院的信息，向医院反馈有关问题。

第十二条 外部机构信息授权管理。

（一）医院因工作需要向外提供或获取相关医院信息的，必须严格按有关规定执行，切实保证医院信息的保密与安全。

（二）医疗保险机构、公安政府部门持有效证明，通过医务科审核后，一般只能查询、调阅就诊者就诊过程中的纸质病历，发生特殊情况时经医院领导批准后，方可查询电子信息。

（三）医院向卫生行政主管部门定期上报的信息，由病案室收集、整理和审核相关信息后，按规定程序通过指定方式进行上报。

（四）医院信息系统与医保中心实现信息网络连通，向医保中心传送就诊者的入院记录、出院记录、就诊期间的费用明细和病历医嘱记录等数据。

（五）医院病案室等职能部门应收集其他医疗机构有关医疗统计指标，与医院信息中的相关数据进行对比分析，以查找医院差距，提高医院的管理水平。

（六）医院网络原则上不与外部网络直接连接，确因工作需要必须相连时，应确保在医院网络与外部网络之间安装符合设备等级保护安全的设备。

（七）发布、共享数据时应当评估可能带来的安全风险，采取必要的安全防控措施。涉及数据上报时，应由数据上报提出方负责解读上报要求，确定上报范围和上报规则，确保数据上报安全可控。

第十三条 开展人脸识别或人脸辨识时，应同时提供非人脸识别的身份识别方式，不得因数据主体不同意收集人脸识别数据而拒绝数据主体使用其基本业务功能，人脸识别数据不得用于除身份识别之外的其他目的，包括但不限于评估或预测数据主体的工作表现、经济状况、健康状况、偏好、兴趣等。采取安全措施存储和传输人脸识别数据，包括但不限于加密存储和传输人脸识别数据，采用物理或逻辑隔离方式分别存储人脸识别和个人身份信息等。

第三章　授权信息数据质量、数据整合和数据保存管理

第十四条 为保证信息数据的完整性和一致性，通过对重要信息采用数据编码、在程序中设置逻辑判断功能和专人负责监控数据质量等方式来实现，并在医疗护理服务、医务管理和医院质量管理中广泛应用。

第十五条 医院信息系统中的数据采集点尽可能为数据信息发生点，以保证信息采集的及时性、安全性与准确性。各应用系统操作人员要按规定流程使用系统，准确录入有关数据。

第十六条 医院信息科监控医院数据质量，相关业务主管部门负责各自业务的质量环节。

（一）医务科、护理部、院感科、医保科等主要负责医疗护理信息发生点的质量监控工作，包括针对医疗、护理、医技工作质量、药品使用及院感管理等，负责监控所有就诊者的基本信息、费用信息、诊疗信息等，包括确保诊断、入院时间、入院科室、等级护理、病情状态等数据的准确性，监控就诊者入诊、出诊、转诊情况，确保流动日报准确，监控医嘱等信息的完整与准确等。

（二）收费科、医保科负责监控门诊收费与住院收费等数据质量。监控收费标准、收费项目、医保信息、费别、就诊者的基本信息等数据录入的准确性，负责监控预交金录入的及时性和就诊者在医疗过程中预交金的使用情况，防止就诊者欠费、逃费等。

（三）药房负责监控医院药品入库、出库的准确性和及时性，监控各药房实际药品种类与库存是否与计算机系统记录一致。负责确保医生医嘱与处方录入的一致性、合理性和合规性，确保发药的正确性。

第十七条 互联整合门诊挂号、门诊收费、门诊药房发药等信息，统计分析门诊量、平均门诊费用、药品占门诊费的比例等科室、医院与个人信息。互联整合就诊者出入院、病案首页、住院收费等信息，统计分析相关医院经济、管理和科研指标。

第十八条 对于医院信息系统中生成的各种信息，根据其性质与要求不同，保存期限和保存方式按照国家相关标准执行。

第十九条 经常要利用的数据、重要数据、近期数据要在数据库服务器上长期在线保存，一般过了一段时间后很少利用或超过保存期限的数据，可转入历史数据服务器或磁带脱机保存。

第二十条 病案首页、医嘱等电子病历信息经常被检索，各种医务统计的数量指标、质量指标和管理指标经常被分析利用，这些信息在可能的情况下要长期在线保存，如果因信息量过大而引起服务器存储容量不够或数据库性能变差时，应该将早期的数据转入离线保存。

第二十一条 住院就诊者费用明细、门诊处方信息、各药房与药库的摆药信息、出入库信息及其他信息均保存在系统数据库中，当数据库空间不够时，将早期数据转为离线保存。对于一些确认没有利用价值的早期数据，经相关部门和医院领导审核同意后予以归档离线。

第四章 系统权限审批和权限分配管理

第二十二条 严格设置不同人员的权限，加强数据使用过程中的申请及批准流程管理，确保数据在可控范围内使用，加强日志留存及管理工作，杜绝篡改、删除日志的现象发生，防止数据越权使用。

第二十三条 各数据使用部门和数据使用人须严格按照申请所述用途与范围使用数据，对数据的安全负责。未经批准，任何部门和个人不得将未对外公开的信息数据传递至部门外，不得以任何方式将其泄露。

第二十四条 新入职员工需要创建新用户，或老用户需要调整权限、业务科室时，须按此流程申请。员工根据岗位特点填写信息系统开通权限申请表，并参照人事科、医务科、护理部、计财部等科室相关规定执行。

（一）医生申请医疗信息系统权限的流程为：填写信息系统开通权限申请表→科室主任审批→医务科审批→如有办理人事手续的需到人事部门审批→信息科确认开通。

（二）护士申请医疗信息系统权限的流程为：填写信息系统开通权限申请表→护士长审批→护理部审批→如有办理人事手续的需到人事部门审批→信息科确认开通。

（三）收费人员申请医疗信息系统权限的流程为：填写信息系统开通权限申请表→收费科审批→计划财务部审批→如有办理人事手续的需到人事部门审批→信息科确认开通。

（四）科室申请医院其他信息系统权限的流程为：填写信息系统开通权限申请表→科室审批→涉及业务的部门审批→如有办理人事手续的需到人事部门审批→信息科确认开通。

（五）申请人应在收到通知的当天修改初始口令。

（六）用户在申请权限时，须填写权限使用终止日期。

第二十五条 取消信息系统权限的离职、离岗用户，在完成医院必要的相关手续后，须持人事科签字的离院、离岗通知或进修、培训、实习通知书，到信息科取消用户权限，完成后执行取消操作的工作人员签名确认。

（一）医生取消信息系统权限的流程为：医务部主任审批→信息科确认清除→办理离院人事手续。

（二）护士取消信息系统权限的流程为：护理部主任审批→信息科确认清除→办理离院人事手续。

第二十六条 系统权限分配前，在信息系统中完成人员姓名、性别、科室、工号、职称、出生年月、签名等基础信息的注册、维护和核对，向账号的所有者声明该账号在系统中所做的操作结果由账号的所有者负全部责任，需遵守密码管理制度。

第二十七条 分配医生权限。

（一）分配允许使用的门诊、急诊、住院、手麻等系统。

（二）设置允许使用的科室、登陆科室、药房、毒理类药品、抗生素类别等权限。

（三）指定门诊出诊医生的职称、类型，以及使用的特殊药品，分配方便门诊、输液号、耳鼻喉急诊等权限。

（四）开通门诊西药、草药、检验、检查、处置、转介、新建患者等功能模块。

第二十八条 给护士人员设置护士允用护理站、工作量统计、强制计费、全院计费、退费权、计费科室、护理模板管理等功能权限。

第二十九条　分配收费人员权限管理。

（一）分配允许使用的门诊收费系统、住院管理系统、省市医保系统、医技确费系统。

（二）指定系统划价收费员、退费员、会计员等角色。

（三）设置可计费患者类别、补打发票、患者召回、修改患者信息、通知和取消通知出院等权限。

第三十条　给药房人员分配操作角色、允用药房、允用科室和允用护理站，设置精麻处方发药、处方摆药、执行单摆药、合并摆药等发药权限。

第三十一条　给检验人员分配开单者、采标者、检验查、核对者、送检查、录入者、血库等系统角色，指定工作组和核收组，分配设备权限。

第三十二条　给医技人员指定检查类别，分配报告浏览、报告修改、报告审核、报告导出、打印胶片、图像管理、分析统计等系统功能权限。

第三十三条　信息科对信息系统和硬件设备的权限分配与操作进行专人管理。每位计算机操作人员要按照操作规章和职责进行权限分配，以及完整、详细、准确地记录操作内容。

（一）数据库由专人管理，进数据库的任何操作都必须经过审批许可。

（二）系统、硬件操作权限由专人管理，明确工作内容和操作流程，完成授权内的职责。

（三）权限管理和操作人员需持本人工号和密码操作，对其操作负责，密码不得外泄。

第五章　信息化需求授权和审批管理

第三十四条　增加或更改信息化需求时，申请科室需与科室主任、相关科室充分沟通交流后，向信息科提交经主管部门同意的信息化需求增加或更改申请，信息科上报医院网络安全和信息化工作领导小组批准后，给予新增或更改。

第三十五条　数据信息修改或查询。

（一）业务主管科室对临床科室信息修改或查询申请审批同意后，业务主管科室人员使用授权系统完成数据信息的更正或查询操作。

（二）需要信息科通过信息系统等其他技术手段进行数据信息修改或查询

的，需申请科室递交数据信息修改或查询申请，经医务科、护理部、财务部等业务主管科室审批同意后，信息科主任授权由工作人员修改，并在申请表中做相应登记记录，操作完成后需经主任审核，再反馈给申请科室。

第六章　重大信息化操作的授权和审批管理

第三十六条　实施信息化项目重大操作、操作范围和严重后果。

（一）重大操作是指对业务系统进行操作时，由于操作不慎或操作步骤不当而有可能导致严重后果的操作。

（二）严重后果是指业务系统的中断、系统崩溃、网络中断、数据丢失、数据的错误或不一致、功能丧失或异常、性能下降明显、涉及系统安全等。

（三）重大操作的操作范围如下。

（1）软件安装：操作系统安装、数据库安装、中间件安装、编译系统安装及其他软件的安装。

（2）软件升级优化：操作系统的优化和改造，如磁盘的扩容、文件系统的调整、安装系统补丁、版本升级等。数据库的优化，如表结构重新分布、索引的增加和改变等。控件和应用软件的优化、改造和升级，权限访问控制和安全策略的调整等。

（3）账号管理和参数修改：各种账号的建立、删除和修改，修改操作系统核心参数、数据库配置参数、中间件配置参数和网络配置参数等。

（4）应用系统的切换，如业务系统主机、应用层、中间件、数据库等信息系统的启停。

（5）硬件设备的安装和启停：信息机房基础设施，服务器、网络、存储等核心信息设备，监控、备份、网络监控等安全设备的安装和启停。

（6）硬件设备的软件升级、硬件更换，如固件版本的升级、网络模块的增加或移除等。

（7）硬件配置：基础设施、核心信息设备和安全设备等硬件配置和策略的修改，如 RAID 磁盘阵列配置、逻辑卷划分、网络参数修改、安全策略和功能的更改等。

（8）硬件物理方式的更改，如位置迁移、连接方式的改变等。

（9）远程登录的操作：主机系统、应用系统、网络设备远程登录。

（10）批量数据的清理，以及业务数据的恢复和修改。

（11）应急演练：系统故障演练，双机和灾难备份系统的切换演习，网络设施的应急演练。

（12）应急方案或应急操作的实施：网络阻塞、黑客入侵、设备切换、骨干线路人工切换、设备更换。对于应急操作由于时间紧迫，允许先口头报告，然后补办手续。

第三十七条　实施重大操作时须做好相关准备，起草实施方案，包括重大操作的原因、详细规划、具体的操作步骤、实施人、实施日期、持续时间、风险应对、影响范围、应急回退等。实施中需要相关部门配合时，需在实施方案和申请中写明需要配合的科室或人员要求、配合的内容和配合方式。涉及临床和业务部门的重大操作，需与临床和业务部门密切配合，共同制定方案，共同参与实施。

第三十八条　实施方案和申请提交医院相关领导审批同意后，才允许实施重大操作。重大操作审批实行分级审批制度，根据操作的风险性、影响性、重要性和操作内容，确定审批权限，具有审批权限的人员包括小组负责人、科室负责人和医院负责人。

第三十九条　在实施重大操作之前，根据需要完成对系统环境、应用环境、数据库数据等的备份，应对可能发生的操作失败风险，防止丢失数据。

第四十条　在实施重大操作过程中要做到双人操作，一人操作，一人审核，严格按照实施操作方案执行，遇到问题及时上报，与相关部门充分沟通。

第四十一条　在重大操作结束后，应及时向主管部门汇报实施情况，及时更新系统环境或配置参数档案文档，组织分析和总结，积累经验，吸取教训，保存所有授权审批、操作实施等文档。

第四十二条　定期审查审批事项，及时更新需授权和审批的项目信息。

第七章　信息化资料文档授权和审批管理

第四十三条　需要借阅和使用信息化文件资料，须填写《文档查借阅登记表》，注明归还日期，归还日期最长不得超过7个工作日。如有特殊情况，需经分管院长审核通过后，办理续借手续。

第四十四条　书籍、杂志、培训学习资料等不涉及保密信息的文件资料可直接外借。涉及保密的文件资料，应签署保密协议并经相关领导审核通过后，方可借阅。

第四十五条 保密性资料管理。

（一）不得将借出的保密性资料私自复印、拍照、拷贝或以其他任何方式留有附件。

（二）如需复印、拷贝保密性资料，须经相关领导审核通过后，方可复印、拷贝。

（三）保密性资料仅限已审核申请中的人员查看，并对信息进行保密。

第四十六条 资料保护。

（一）保持查阅、借阅资料的完好无损，电子类资料要保持信息载体的完整完好，保证电子资料和信息安全无泄漏。

（二）归还资料时，资料管理科室要检查资料是否完好无损。

（三）如将所查阅、借阅的资料遗失，需追究相关人员的责任。

（1）如保密性资料遗失或损坏，应向院领导提交资料遗失或损坏报告，资料管理科室做相应记录并留存报告。

（2）如非保密性资料遗失或损坏，应由借阅方照价赔偿。

（3）电子类资料的信息载体如若损坏，应将已坏载体上交资料管理科室做报废处理，提交损坏报告并做好记录。

第八章　医院数据使用人的权利和义务

第四十七条 数据的使用受法律保护，任何部门、机构或个人不得利用数据从事危害国家安全、社会公共利益和他人合法权益的活动。

第四十八条 医院数据使用人必须严格遵守国家的有关法律、法规和本制度的相关规定。

第四十九条 使用人只能将医院数据用于工作和申请的范围内，不得用于其他用途。

第五十条 使用人在数据使用结束后，应向主管科室提交数据使用报告备案。

第五十一条 使用人对于获得的数据负有保密责任和义务，除获得医院书面授权或另有规定外，不能将医院数据向第三方泄露或公开，上级行政部门要求的除外。

医院信息化沟通合作制度

第一章　总则

第一条　为推动医院信息化建设各项工作开展，促进各机构、医院各科室在信息化建设中的沟通联系，及时合作解决信息化建设中遇到的问题，确保医院信息化建设顺利进行，制定本制度。

第二章　沟通合作干系人管理

第二条　明确信息化干系人的职责范围和责任分工，建立院内干系人联系表，明确人员职务、人员联系方式等内容。建立合作单位联系列表，至少包括单位名称、合作内容、联系人、联系方式等信息。

第三条　与信息安全产品供应商、信息安全服务提供商、信息安全等级保护专业机构、信息化监理公司、设计院、咨询公司、造价公司、法律顾问、审计公司、研究院校、医疗行业专家、优秀案例医院等合作单位或机构个人建立沟通合作关系，共同合作推进医院信息化的发展，解决目前存在的问题和隐患。

第四条　根据医院现状和项目情况，聘请医院信息化专家作为顾问，指导医院信息化建设，参与信息化规划和评审等，建立专家顾问名单，保存聘请专家顾问的证明文件，以及相关工作文档或记录。

第三章　沟通合作内容管理

第五条　开通电话、微信、网站和邮箱等沟通合作渠道，明确现场办公场所位置，采用邮件、微信、电话、视频会议、远程协助、面对面等线上和线下的方式，通过项目专题、会议、论坛、培训、科研课题、技术攻关和参观学习等途径，开展沟通和合作。

第六条　关于信息化规划与建设沟通合作专题会议，由医院网络安全和信息化工作领导小组组织，至少每年召开一次，听取医院各科室使用过程中的意见、建议和经验，沟通讨论医院信息化中长期规划、各部门新的项目需求，部署和总结信息化工作。

第七条　关于信息化项目实施沟通合作专题会议，由信息科每周组织项目会议，会议由合作单位和相关科室参加，共同沟通项目情况，合作解决项目问题，推进项目进程，提高项目质量，控制项目预算。按照信息化规划建设要求，每个项目信息科都会指定项目经理，项目经理要全程负责项目的沟通协调，深入科室了解需求，定期产生项目日志和项目报告。

第八条 信息化需求变更和权限申请的沟通协调，按照医院信息系统变更、授权和审批管理制度进行沟通合作和协调处理，由科室提出相关需求变更申请，通过各干系人沟通和审批流程后，由信息科组织实施变更。

第九条 对于信息化运维的沟通协调事宜，信息科设有每日专人和24小时值班人员开展首接负责制，协调信息科人员和各干系人沟通合作满足科室的运维需求，信息科安全管理人员监督每日运维完成情况，对持续处理或未完成事宜通过交班进行沟通和跟踪完成，并及时向科室反馈进展情况。

第十条 医院网络安全和信息化工作领导小组根据信息系统的运行和使用情况，不定期召开协调合作会议，共同合作协调处理信息化问题。若发生重大信息安全事件，应及时召开协调合作会议，对出现的信息安全问题进行处理和总结。

第十一条 信息科每季度至少召开一次安全工作会议，信息化服务厂商、专家顾问等干系人参加，总结目前信息化的发展和安全情况，改进目前存在的不足和问题，促进医院信息化更好、更安全发展。

第十二条 信息科定期组织召开信息化质量沟通协调会，相关科室有关人员参加，各科室提出在信息化工作中存在的问题，进行分析讨论，制定出解决问题的方法或方案，使问题得到解决或持续改进。

第十三条 信息科每周到医院各科室进行沟通交流，了解使用情况，对沟通交流中发现的问题及时解决，并跟踪反馈。

第十四条 信息科每周定期召开科室沟通会议，全科人员共同沟通讨论在工作中遇到的技术、管理、制度等困难、问题及解决方案。

第十五条 定期设计满意度调查问卷，组织相关科室对信息化各方面工作进行满意度调查，根据满意度调查中提出的问题、建议进行持续改进。

第十六条 记录和保存每次沟通讨论和协调合作会议内容，详细记录沟通合作事项、时间、参加人员和结果等。

第四章　查房沟通管理

第十七条 明确查房人员，每次查房要根据查房内容安排人员，查房时

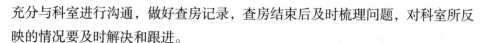

充分与科室进行沟通，做好查房记录，查房结束后及时梳理问题，对科室所反映的情况要及时解决和跟进。

第十八条　加强与机房、数据、安全等关键岗位人员的沟通与交流，了解人员的工作态度和诉求，掌握工作中的关键点和危险点，共同解决问题。

第十九条　查房要和现场办公结合，凡能立即解决的问题立即解决，对暂不能解决的要讲明原因或限时解决。

第二十条　对于科室提出需要解决的事项要加强督办力度，并将承办进展、处理结果向科室反馈。

第五章　会议沟通管理

第二十一条　会议沟通前，拟定和确定会议议题、会议时间、参会人员、会议场所、会议着装等会议信息和要求，将会议信息提前发送给参会人员，并通知参会人员准时参会。准备会议场所、会议设施、会议相关文件或资料，安排拍照、摄像、录音和记录人员。

第二十二条　会议沟通合作要求真务实、少讲空话、多办实事，会议召开应紧凑有序、主题明确，切忌闲侃式的讲话或发言，重要会议发言稿须经医院有关领导审定。

第二十三条　遵守会议的纪律。

（一）开会前5分钟与会人员必须到达会场，同时将手机调到振动状态或关闭。

（二）会场内严禁吸烟；保持会场安静；切忌谈笑、看书报、杂志、手机，做与会议内容无关的事情。

（三）与会人员因为特殊原因不能按时出席会议的，要在会前向会议组织部门请假。

（四）会议中途与会人员如有急事需离开，需向会议主持人提出申请，得到批准后方可离开。

第二十四条　会议结束后跟进落实会议决议和决策事项，做好会议纪要和会议记录的发放、传阅和归档，并将会场物品归还归位，完成卫生清理工作。

第六章　分歧协调管理

第二十五条　医院部门之间的各种分歧或无法协调事宜可通过科室主任、

分管院长、医院网络安全和信息化工作领导小组协调解决。

第二十六条 医院与合作公司之间的各种分歧或无法协调事宜可通过相关卫生健康委员会、政府行政部门或仲裁委员会协调解决。

第二十七条 协调解决过程中可根据情况采用主体合流法、中间数法、冷处理与热处理法、当面表态法、谈心法、跟踪处理法等方式处理。

医院信息化检查和审核制度

第一章 总则

第一条 为及时有效督促信息化检查审核制度和技术的执行，减少工作疏忽，及时发现并解决问题，使检查审核工作日常化和制度化，制定本制度。

第二条 检查和审核参照三级医院评审标准（2020年版）、医院信息互联互通标准化成熟度测评方案（2020年版）、电子病历系统应用水平分级评价标准（试行）和信息安全技术网络安全等级保护基本要求等标准和制度执行。

第二章 检查审核目标、原则和方针

第三条 检查审核的目标是故障解决率≥98%，科室满意率≥90%，一类响应事件＝0，二类响应事件≤每年1起，三类响应事件≤每周1起。

第四条 检查审核的管理原则是以实现医院发展战略为目标，以科室需求为关注点，领导负责、全员参与、基于事实、系统管理和持续改进。

第五条 检查审核的管理方针是严格按照标准执行，全程控制，为临床科室提供方便、快捷、优质的服务。

第三章 检查审核组织架构

第六条 一级检查审核组由医院领导和质量控制部门组成，质量控制部门负责定期组织开展全院信息化检查审核工作，推动信息化建设，发现、协调和解决检查审核的问题。

第七条 二级检查审核组由信息科人员组成，信息科主任组织科室人员履行检查审核职责。

（一）根据标准检查和审核信息化内容，指导医院人员正确使用医院信息化资源和工具。

（二）开展医疗信息化培训，说明注意事项和常见问题的处理方式及流程。

（三）主动与临床沟通、交流，积极收集、讨论、分析、反馈信息化的问题、意见和建议。

（四）积极响应提出的问题，合理地进行回复和解决。

（五）组织交流学习，沟通信息化发展的动态、目标和方向。

第八条　三级检查审核组由医院各科室组成，科室信息化质控组组织科室人员履行检查审核职责。

（一）科室人员按照培训、指导的要求和流程，正确使用医院信息化资源和工具。

（二）收集科室的意见、建议和程序的问题等，进行简单分析，按照问题的类别和正确的流程进行反馈和上报，向科室问题提出者进行合理的回答和解释。

（三）及时向科室传达程序更新、变动、发展趋势和目标等信息。

第四章　检查审核的内容

第九条　信息化组织的建设情况。

（一）检查审核要点。

（1）有院级信息化领导机构，有明确的职责并定期召开专题会议。

（2）依据医院规模，设置信息管理专职机构和人员，保持岗位设置合理和岗位职责、技术等级明确。

（3）医院信息化领导机构定期召开多部门的信息化建设专题会议，每年至少一次，有记录。

（4）建立和运用信息使用与信息管理部门沟通协调机制。

（5）不断完善信息化使用和管理工作，运行良好。

（二）检查审核方法。

（1）查看会议记录文档。

（2）查看岗位设置情况。

（3）现场检查。

（4）满意度调查。

（三）分值为 2 分。

（四）扣分标准。

（1）没有记录扣 1 分。

（2）审核设置和机制情况，无设置扣 0.5 分，不合理扣 0.25 分。

（3）审核满意度，不满意扣 0.5 分。

第十条 制度建设管理情况。

（一）检查审核要点。

（1）多部门共同参与制定保障医院信息系统建设、管理和信息资源共享的相关制度。

（2）医院相关规章制度与信息化工作要求相适应。

（3）根据医院管理需要和信息化建设发展要求及时修订相应的规章制度。

（4）有效执行，效果良好。

（二）检查审核方法。

（1）查看工作制度和流程及更新情况。

（2）考核管理人员对本部门、本岗位工作制度、工作流程和岗位职责知晓率及落实情况。

（三）分值为 2 分。

（四）扣分标准。

（1）工作制度流程每缺一项扣 0.5 分。

（2）知晓率低于 100% 扣 0.5 分。

（3）落实不到位扣 1 分。

（4）执行良好加 0.5 分。

第十一条 中长期规划和年度工作计划。

（一）检查审核要点。

（1）有医院信息化建设中长期规划和年度工作计划，能够按照计划执行。

（2）信息化建设规划与医院中长期规划一致。

（3）规划内容包括实施方法、实施步骤、工作分工、经费预算等，能够按照规划执行。

（4）年度目标明确，量化可行，落实追踪措施。

（二）检查审核方法。

（1）查看工作规划、计划文档和实施文档。

（2）现场检查。

（三）分值为 2 分。

（四）扣分标准。

（1）规划计划缺一项扣 0.5 分。

（2）规划内容不完整及量化可靠度不高扣 0.5 分。

（3）不能够按照计划执行每一项扣 0.5 分。

（4）无落实追踪机制和措施扣 0.5 分。

第十二条　系统应用管理情况。

（一）检查审核要点。

（1）建设运行医院临床服务系统，如门急诊挂号系统、医学影像、移动护理、超声管理；医疗管理系统，如门急诊收费系统、抗菌药物管理、护理管理；运营管理系统，如人力管理系统、财务管理系统、药品管理系统。

（2）系统能为医院管理提供全面支撑，能够提高医疗质量和工作效率，满足医院管理的需求。支持医院医护人员的临床活动，丰富和积累临床医学知识，规范临床文档的内容表达，支持临床文档架构，提供临床咨询、辅助诊疗、辅助临床决策。

（3）信息系统符合国家信息化有关要求，符合国家医疗管理相关管理规范和技术规范。

（二）检查审核方法：查看系统建设情况，现场检查，科室问卷调查。

（三）分值为 3 分。

（四）扣分标准。

（1）系统或功能缺失扣 1 分。

（2）系统需求、问题未解决，使用不规范扣 1 分。

（3）系统不满意扣 1 分。

第十三条　数据管理情况。

（一）检查审核要点。

（1）医院信息系统符合国家相关标准和规范，具备信息集成与交互共享功能，开展数据治理，持续改进信息共享与交互质量。

（2）医院各部门、各科室间实现信息共享，保证信息共享的及时性、准确性和完整性。

（3）具备与基本医疗保障系统、卫生行政部门等系统的信息交换，保证信息交换的及时性、准确性和完整性。

（4）实现区域医疗信息的共享和交换，如数据同步、医疗机构间的临床数据共享等，保证同步信息的及时性、准确性和完整性。

（5）信息系统能准确收集、整理医院管理数据和医疗质量控制信息，及时自动生成各项相关的统计报表。

（二）检查审核方法。

（1）按照国家相关标准进行数据交互共享。

（2）及时对数据质量进行持续改进。

（3）核查数据报表的准确性和及时性。

（三）分值为3分。

（四）扣分标准。

（1）未能及时、准确和完整地实现信息交互扣1分。

（2）未持续改进扣1分。

（3）未及时、准确生成报表扣1分。

第十四条 安全管理情况。

（一）检查审核要点。

（1）实施国家信息安全等级保护制度，有具体措施。

（2）实行信息系统操作权限分级管理，信息安全采用身份认证、权限控制（包括数据库和运用系统）、患者数据使用控制、保障信息安全和保护患者隐私。

（3）信息系统运行稳定、安全，具有防灾备份系统，实行网络运行监控，有防病毒、防入侵措施。

（4）有信息系统运行事件相关的应急预案并组织演练，各部门、各科室有相应的应急措施，保障全院运营，尤其是医疗工作在系统恢复之前不受影响。

（5）有根据演练总结开展持续改进的方案和措施。

（6）核心业务信息系统安全保护等级不低于第三级。

（7）有安全监管记录，定期分析，及时处理安全预警，持续改进安全保障系统。

（二）检查审核方法。

（1）定时检查、平时抽查。

（2）查看科室安全措施及应急预案，检验实用性、可操作性。

（3）查看日常安全检查、排除隐患的措施及记录。

（4）查看等级保护定级情况。

（三）分值为 3 分。

（四）扣分标准。

（1）无应急预案、未定级扣 0.5 分，相关人员不熟悉预案扣 0.5 分。

（2）没有日常检查扣 1 分，存在隐患未及时纠正一次扣 0.5 分，无监控记录不得分。

（3）因防范措施不落实造成损失，视情节严重程度扣分，最高扣 3 分。如不履行信息系统安全保护制度的行为，可能导致病毒侵袭或危害网络安全的行为，造成终端业务系统被破坏的行为，接到安全整改通知后拒不改进的行为和出现问题不进行报告的行为等。

第十五条　运营维护情况。

（一）检查审核要点。

（1）有信息网络运行、设备管理和维护、技术文档管理记录。

（2）有信息系统变更、发布、配置管理制度及相关记录。

（3）有信息系统软件更新、增补记录。

（4）有信息值班、交接班制度，有完整的日常运维记录和值班记录，及时排除安全隐患。

（5）有完善的监控制度与监控记录，及时处理预警事件，定期进行信息系统运行维护评价和改进方案，并组织落实。

（二）检查审核方法。

（1）查看运行记录文档。

（2）定时检查、平时抽查。

（3）查看各科室日常安全检查、排除隐患的措施及记录。

（三）分值为 2 分。

（四）扣分标准。

（1）没有日常检查扣 1 分，存在隐患未及时纠正一次扣 0.5 分。

（2）未做到相关文档记录扣 0.5 分，相关人员执行和记录不完整、不正确扣 0.5 分。

第十六条　信息化建设保障情况。

（一）检查审核要点。

（1）根据医院规模和信息化建设需求，有信息化建设及运行维护的年度预算。

（2）信息建设年度预算执行良好。

（3）加强信息建设经费审计与监管，保障投入效益。

（二）检查审核方法。

（1）检查预算、经费支付计划和执行情况。

（2）查看凭证保存和记录完整情况。

（三）分值为1分。

（四）扣分标准。

（1）预算和支付管理不规范、不及时扣0.5分。

（2）凭证不完整、不正确，保存方式不正确扣0.5分。

第十七条 科室人员管理情况。

（一）检查审核要点。

（1）专职信息技术人员的配置能满足医院信息管理需要。

（2）制定并执行人员录用、教育培训、授权审批、人员离岗离职和人员考核制度。

（3）专职技术人员每年专业技术培训时间不低于20学时。

（4）监管专职技术人员，有工作日志、考核记录、保密协议和完整的技术档案。

（二）检查审核方法。

（1）定时检查、平时抽查、年度考核。

（2）查看培训签到、培训资料、记录和保密协议。

（三）分值为1分。

（四）扣分标准。

（1）未制定、知晓和执行制度扣0.5分，科室人员考核未达标扣0.5分。

（2）未开展和参与培训、培训记录等资料缺失扣0.5分。

第十八条 终端日常管理。

（一）检查审核要点。

（1）电子病历系统使用密码登录，密码设置时避免设置简单或共用同一密码。密码个人保管好，因个人授权信息保管不当造成的不良后果由被授权人承担。每三个月会弹出密码更改对话框，强制进行密码重置。

（2）工作电脑禁止安装非工作用软件。

（3）工作电脑负荷大，为保障电脑正常稳定运行，延长使用寿命，每月不定期对电脑的关机时间进行检查。

（4）禁止对电脑进行非法操作，私自映射磁盘共享。

（5）禁止对工作电脑的硬件和配置进行私自更改。

（6）加强对 CA 认证数字证书的管理，使用者负责保管个人 CA 认证数字书。

（7）严格禁止医院工作人员将涉及隐私的患者信息以任何方式发布和传播，一经发现，将追究相应法律责任。

（8）医院管理部门、各级各类人员从医院获取信息资源，需遵循医院信息化授权和审批管理制度相关规定，对所获取的数据负有保密责任，如发生信息数据泄露现象要进行追责，负有相应法律责任。

（二）检查审核方法。

（1）每月对密码等安全设置进行抽查。

（2）每月进行系统、软件安全检查。

（三）分值为 1 分。

（四）扣分标准。

（1）未设置密码或密码设置得不规范等扣 0.5 分。

（2）工作电脑非法操作，安装非工作用软件，长期不关机扣 0.5 分。

（3）私自对终端进行更改设置或造成故障扣 0.5 分。

（4）CA 数字证书丢失，每张扣 0.5 分。

（5）未按要求操作，存在信息数据泄露风险或导致信息数据泄露的，扣 1 分。

第五章　检查审核方式

第十九条　重要项目和内容的检查审核要统筹安排，开展多部门合作，采取多种检查和审核方式，如日常跟班检查、定期组织专家审核、开展问卷调查等。积极答疑解惑，受理故障并解决问题，开通和公示网站、运维管理系统、电话、邮箱、微信等问题收集、检查结果反馈的渠道。

第二十条　关注业务系统、基础设施、数据、终端等关键点和危险点的检查和审核，主动发现关键软硬件设备、网络与数据的安全问题，并解决问题。

第二十一条　每日对数据同步、设备指示灯、应用平台、业务系统、数据备份的运转情况进行检查审核。每周定期详细检查和审核项目质量、系统漏洞、软硬件和管理运行指标、安全策略等，到科室进行人员服务、软件使用情况和安全制度的执行情况等检查审核，有针对性地解决具体问题。

第二十二条　每日交班会上对工作任务完成情况和发现的问题进行沟通，发现存在隐患，讨论解决问题的方法。汇总检查审查数据，形成检查审查报告，并对检查审查结果进行通报。

第二十三条　每月召开一级医院检查审核会议，每周召开二级科室检查审核会议，做好每日记录，对检查审核工作进行总结、分析、讨论，寻找差距及存在的问题，提出整改措施，研究新措施和新方法，持续改进。

第六章　医院信息化检查和审核的关键点、危险点

第二十四条　每年开展文档核验、漏洞扫描、渗透测试等多种形式的安全自查，及时发现可能存在的问题和隐患。针对安全自查、监测预警、安全通报等过程中发现的安全隐患，应认真开展整改加固，防止网络带病运行，并按要求将安全自查整改情况报省卫生健康委员会。自查整改可与等级测评问题整改一并实施，每年安全自查整改工作包括以下内容。

（一）依据监管机构要求，完成信息资产梳理，摸清网络定级、备案等情况，形成资产清单，组织安全自查。

（二）依据监管机构要求，依据安全自查结果，对发现的问题和隐患进行整改，形成整改报告并向监管机构报备。

第二十五条　规划项目检查审核的关键点和危险点：系统规划和执行情况，项目进度、质量、人员等管理，经费预算情况，项目会议和项目过程文档，信息系统建设符合合同、标准和规范。

第二十六条　运行系统项目检查审核的关键点和危险点：系统稳定，问题或需求及时解决和反馈，系统预警信息，系统版本统一，系统功能和性能达到合同要求并满足临床需求，按照流程和规范使用系统和权限分配，项目目标完成情况，项目验收和结款情况。

第二十七条　信息机房及其设备检查审核的关键点和危险点：温度、湿

度、空调、监控、温感烟感、水浸报警、门禁系统、设备指标亮及报警、UPS（不间断电源）、配电柜、室内气味、备件物质情况和钥匙情况。

第二十八条　弱电井及其设备检查审核的关键点和危险点：温度、湿度、空调、监控、温感烟感、设备指标亮及报警、UPS、配电柜、室内气味、机柜门关闭上锁、机柜风扇、线路连接与齐整、资产完整、标识齐全和竖井门窗关闭。

第二十九条　服务器存储检查审核的关键点和危险点：操作系统、CPU（中央处理器）、内存、硬盘、网络、数据库及其性能、杀毒情况、时间同步、应用软件、数据备份、系统备份、异地备份和数据还原情况。

第三十条　网络外观检查审核的关键点和危险点：外观、电路加电、指示灯、设备联通、业务使用、交换机性能、密码登录、设备日志、版本过期和受到攻击情况。

第三十一条　网络配置检查审核的关键点和危险点：主机名、时间、Telnet（远程登录服务的标准协议之一）、登录密码、管理地址、环路检测、IP地址（互联网协议地址）、MAC（物理地址）、VLAN（虚拟局域网）、TRUNK（端口汇聚）、管理网页、路由、配置备份、系统版本、安全策略和病毒库更新日期。

第三十二条　终端安装检查审核的关键点和危险点：操作系统、主机名、报修编号、网络连接、杀毒软件、默认浏览器、.NET Framework 3.5环境、DEV控件、压缩软件、CAJ、文件传输、输入法、门诊医生站、住院医生工作站、急诊医生工作站、护理工作站、病案管理系统、检验系统、CA证书客户端、医院运营管理系统、医院办公系统、院感系统、IP和MAC绑定情况、打印机设置情况、资产登记。

第三十三条　会议准备检查审核的关键点和危险点：会议室卫生、桌椅摆放、话筒电池、桌签、纸杯、纸笔、专家点评录音、接送专家、迎接领导、资料摆放、纯净水摆放、倒水、条幅悬挂、着装、会议纪要和安排人员拍照记录。

第三十四条　终端日常检查审核的关键点和危险点：硬件故障、硬件资产变更、操作系统异常、软件环境异常、主机名、硬件空间、系统内存、网络、办公软件、病毒情况、病毒版本、病毒库更新、系统补丁、IP和MAC绑定情况、打印机设置情况、开关机时间。

第三十五条 人员管理的关键点和危险点：工作能力、工作执行力、工作量、培训情况、考核情况、工作绩效和工作态度。

第三十六条 卫生检查审核的关键点和危险点。

（一）地面：保持干净，无杂物，无水迹，无污渍，无卫生死角。

（二）垃圾桶：及时清理，不得堆满外漏。

（三）桌面：保持干净整洁，无污渍，无杂物垃圾。

（四）洗手台：保持干净整洁，台面无水迹，无污渍，无杂物垃圾。

（五）柜子：关闭柜门，清洁，保持完好锁闭。

（六）线路：整齐，有线标，紧固、不松动。

第三十七条 钥匙管理的关键点和危险点：机房门禁、办公柜、档案室、弱电井、信息机房、办公室等地点钥匙存放、借用和标识管理。

第三十八条 物资管理的关键点和危险点：终端、交换机、核心设备、基础设施、网络线缆、网络模块、收发仪、维修工具、电源插座等数量、位置和保修时间。

医院信息化投诉管理制度

第一章 总则

第一条 为提高医院信息化管理和服务水平，规范信息化工作人员的行为，提升医院科室的满意度，提高服务质量，保障信息安全，避免和减少不良事件的发生，制定本制度。

第二条 本制度所称投诉，主要是指医院各科室或部门有关人员（以下统称投诉人），对医院信息化提供的服务和产品不满意，以来电、来访等方式向信息科或上级部门及领导反映问题，提出意见和要求的行为。

第三条 投诉的接待、处理工作应当贯彻"以服务对象为中心"的理念，遵循合法、公正、及时、便捷的原则。

第二章 投诉受理条件

第四条 投诉人必须是医院工作人员，并在其工作过程中，因自己使用的信息系统及计算机周边设备，正常使用权益受到损害却无法得到有效解决。

第五条　当患者直接与信息科联系提出问题时，须耐心、平和、合理地引导患者与医院信息采集或管理部门反映问题，由医院信息采集或管理部门对患者投诉进行问题分析、判断和处置，如涉及信息科的，由医院信息采集或管理部门向信息科反映或投诉。

第六条　有明确的投诉对象、事实根据和具体要求，对于缺少凭证和情况不明的投诉，工作人员要及时与投诉人沟通，调查了解具体情况，补齐所需材料后方可受理。

第三章　投诉处理

第七条　信息科主任是医院信息化投诉管理总负责人，安全管理小组具体负责信息科投诉管理工作的监督指导。信息科安全管理小组的投诉管理职责如下。

（一）组织、协调、指导关于信息科的所有投诉处理工作。

（二）调查、核实投诉事项，提出处理意见，组织解决问题，及时答复投诉人。

（三）定期汇总、分析投诉信息，提出加强与改进工作的意见或建议。

（四）审核、归档相关投诉文档。

第八条　建立畅通、便捷的投诉渠道，在医院内网中公布投诉方式及相关人员的联系方式。

第九条　投诉处理执行首诉负责制，具体是指无论投诉人通过何种方式投诉，信息科工作人员一旦接到投诉，即为本次投诉事件的接待员，负责记录投诉信息，并及时向安全管理小组反馈信息。如有特殊情况，可向安全管理小组申请其他工作人员为投诉接待员。

第十条　工作人员在接到现场投诉时，应当予以充分重视，认真听取投诉人的诉求，核实相关信息，并及时登记记录。

第十一条　如投诉人非现场投诉，则由工作人员根据相关信息，主动联系投诉人，如实记录投诉人的真实姓名、所在科室等基本信息，重点记录投诉人反映的情况，相应信息填入信息科投诉处理表，并经投诉人签字确认，作为投诉材料。

第十二条　对于投诉事件的接待员能够当场协调处理的，应当尽量当场协调解决。对于无法当场协调处理的，应当及时、主动地向信息科安全管理小组反馈信息，确保准确、及时、有效地传达投诉信息，并由信息科安全管理小组协调解决，做好向投诉人解释沟通的工作，及时反馈解决进度。

第十三条 信息科安全管理小组接到投诉后，应当及时向当事部门、科室和相关人员了解、核实情况，在查清事实、分清责任的基础上提出处理意见，组织解决问题，并反馈给投诉人，当事部门、科室和相关人员应当予以积极配合。

第十四条 投诉接待人员应当耐心、细致地做好解释工作，稳定投诉人情绪，避免矛盾激化。

第十五条 投诉处理时限。

（一）对于能够当场核查处理的，应当及时查明情况，立即处理。

（二）对于情况较复杂，需调查、核实的投诉事项，一般应当于5个工作日内向投诉人反馈相关处理情况或处理意见。

（三）对于涉及多个科室，需组织、协调相关部门共同研究的投诉事项，应当于10个工作日内向投诉人反馈处理情况或处理意见。

第十六条 投诉过程注意沟通方式和技巧。

（一）树立以服务对象为中心的服务理念，提高自身职业道德水平，增强服务意识，全心全意为医院和患者服务，提高服务质量，热情、耐心、细致地做好解释、说明工作，优化服务流程，加强与医院各部门的沟通。

（二）加强沟通技巧的培训，提高沟通能力。在沟通中应将相关信息及时、完整、准确地记录下来，并由投诉人签字确认。

（三）先了解清楚，不得推脱和劝说，及时有效处理好问题。不能因为投诉人态度差就区别对待，将问题抛在一边不处理、不回复。

（四）了解到投诉问题是由于投诉人过错造成的，需使用柔和语气向对方解释，提出解决问题的方案。如果由于自身问题导致投诉的，需对问题进行详细分析和记录，回复投诉人解决问题的时间，态度诚恳，认真致歉，不要含糊不清地推脱责任。

第四章　质量改善管理

第十七条 将投诉管理纳入科室质量安全管理体系，逐步建立投诉信息上报及处理反馈机制。

第十八条　信息科安全管理小组应当定期对投诉情况进行归纳分类和分析研究，发现科室管理的薄弱环节，提出改进意见或建议，督促人员及时整改。

第十九条　定期召开投诉分析会议，分析产生投诉的原因，针对突出问题和典型案例提出改进方案，并加强督促落实。

第五章　监督管理

第二十条　定期统计投诉情况，统计结果应作为年终考核、评优评先、职称评定、委外培训学习等的重要依据。

第二十一条　对于在投诉管理中表现优秀，有效预防安全隐患事件发生的人员，应予以奖励。

第二十二条　未按照本制度规定开展投诉管理工作，以及投诉对象产生负面影响和事故的，将追究相关负责人的责任，并严肃处理。

第二篇

管理机构管理表单

管理机构管理表单如表 2-1 至表 2-25 所示。

表 2-1 交接班记录

交班人员	交班时间	有无交班事项	交班内容
		□无　　□有	
		□无　　□有	
		□无　　□有	
		□无　　□有	

表 2-2 外出报备

姓名			科室	
职务			申请日期	
联系方式				
事由				
地点				
时间	离开时间			
	返回时间			
外出期间工作临时负责人				
信息科主任意见				
分管院领导意见				
院长批示				

表 2-3　工作台记录

接单时间		接单途径	
反映科室		反映人员	
事件内容			
优先级别		解决人员	
协助人员		事件类别	
处理方法			
处理结果		完成时间	
备注说明			

表 2-4　信息化互联网网络申请表

申请信息	申请科室		申请日期	
	申请填报人		联系方式	
	计算机主机名		电脑用途	
终端信息	原 IP 地址		面板编号	
申请类别	□信息查询　　□新增电脑　　□电脑更新　　□访问权限　　□医院路由			
申请原因	□查 IP 地址　　　□IP 丢失　　　□硬件变更 □核对信息　　　□新申请原因：_____ □其他_____			
审批意见	 日期：　　　年　　　月　　　日			
申请处理	申请处理人		申请接收日期	
	处理完成时间		申请处理结果	
	处理反馈方式	□口头通知并验收　　　　□电话通知并验收 □短信通知并验收　　　　□其他_____		
申请验收	验收人员		验收日期	
	验收方式	□现场验收　　　　　　□口头通知并验收 □电话通知并验收　　　□短信通知并验收 □其他_____		
	验收结果	□原申请已解决，验收合格 □原申请未解决，验收不合格 □其他_____		

表 2-5　信息系统开通权限申请表

申请科室		申请日期			
申请人		联系方式			
申请项目	□开通收费权限　　□开通医生站权限 □开通护理站权限 □其他＿＿＿＿＿＿＿＿＿＿＿＿＿＿＿＿＿＿＿＿＿				
系统名称					
权限说明					
申请原因	□新增人员　　□岗位变动　　□变更密码 □职责改变　　□原权限不足　　□忘记密码 □其他＿＿＿＿＿＿＿＿＿＿＿＿＿＿＿＿＿＿＿＿				
使用时效					
申请科室主任 审批意见	签字：　　　　　　　　　　　　日期：　　年　　月　　日				
申请科室主管 部门审批意见	签字：　　　　　　　　　　　　日期：　　年　　月　　日				
人事科主任 审批意见	签字：　　　　　　　　　　　　日期：　　年　　月　　日				
信息科主任 意见	签字：　　　　　　　　　　　　日期：　　年　　月　　日				
实施人		权限取消人		复核人	
赋予时间		取消时间		复核时间	
信息科实施人员填写					
涉及功能模块			权限		

表 2-6 新增或修改检验项目申请表

申请科室		申请时间		
联系人		联系方式		
新增或变更申请理由				
新增或修改检验项目信息				
序号	医嘱名称	检验项目名称	收费项目名称	输入码	单价（元）
1					
2					
3					
4					
申请科室主任 审批意见	签字：		日期： 年 月 日	
检验科 审核意见	签字：		日期： 年 月 日	
医务科 审核意见	签字：		日期： 年 月 日	
收费科 审核意见	签字：		日期： 年 月 日	
信息科主任 审核意见	签字：		日期： 年 月 日	
医疗分管院长 审核意见	签字：		日期： 年 月 日	
信息科分管院长 审核意见	签字：		日期： 年 月 日	
信息科人员		维护时间		
备注				

表 2-7　新增或修改医嘱项目申请表

申请科室		申请时间	
联系人		联系方式	
新增或变更申请理由			

新增或修改医嘱项目信息					
序号	工作站名称	医嘱名称	收费项目名称	输入码	单价（元）
1					
2					
3					
4					

申请科室主任审批意见	签字：　　　　　　　　　　　　　日期：　　年　　月　　日
医务科审核意见	签字：　　　　　　　　　　　　　日期：　　年　　月　　日
收费科审核意见	签字：　　　　　　　　　　　　　日期：　　年　　月　　日
信息科主任审核意见	签字：　　　　　　　　　　　　　日期：　　年　　月　　日
申请科室分管院长审核意见	签字：　　　　　　　　　　　　　日期：　　年　　月　　日
信息科分管院长审核意见	签字：　　　　　　　　　　　　　日期：　　年　　月　　日

信息科人员		维护时间	
备注			

表 2-8　非敏感数据查询记录单

申请日期		时限要求			
查询原因					
查询内容					
申请科室		申请人员			
联系电话					
科室分管院长审批	签字：		日期：	年　　月　　日	
信息科审批	签字：		日期：	年　　月　　日	
信息科分管院长审批	签字：		日期：	年　　月　　日	
院长审批	签字：		日期：	年　　月　　日	
接收人员		查询人员			
查询结果					
申请科室意见					
归档人员					

表 2-9　数据处理记录表

系统名称		申请科室	
申请人		申请时间	
数据唯一标识			
数据处理内容			
处理人		处理时间	
处理方法			
备注			

表 2-10　数据查询反馈单

查询科室		申请人	
查询内容			
反馈时间		反馈人	
查询结果及备注说明			
申请科室接收确认			

表 2-11　信息科沟通记录单

沟通部门		沟通人员	
沟通时间		沟通地点	
沟通目的			
沟通类型			
沟通内容			
沟通结果			
沟通结果跟进			
确认签字			

表 2-12　协同处理记录单

问题提出	人员	签字：		日期：	年	月	日
	问题描述						
	协同方式	□科室 □院外					
问题接收	人员	科室：					
				日期：	年	月	日
		院外：					
				日期：	年	月	日
		其他：					
				日期：	年	月	日
	追溯	该问题第____次提出 相关问题记录单编号：_____					
问题处理	处理人	□信息科人员： □院外 □其他：					
	过程						
	结果	□完成 □转单（相关记录单编号：_____）					
完工验收	验收	处理人员签字：					
				日期：	年	月	日
		提出人员签字：					
				日期：	年	月	日
过程附件：							

表 2-13　会议纪要

会议名称		时间	
地点		主持人	
参会人员			
会议内容			

表 2-14　投诉处理表

投诉编号			
投诉信息	投诉方式	□来电　　　　　　　　□向信息科工作人员当面投诉 □会议　　　　　　　　□向主任投诉 □向院领导投诉　　□其他＿＿＿＿＿＿＿＿＿＿＿＿	
	投诉类型	□匿名　　　　□署名　　　　□举报 □投诉　　　　□不确定	
	问题类型	□问题处理延误　　　□问题无法处理 □问题反映后无响应　　□工作人员态度问题 □其他＿＿＿＿＿＿＿＿＿＿＿＿＿＿＿	
	投诉人信息	姓名：　　　　　　　　日期：　　　年　　月　　日 科室：　　　　　　　　位置：	
	被投诉人信息	姓名：	
	投诉内容		
	投诉证据	□有　　　　　　　　□无 证据提供人签名：　　　　　　　经办人签名：	
现况调查分析	现况： 原因： 建议： 　　　　签名：　　　　日期：　　　年　　月　　日		
投诉处理	方法： 结果： 　　　　签名：　　　　日期：　　　年　　月　　日		
投诉科室反馈信息	签名：　　　　日期：　　　年　　月　　日		
信息科科室意见	签名：　　　　日期：　　　年　　月　　日		

表 2-15　机房安全记录单

检查人员		
检查时间		
检查方式	□值班　□定期　□医院　□上级　□其他＿＿＿＿＿	

检查项目	空调运行情况及室内温度					
	电力系统（配电柜、UPS、防雷模块、防静电设施）运行情况					
	温感烟感系统运行情况					
	门禁系统运行情况					
	门窗是否锁好					
	监控系统运行情况					
	监控系统报警情况					
	设备指示灯工作情况					
	室内气味					
	备注说明					

表 2-16　信息机房空调巡检记录单

状态			空调温度	巡检时间	巡检签字	备注说明
开启	关闭	异常				
开启	关闭	异常				
开启	关闭	异常				
开启	关闭	异常				
开启	关闭	异常				
开启	关闭	异常				
开启	关闭	异常				

表 2-17　服务器检查记录单

服务器名称				
检查人员		检查时间		
检查方式	□值班　□定期　□医院　□上级　□安装 □其他_____			

检查项目	CPU 与内存使用情况	
	系统补丁及日志	
	磁盘空间情况	
	双机软件工作状态	
	操作系统运行情况	
	数据库服务及进程工作状态	
	数据备份情况、位置、大小	
	时间同步情况	
	杀毒软件工作情况及日志	
	网络连接和 IP 地址情况	
	与其他相关设备连接情况	
	设备指示灯工作情况	
	文档情况	
	备注说明	

表 2-18　网络设备检查表

交换机名称		交换机编号	
检查人员		检查时间	
检查方式	□定期　□医院　□上级　□安装　□其他_____		

检查项目	CPU 与内存使用情况	
	线路连接情况	□变动　□新增　□去除　□脱落　□正常 □其他_____
	线路标识	□有　□无　□不全　□脱落　□其他_____
	设备日志	□报警　□正常　□环路　□端口开启　□端口关闭 □非法入侵 □时断时续　□其他_____
	Vlan 情况	□新增　□删除　□变更 □其他_____
	TRUNK 情况	□新增　□删除　□变更 □其他_____
	环路检测情况	□新增　□删除　□变更 □其他_____
	路由情况	□新增　□删除　□变更 □其他_____
	其他配置情况	□新增　□删除　□变更 □其他_____
	用户名和密码	
	设备配置备份情况	
	设备指示灯工作情况	
	容灾恢复情况	
	备注说明	

表 2-19　数据备份检查记录表

主机名		检查日期			检查人员	
检查方式		□值班　□定期　□医院　□上级　□安装　□其他_____				
数据库名	文件大小	持续时间	本地备份	异地备份	数据还原	数据归档
			□正常 □异常 □其他	□正常 □异常 □其他	□正常 □异常 □其他	□正常 □异常 □其他
			□正常 □异常 □其他	□正常 □异常 □其他	□正常 □异常 □其他	□正常 □异常 □其他
			□正常 □异常 □其他	□正常 □异常 □其他	□正常 □异常 □其他	□正常 □异常 □其他

表 2-20　终端检查表

终端编号		主机名称	
检查人员		检查时间	
检查方式		□定期　□医院　□上级　□安装　□其他_____	
检查项目			
保持计算机及周边环境整洁			
按照正常程序开关计算机主机、显示器、打印机及其他外接设备，并切断电源			
经审核接入网络			
未使用U盘、移动硬盘等设备			
未自行增配、拆卸、调换任何设备			
未拔插和移动网络传输插头及网线			
外来人员禁止使用医院计算机			
未在医院计算机上玩游戏，观看与工作无关的电子书籍、VCD，上网聊天及做其他与工作无关的事情			
未私自下载、安装任何软件			

续表

检查项目	
未卸载信息科统一安装的反病毒、内网安全管理软件等	
未安装或使用来源不明的软件和程序（飞秋或远程控制软件等）	
未拷贝、更改、删除计算机上的系统配置文件或程序	
未随意开启来历不明的电子邮件或电子邮件附件	
未修改计算机系统参数等信息	
定期变更医生工作站或其他程序密码，未设置弱密码	
未窃取、编造、篡改、删除系统数据信息	
未利用系统和网络进行违法违规操作	
未进行不明的或不熟悉的计算机操作步骤	
定期系统完整备份	
进行时间同步	

表 2-21　终端网络检查表

终端编号		终端名称	
检查人员		检查时间	
检查方式	□定期　□医院　□上级　□安装　□其他_____		
检查项目			
私接网络			
内外网互联			
电源异常			
网线杂乱			
标识脱落和未填			
私接无线			
连接 HUB			
备注说明			

表 2-22　终端系统安装检查表

终端编号		主机名称	
检查人员		检查时间	
检查方式	□定期　□医院　□上级　□安装　□其他_____		
检查项目			
使用速度		□正常	□异常
打印功能正常		□正常	□异常
程序正常使用		□正常	□异常
操作系统、主机名、报修编号、网络连接设备完整		□正常	□异常
办公软件全部安装齐全并可正常使用		□正常	□异常
程序环境全部安装齐全并可正常使用		□正常	□异常
IP、MAC 绑定和资产登记已完成		□正常	□异常

表 2-23　HIS 系统检查表

检查人员		检查日期	
已缴费，但处方丢失		总数： 单据编号：	
已缴费，但缴费票据丢失		总数： 单据编号：	
已缴费，但缴费票据打印失败		总数： 单据编号：	
已缴费，但缴费票据信息打印不全		总数： 单据编号：	
重号		总数： 单据编号：	
无法结账	单边账	总数： 单据编号：	
	总账无法结	总数： 单据编号：	
	收费点账务未结	总数： 单据编号：	
	收费点账务为负	总数： 单据编号：	
	数据问题	总数： 单据编号：	
排班问题		总数： 单据编号：	
锁表情况		总数： 单据编号：	

表 2-24 医院信息系统时间同步记录表

操作时间			操作人	
时间更新	服务器原时间			
	服务器更新后时间			
是否同步				
HIS 服务器	□是 □否	CIS 服务器		□是 □否
LIS 服务器	□是 □否	PACS 服务器		□是 □否
杀毒软件服务器	□是 □否	集成平台服务器		□是 □否
院感服务器	□是 □否	手术麻醉服务器		□是 □否

表 2-25 信息化场所卫生检查表

检查区域		检查人		检查日期	
检查方式	□值班 □定期 □医院 □科室 □其他_____				
检查项目	卫生标准			检查情况	
垃圾桶	及时清理，不得堆满外漏				
桌面	保持干净整洁，无污渍，无杂物垃圾				
洗手台	保持干净整洁，台面无水迹，无污渍，无杂物垃圾				
柜子	关闭柜门，清洁				
信息化设备	无灰尘，无污渍				

第三篇

管理机构管理流程

管理机构管理流程如图 2-1 至图 2-6 所示。

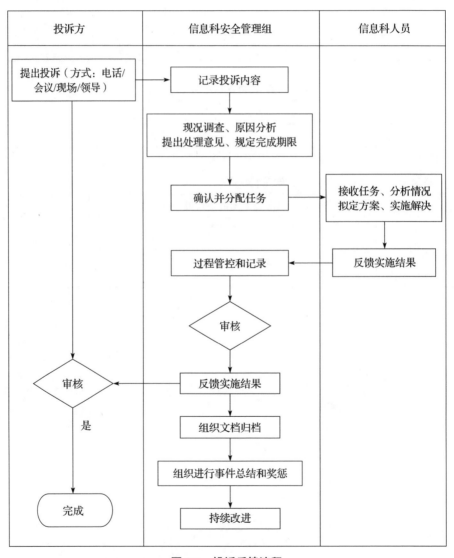

图 2-1 投诉反馈流程

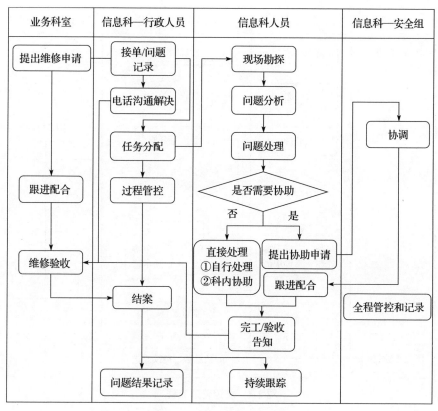

图 2-2　问题处理工作流程

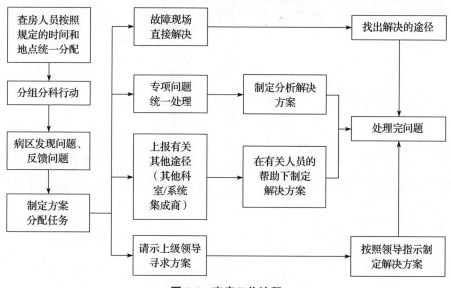

图 2-3　查房工作流程

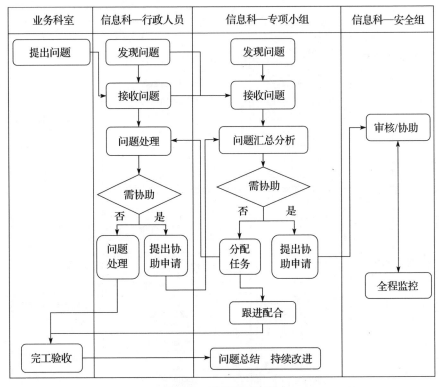

图 2-4　质控管理流程

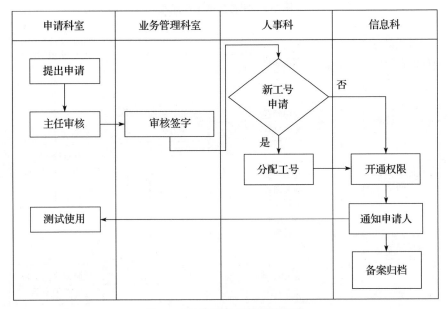

图 2-5　信息系统权限开通流程

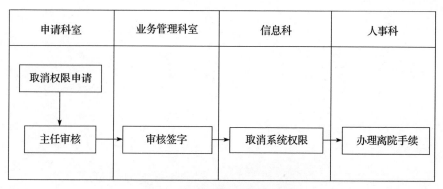

图 2-6　信息系统权限取消流程

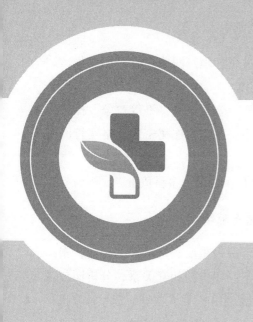

第三部分

人员管理

第一篇

人员管理制度

医院信息化人员录用管理制度

第一章 总则

第一条 为规范医院信息化人员招聘录用管理，明确招聘录用流程，达到信息化人力资源合理配置要求，制定本制度。

第二条 人员招聘录用遵循公开、公平、公正原则，平等竞争，择优录取。严格执行招聘工作程序，严肃工作纪律，严守工作秘密，严格实行回避制度。

第三条 医院信息化人员招聘、录用工作由医院人事科负责。

第二章 人力资源需求申请

第四条 信息科作为医院信息化人力资源最重要、最核心的部门，根据信息化发展、实际工作需要、权责分工和不同职位的相互关系，分析岗位现状，论证人员招聘录用的必要性，明确任职条件和需要人数等，选择计算机科学与技术、网络工程、软件工程、病案、统计、管理相关专业人员，制订本科室人力资源计划。

第五条 信息科根据人力资源计划，填写人员需求申请表，根据不同岗位要求，对性别、年龄、教育程度、相关工作年限、专业知识、技能及其他条件做出明确说明，并注明招聘方式，由分管院长审核后向人事科提出申请。

第六条 人事科汇总科室人力资源计划，接收人员需求申请表，论证起草招聘方式、报名方式和报名人数与计划招聘人数的比例，提交院党委会审议核准。

第七条 每年11月份开始制订明年人力资源计划，如因医院决策有重大调整或重大形势变化，经院领导同意后在需要时修订。

第八条 人员招聘的前提。

（一）原有人员辞退、离职或异动，需补缺。

（二）工作业务量扩大，现有人力不能满足工作需求，需扩招。

第九条 人员招聘根据院党委会决议开展招聘安排，人员招聘人数一般不得超出批准的人力资源计划要求，如确须超出原计划招聘的，应先经医院党委会重新审批同意后按规定修订人力资源计划。

第三章 人力资源需求招聘

第十条 人事科按医院党委会批准的人力资源计划组织招聘，如到需求时间未招到合适人员，人事科应向需求部门说明原因，并与需求部门沟通，确认再次招聘预计时间和需求条件。

第十一条 不得招聘的主要情形。

（一）因犯罪受过刑事处罚的、被开除中国共产党党籍和公职的，在立案审查期间或未解除党纪、政纪处分的人员。

（二）各级公务员招考和事业单位招聘中被认定有舞弊等严重违反考录、招聘纪律行为的人员，隐瞒、伪造、冒用个人证件、履历的人员。

（三）被依法列为失信联合惩戒对象，法律、法规规定不符合本次公开招聘要求的人员。

（四）患有精神性、传染性及其他有可能影响正常工作、危害公众健康疾病的人员。

（五）试用期、在职和未办理完离职手续的公务员、事业单位工作人员及其他人员。

（六）有服务年限规定且服务期未满的人员。

（七）现役军人、在读学生和会构成回避关系的岗位人员。

（八）被医院辞退、开除或自动离职的原医院员工不得再行聘用。

第十二条 招聘种类有公开招聘、人才引进、内部调岗。

第十三条 招聘报名。

（一）人事科确认报名时间、报名审核时间、领取准考证的时间和相应地点，并在医院微信公众号、省卫健委和省人社厅官方网站、医院官方网站公示不少于 30 日。

（二）报考人员只能报考一个岗位，所学专业必须与所报岗位要求的专业一致，必须使用同一有效居民身份证进行报名和参加考试。

（三）报名时报考人员提交的报名信息应当真实、准确、完整。提供虚假报名信息的，一经查实，立即取消报考资格。对伪造、编造有关证件、材料、信息骗取考试资格的，将按事业单位公开招聘违纪违规处理规定予以严肃处理。凡因信息填报有误、不全等导致未通过资格审查的，后果由报名者自负。

（四）报名人数达不到该比例的招聘岗位，相应核减岗位，如减少到一个仍达不到比例要求，取消该岗位考试，并发布公告，同时告知被取消岗位的报名人员。

第十四条 对应聘人员进行资格审核。

（一）应聘人员需在现场确认审核时间内携带所需材料到医院进行现场确认和资格审核。

（二）辞退、现役、试（聘）用期、服务（服役）期、各类从业（职业、执业）资格证书等的截止时间，除岗位有明确要求外，均为公告发布之日。

（三）审核应聘所需材料：本人填写打印并签字的《个人诚信承诺书》一份、《招聘工作人员报名表》两份、一寸红底免冠彩照4张及同版电子照和电子版的人员信息采集表，电子照要求为JPG格式，大小为15K～45K，以"岗位—姓名—身份证号"的格式命名。

（四）应聘人员应提供毕业证、学位证、身份证、从业（职业、执业）资格证书、社保缴费证明等相关证件的原件及复印件，以及要求的其他材料，未领取毕业证和学位证的应届毕业生可提供毕业院校出具的学历、学位、所学专业证明。

（五）应届毕业生为当年高校应届毕业生（不含委培、定向生）。公告发布之日前两年内国家统一招生的普通高校毕业生未落实工作单位，其户口、档案、组织关系仍保留在原毕业学校，或保留在各级毕业生就业主管部门、各级人才交流服务机构和各级公共就业服务机构的毕业生视同为当年高校应届毕业生。

（六）在符合专业等其他条件的前提下，技工院校预备技师（技师）班毕业生可报名应聘学历要求为大学本科的岗位。

（七）毕业生未落实工作单位，报考应届毕业生岗位的，需提供档案存放证明和《个人未落实工作单位承诺书》。

（八）留学人员应提供教育部中国留学服务中心出具的国（境）外学历、学位认证书。

（九）应聘人员毕业院校按照一级学科发放毕业证的，还需提供学校出具的专业证明及在校成绩单原件及复印件。专业要求中有方向要求的，需提供学校研究生管理部门出具的证明。

（十）证件（证明）不全、所提供的证件（证明）与所报岗位资格条件不符及主要信息不实，影响资格审核的，取消该应聘人员参加笔试的资格。考生未按规定时间、地点参加现场确认、资格审核的，视为自动放弃。

（十一）资格审查合格的应聘人员，在规定时间到医院人事科领取准考证，逾期未领取的，视为自动放弃。

（十二）应聘人员应认真阅读准考证相关内容及注意事项，提前做好考试准备，并妥善保管好自己的准考证，以备笔试及本次招聘其他环节使用。

第十五条 人才引进、博士研究生岗位、内部调岗采用直接考核的方式进行。考核组成员由抽取的专家组成，考核内容包括学术汇报（主要有个人介绍、学习经历、科研成果等）和综合素质测试两部分。考核成绩即为总成绩，采用百分制，最低合格线为70分。直接考核将全程录音录像，考核结束后当日将考核成绩和排名顺序在医院微信公众号、省卫健委和省人社厅官网、医院院内办公系统公示。

第十六条 公开招聘考试分为笔试和面试，采取百分制形式。综合成绩＝笔试成绩×60%＋面试成绩×40%，最低合格线为60分。面试没有形成竞争的岗位，即参加面试人数少于或等于招聘计划数的岗位，综合成绩最低合格分数线为65分。

第十七条 笔试成绩、面试成绩和综合成绩保留两位小数，尾数四舍五入。若同岗位有两名以上应聘人员综合成绩相同时，原则上按笔试成绩由高分到低分的顺序，确定体检考察人选。如笔试成绩仍相同，加试一场面试，应聘人员的成绩名次按面试加试成绩排列。

（一）应聘人员按照准考证上确定的时间、地点参加笔试。笔试内容主要测评应聘者适应岗位要求的专业知识水平和业务素质，考试内容不指定统一教材。考试结束一周后，考生登录医院微信公众号和官网、省卫健委和省人社厅官网进行笔试成绩查询。

（二）面试工作在省卫健委和省人社厅的监督指导下由医院组织实施，参加面试人员名单及面试的时间、地点、形式等在医院微信公众号和官网、省卫健委和省人社厅官网公布。

（三）根据招聘岗位数比例，按照笔试成绩从高分到低分确定面试人选。确定参加面试人员名单在医院微信公众号和官网、省卫健委和省人社厅官网公示，公示期不少于 5 天。人数未达比例的按实有人数确定，若最后两名面试人员成绩相同则并列进入面试。

（四）考生未在规定时间内领取面试通知书或经书面确认自动放弃者，取消面试资格，该岗位可按照笔试成绩由高到低依次递补，递补只进行一次。考生未在规定时间、地点参加面试的，取消面试资格，该岗位不再递补。

（五）面试工作将全程录音录像，面试结束后当日，将面试成绩和面试人员的笔试成绩、综合成绩和岗位排名顺序在医院微信公众号和官网、省卫健委和省人社厅官网公示。

第四章　人员录用

第十八条　根据考试总成绩从高分到低分的顺序，按招聘人数比例计划，确定体检与考察人选，体检与考察由医院组织实施。医院做好事前准备和保密工作，体检有关事宜在医院微信公众号和官网、省卫健委和省人社厅官网通知，体检费用由应聘人员自理。

第十九条　体检标准及项目可参照《公务员录用体检通用标准（试行）》执行，统一安排在具有体检资质的三级甲等医院进行。应聘人员对体检结果有异议的，可在接到体检结论通知起 3 个工作日内书面提出复检申请，经医院同意后，医院在 10 个工作日内组织应聘人员在同一级别的另一家医院复检，复检只进行一次，体检结果以复检结果为准。

第二十条　医院、参加体检的应聘人员及家属对复检结果仍有疑义的，由承担复检的医疗机构组织相关专家进行会诊，做出最终结论。对因怀孕不能全部完成体检项目的，按国家相关政策执行。不按时参加体检者，视同放弃资格。

第二十一条　人事科对应聘人员的政治思想、道德品质、遵纪守法、自律意识、能力素质、工作态度、学习及工作表现、学历、身份背景及需要回避的情况等进行考察调查。不按规定参加考察者，视同放弃资格。

第二十二条　对录用人员的基本要求。

（一）具有中华人民共和国国籍。

（二）遵守中华人民共和国宪法和法律。

（三）思想品德好，认同医院的文化，服从医院的工作安排，能够自觉遵守医院的规章制度、自觉维护医院的权益和形象，愿意为人民服务。

（四）具备正常履行职责的年龄条件、身体条件和心理条件。

（五）具有岗位所需的学历学位、专业和技能要求，并通过考试或考核合格。

（六）具备报考岗位所要求的其他资格条件。

第二十三条　自动放弃聘用资格、体检或考察不合格的不得聘用，由此形成的岗位空缺，按综合成绩顺次递补。

第二十四条　人事科根据笔试、面试、体检和考察结果，确定拟聘用人员名单，报医院党委会。根据批复决议，通知录用人员报到有关事宜。在医院微信公众号和官网、省卫健委和省人社厅官网公示7个工作日，公示期满无异议的，按规定程序办理聘用备案手续。

第二十五条　事业单位法人代表与聘用人员签订聘用合同，人事科为聘用人员办理聘用手续，签订保密协议及其他方面条款，并保存所有与聘用人员签署的保密协议，保密协议至少包括保密范围、保密责任、违约责任、协议的有效期限和责任人的签字等内容。聘用人员实行试用期制度，试用期不合格的，解除聘用关系。

第五章　试用期

第二十六条　信息科对新入职的信息化人员进行入职培训，加强信息安全规章制度的教育培训，将制度掌握及执行情况纳入试用期考核。

第二十七条　信息科对新入职的信息化人员所具有的技术技能进行考核，保存人员考核记录，详细记录考核内容和考核结果等。

第二十八条　对从内部调岗中选拔从事关键岗位的人员，签署岗位保密协议，保存所有与从事关键岗位人员签署的岗位保密协议。

第六章　监督咨询

第二十九条　医院纪检部门全程参与人力资源招聘过程，对公开招聘中出现的违规违纪行为，按《事业单位公开招聘违纪违规行为处理规定》（人社部35号令）处理。

第三十条　在医院微信公众号和官网、省卫健委和省人社厅官网公示监督举报电话，不指定考试辅导用书，不举办也不委托任何机构或个人举办考试辅导培训班。

第三十一条 招聘政策咨询和报考等方面的问题，可查询医院微信公众号和官网、省卫健委和省人社厅官网，同时设立和公示咨询电话，咨询电话开通时间为招聘期间工作日的工作时间。来电咨询内容由医院人事科负责答复。

医院信息化工作人员考核管理制度

第一章 总则

第一条 为加强医院信息化工作人员的管理，根据省委组织部、省人社厅《关于印发〈事业单位工作人员岗位绩效考核暂行办法〉的通知》文件精神，结合医院实际情况，制定本制度。

第二条 考核目的是正确评价医院信息化工作人员的德才表现和工作业绩，保证医院信息化人力资源管理的科学化和规范化。

第三条 考核坚持民主公开、客观公正、群众公认、注重业绩、全面准确的原则，采取领导与群众相结合、平时与定期相结合的办法进行。

第四条 以科室为考核单元，结合医院岗位设置各相关岗位标准，对科室在编工作人员与聘用制人员进行考核。考核结果分为优秀、合格、基本合格、不合格4个等次，考核确定为优秀等次的人数不超过科室人员总数的15%（四舍五入）。

第二章 考核内容

第五条 以岗位职责为依据，考核内容包括德、能、勤、绩、廉五个方面，重点考核工作效绩。

第六条 德方面主要考核遵纪守法情况，以及在政治品德、职业道德、社会公德、家庭美德、个人品德等方面的表现。

第七条 能方面主要考核履行岗位职责能力、业务水平及管理水平、业务技术的提高、知识更新等情况。

第八条　勤方面主要考核公益服务意识、工作责任心、勤奋敬业精神和工作态度等方面的情况。

第九条　绩方面主要考核履行岗位职责情况，完成工作任务的数量、质量、效率和取得的成果，以及所产生的社会效益、经济效益和服务对象的满意度。

第十条　廉方面主要考核廉洁从业方面的表现。

第三章　考核标准

第十一条　优秀的标准是拥护党和国家的路线、方针、政策，模范遵守法律、法规及各项规章制度和职业道德，工作责任心强、勤奋敬业，专业技术能力强或提高快，工作有创新，在科研、专业技术业务工作、新技术推广应用中成绩突出。

第十二条　合格的标准是拥护党和国家的路线、方针、政策，自觉遵守法律、法规及各项规章制度和职业道德，工作负责、业务熟练，专业技术能力较强或提高较快，能够履行岗位职责、完成工作任务，无责任事故。

第十三条　基本合格的标准是拥护党和国家的路线、方针、政策，能够遵守法律、法规及各项规章制度和职业道德，工作负责、业务较熟练，能够提高专业技术能力，基本能够履行岗位职责、完成工作任务，无责任事故或重大失误。

第十四条　不合格的标准是政治、业务素质较低，组织纪律性较差，难以适应工作要求，或工作责任心不强，履行岗位职责差、不能完成工作任务，在工作中造成严重失误或责任事故。

第四章　考核方法和程序

第十五条　以科室为基本考核单元，科室主任负责制，由科室主任、副主任、支部书记和岗位组长人员组成考核小组。

第十六条　被考核人根据岗位职责进行总结，并在本科室进行述职，科室主任参与医院考核委员会的考核。

第十七条　考核小组通过广泛征求临床科室和本科室其他人的意见，结合平时表现对考核人员做出准确而公正的评价。

第十八条　考核小组要召开集体会议，对本科室考核结果进行审核，按规定时间交人事科，医院考核委员会对科室考核的意见进行研究，得出最后结论。

第十九条 由人事科通过科室将最后结论通知本人，同时对拟确定为优秀等次的工作人员在医院内网公示，公示期为5个工作日。对拟确定为基本合格、不合格等次的工作人员进行组织谈话。

第二十条 被考核人对考核结论如有异议，可在公示之日起一周内向医院考核委员会办公室提出复核意见，经考核委员会复议后再通知本人。

第二十一条 有下列情况之一者，不能评为优秀。

（一）发生安全事故（经医院网络安全和信息化工作领导小组研究鉴定属于个人责任的）。

（二）曾在院行政会上被点名批评过的。

（三）无故未完成科室工作任务者。

（四）无故未参与继续教育者。

（五）出勤率达不到90%者。

第二十二条 有下列情况之一者为不合格。

（一）无故不参加院内、科室组织的政治、业务学习者。

（二）违反省卫健委、医院文件要求并受处罚者。

（三）无故迟到、早退3次以上，或出现旷工1天以上，或无正当理由离院逾期不归者。

（四）受到医院行政纪律处分、治安处罚或由于各种原因给医院造成不良社会影响者。

（五）不服从科室工作分配者。

（六）经医院网络安全和信息化工作领导小组鉴定存在个人责任导致发生1～3级信息安全事件者。

（七）无正当理由不能完成医院、科室指令性任务者。

（八）负责处置的同一问题连续两个月，每月复现达3次以上者。

（九）无正当理由延期完成工作任务3次以上者或延期完成工作任务月平均3次以上者。

（十）违反医院、科室规章制度5次以上者。

（十一）泄漏、篡改医院信息或数据信息者。

（十二）由于个人原因，造成临床、患者投诉，一年内达到3次者。

第二十三条　几类特殊人员的考核。

（一）新进人员在本单位工作不足 1 年（含试用期），考核等次不得确定为优秀等次。

（二）学习培训及执行其他任务的工作人员，由科室进行考核，主要根据学习培训表现和执行其他任务的表现确定等次，有关情况由其学习培训和执行其他任务的所在科室或单位提供。

（三）病假（因工负伤除外）、事假、非单位派出外出学习累计超过半年的工作人员，考核等次不得确定为优秀等次。

（四）受到警告处分的，在做出处分决定的期间，考核不能确定为优秀等次。受到记过处分的，在受处分期间，考核不能确定为合格及以上等次。受到降低岗位等级或撤职处分的，在受处分期间，考核不得确定为基本合格及以上等次。

（五）涉嫌违法、违纪被立案调查尚未做出结论的，参加考核，不写评语、不定等次。结案后未给予处分或者给予警告处分的，按照规定补写评语、补定等次。

（六）对无正当理由不参加考核的工作人员，经教育后仍拒绝参加的，其考核结果直接确定为不合格等次。

第二十四条　工作人员考核结果作为其发放绩效工资、续聘、解聘、奖励、晋升、培训、调整岗位的主要依据。

第五章　绩效考核

第二十五条　绩效以保障医院战略达成为出发点，按照医院信息化战略发展建设阶段和项目重点，动态调整绩效权重，参考绩效考核表进行定量、定性评分管理，也可采取记录科室日志、科室公示等柔性管理。

第二十六条　以创新发展、解决实际问题为目标，真抓实干地开展课题研究、学术交流、新技术演练，重点关注多学科间的知识培训、共享和管理。

第二十七条　绩效分值至 90 分及以上为优秀，75 分～ 90 分以下为合格，60 分～ 75 分以下为基本合格，60 分以下为不合格。

第二十八条　将科室工作人员行政奖金的 10% 作为绩效考核，按照按劳分配、多劳多得的原则进行绩效分配。将科室安全和工作目标的完成情况，作为对科室考核小组绩效考核和奖金分配的依据。科室考核小组对组内成员进行绩效考核和绩效奖金分配。

第二十九条　绩效分配出现争议时，可申请科室考核小组、党支部、院领导会仲裁。绩效考核表如 3-1 所示。

表 3-1　绩效考核表

考核指标	参考分值	考核方法
1. 思想（德、勤、廉）	30	
1.1 党务、院规、科室纪律、落实情况	15	根据客观实际评分
1.2 服从科室工作及投诉情况	15	根据客观实际评分
2. 建设发展（绩）	40	
2.1 承担项目建设	10	每个项目得分＝（计划天数÷实际天数）×项目分值
2.2 达成度及满意度	20	完成情况及项目干系人的满意度
2.3 质量安全	10	不良事件、进度、质量、安全等维度下实际完成项目情况的得分
3. 工作效率（能）	20	
3.1 工作任务	10	非项目外的常规工作、突发任务、互帮工作、联合任务、指令任务等项目分值
3.2 工作完成率	10	当月每项工作的完成度除以问题重复出现次数之和的比率，并记录处理时长
4. 学科建设（能）	10	
4.1 科研、论文	加 5	按科研、论文等级别实行加分制
4.2 继续教育	加 5	按对实际工作符合程度及取得资格证书等级实行实际加分制
4.3 院内培训	5	对院内、科内培训、学习的授课情况、参与度、听课纪律等情况进行客观评分
4.4 考试实践	5	根据实际工作中运用情况和培训考试情况客观评分
5. 专业技术（绩）		
5.1 新技术新项目	加 5	经医院、科室审定，根据开展的新技术、新项目及完成情况客观加分
5.2 疑难问题处理	加 5	根据科室审定的疑难问题处理情况客观加分

第三十条　持续更新和完善绩效扣分细则，包括但不限于以下内容，形成医院信息化不良事件数据库。

（一）未按规定进行巡查、记录、维护和处理问题的，发生一次对考核指标 1.1 项、1.2 项、2.3 项和 3.1 项扣 1 分。

（二）工作期间脱岗、离岗、睡岗、做与工作无关的事情，本年度第一次分别对考核指标 1.1 项和 2.3 项扣 2 分，第二次分别对考核指标 1.1 项、1.2 项和 2.3 项扣 4 分，第三次及三次以上扣除考核指标 1.1 项、1.2 项和 2.3 项的所有分值。

（三）擅自对信息资产进行拆卸、转移、复制、删除或带离医院的情况，违规操作或制造病毒导致系统中毒或数据丢失的情况，扣除考核指标 1.1 项、1.2 项、2.2 项和 2.3 项的所有分值，并向医院行政会及医院网络安全和信息化工作领导小组通报。

医院信息化工作人员离岗离职管理制度

第一章　总则

第一条　为规范医院信息化人员离岗离职的管理，保证医院信息化安全，防止医院信息数据失密、泄密事件发生，制定本制度。

第二条　离岗离职人员包括岗位轮转、岗位调离、被解雇、退休、辞职或因其他原因离开原本职岗位的人员。

第三条　访问权限是指物理访问权限、网络设备访问权限、操作系统访问权限、数据库访问权限、应用系统访问权限和用户终端访问权限等。

第二章　办理流程

第四条　工作人员离岗离职时，科室应及时终止和调整其访问权限，离岗离职人员应将所发工作证件、钥匙、工作相关的资料文档及医院提供的软硬件设备等退还至所在科室。

第五条　医院信息化工作人员离岗离职时，按照人事部门和本科室的安排，与指定同事进行工作移交，所有移交工作有详细的书面记录，确保资料移交全面，指导工作交接同事可以顺利开展工作。

第六条　医院信息化工作人员内部调动至其他岗位时，在接到岗位调动通知后，应在规定的日期内办理好工作、物资和电子文档等移交手续，待移交双方确认签字后，才能前往新岗位报到。

第七条　无论工作人员因何种原因离岗离职之后，仍对其在任职期间接触、知悉的属于医院或者向医院承诺负有保密义务的秘密信息，承担如同任职期间一样的保密义务和不擅自使用的义务，直至该秘密信息成为公开信息。

第八条　医院信息化工作人员离职后应严格执行劳动合同所约定的保密条款，关键岗位人员离职时，需完成签订离职保密协议后方可离开，医院统一保存离岗离职人员签署的保密承诺书。

第三章　物资和信息移交

第九条　工作人员离岗离职时，应该把存放和使用的信息资料全部交给下一任工作人员，包括但不限于以下内容。

（一）医院信息化相关的信息系统、信息化设备、硬件设施等的用户名和密码口令。

（二）医院信息化相关的文档，如路由器、交换机和服务器参数、网络拓扑图、网络布线图、IP 地址分配等网络资料。

（三）医院信息化相关的配置信息，如业务系统参数设置。

（四）医院信息化相关的培训资料，如产品说明书等资料。

（五）有关网络建设与信息化建设的各种合同、制度，如上级部门的各种批文、网络管理，以及配备的各种规则、条例等。

第十条　离岗离职人员因职务上的需要，所持有或保管的一切记录着医院信息的文件、资料、图表、笔记、报告、信件、传真、存储介质、仪器及其他任何形式的载体，无论这些信息有无商业价值，均归医院所有。

第十一条　离岗离职人员应在离岗离职时返还全部属于医院的财物，包括记载着医院信息的一切载体。若记录着信息的载体是由离岗离职人员自备的，则视为离岗离职人员已同意将这些载体物的所有权转让给医院。医院应当在离岗离职人员返还这些载体时，给予离岗离职人员相当于载体本身价值的经济补偿。如果信息可以从载体上消除或复制出来时，可以由信息科将信息复制到本单位享有所有权的其他载体上，并把原载体彻底格式化三遍，此种情况下离岗离职人员无须将载体返还，医院也无须给予离岗离职人员经济补偿。

第十二条　工作人员离岗离职时，应将工作时使用的电脑、U盘等其他一切存储设备中与工作相关或与医院有关的信息、文件等内容交接给本科室，不得在离岗离职后以任何形式带走相关信息。

医院信息化安全意识教育和培训管理制度

第一章　总则

第一条　适应信息化发展的速度，了解医疗信息的最新动态，全面掌握计算机专业知识、信息安全基本知识和技能，提高个人的综合能力，更好地服务临床，促进医院信息化的发展。同时为让医院人员知晓医院信息的敏感性和信息安全的重要性，培养安全意识，认识自身的责任和义务，制定本制度。

第二条　安全教育包括医院信息化的网络安全、信息安全、系统安全、设备安全、环境安全、人员生命安全、消防安全、保密安全等。

第三条　教育培训可采用早晚交班会、专题教育培训、安全会议、远程教育培训、简报文档、教育培训视频、交流研讨等形式。

第二章　教育培训计划整体要求

第四条　信息科负责医院信息化安全意识教育和培训工作，每年年底对医院各科室次年安全教育培训需求进行征询，根据医疗信息化发展方向、年度工作计划和医院各科室人员教育培训需求，制订安全教育培训计划。可针对不同岗位制订不同的教育培训计划，明确教育培训方式、教育培训对象、教育培训内容、教育培训时间和地点等方面的内容。

第五条　新系统、新设备、新技术、新产品在使用前，医院使用科室和管理科室要参加安全操作规程和注意事项培训，对相关岗位和有关人员进行安全教育。

第六条　如出现产假、病假、学习、借调、待岗等脱离操作岗位六个月以上的情况，操作者重返岗位前要进行岗位复工教育培训。

第七条　医院人员出现工作岗位调动时，需经过岗位培训和安全教育后方可从事新的工作。

第八条 参加服务器、网络、数据库、后台操作等核心工作的人员，在生产环境下工作之前，需参加有针对性的培训学习和安全教育。

第九条 对允许进入医院信息化场所的外来访问人员进行安全教育。

第十条 信息科人员每年必须参加不少于 20 个课时的专业培训，完成学习计划安排，积极主动地参加业务学习活动。

第十一条 鼓励开展医疗信息化科研项目、发表论文和继续教育，有选择地参加行业和权威部门举办的专业培训，鼓励参加其他业务交流和学习培训。

第十二条 根据实际情况外请专家，举办讲座和研讨会，支持、鼓励科室人员结合业务工作，通过学习班、网络、书籍材料等进行自学。

第三章　教育培训内容

第十三条 定期组织人员进行信息安全制度规范教育培训，认真学习国家、行业、医院信息化相关建设标准、制度文件、规定要求和操作规范等，持续关注安全风险信息，提高理论水平，提高实际操作防范能力。

第十四条 开展医院信息化技能培训、操作演练和考试评估，包括信息化项目工程的实施、对重大风险的识别、安全设施和工具的使用，以及个人防护、应急器材、消防器材的性能识别和操作方法，安全生产实施细则、安全技术操作规程和项目应急预案的理解熟悉等。

第十五条 持续对服务器、网络、数据库、终端维护及其他计算机专业知识和经验进行继续教育，如技术控制措施、典型的事故案例及经验教训等，并对与医院信息化相关的医疗、管理、统计等专业知识进行理论和实践教育。

第十六条 对影响医院信息化安全的关键环节和容易疏忽、出错的问题，定期总结、讨论，进行安全教育培训。

第四章　教育培训周期

第十七条 对全院员工进行信息安全基础知识、岗位操作规程、信息安全等级保护政策法规、信息安全等级保护技术知识的培训，每年至少一次。

第十八条 对信息科人员进行服务器、网络、终端知识培训，每年两次，第一、三季度各完成一次。

第十九条　对信息科人员进行数据治理、数据分析培训，每年两次，第二、四季度各完成一次。

第二十条　对信息科人员进行其他计算机专业和医院信息化相关专业知识培训，每年四次，每个季度各完成一次。

第二十一条　对全院人员进行业务知识培训，每年四次，每个季度各完成一次。

第二十二条　对全院人员分类进行院外培训，每年两次，随机安排时间。

第二十三条　根据新政策、新标准的颁布，随时开展科室人员适时培训。

第二十四条　根据医院人员进院时间，随时进行岗前培训。

第二十五条　对全院员工进行专题培训，每年两次，第二、四季度各完成一次。

第二十六条　对医院科室进行日常操作、业务培训，每科室每年 3 ～ 4 次，随机安排时间。

第五章　教育培训过程管理

第二十七条　教育培训组织人员要求。

（一）要提前确定会议的时间、人员、地点，并及时通知相关人员，做好相关准备工作。

（二）培训开始前，要组织参训人员入座，维持会场秩序，组织签到。

（三）培训过程中，要拍摄培训照片，如有必要，要对培训内容录音录像。

（四）培训结束后，要做好培训会议纪要和培训总结，如有必要，需组织考试。保存安全教育和培训记录，建立安全教育和培训清单。

第二十八条　对参加教育培训人员的要求。

（一）要按时参加所举办的教育培训，不得擅自迟到、早退，如有特殊情况需向科室主任和培训举办科室请假。

（二）要遵守教育培训纪律，教育培训开始前需主动签到。教育培训开始后要保持安静，不得喧哗吵闹；要保持会场的环境卫生，不得随地扔果皮纸屑。

（三）详细做好教育培训笔记，积极与教育培训者互动交流、答疑解惑，认真复习并勤加练习。

（四）参加教育培训后的考试，60 分为考试合格，考试不合格者需要重新学习和考试，待教育培训合格后才可再回到工作岗位继续工作。

第二十九条　完整记录、保存和归档人员参与教育培训和考核的情况，对参与人员进行考核管理。

第三十条　在医院信息化工作中出现违规违纪或未按教育培训和安全教育操作的人员，由所在科室进行单独再教育，经考察、考试评估认定后，再回岗工作。

信息保密协议和网络安全责任承诺书

第一条　为保障医院网络与信息安全，保护公民个人信息，承诺方郑重承诺遵守本承诺书的所列事项，对所列事项负责，如有违反，由承诺方承担由此带来的相应责任。

第二条　承诺遵守《中华人民共和国网络安全法》《中华人民共和国数据安全法》《中华人民共和国个人信息保护法》《信息安全技术—网络安全等级保护基本要求》及国家信息技术安全的有关法律、法规和行政规章制度。

第三条　已知悉并承诺执行《关于落实卫生健康行业网络信息与数据安全责任的通知》（国卫办规划函〔2019〕8号）、《关于做好常态化疫情防控中数据安全和个人信息保护工作的通知》（国卫办规划函〔2020〕787号），以及网络安全和信息化委员会办公室、公安厅关于网络信息安全要求的文件规定。

第四条　承诺在遵守和执行医院已公布规章制度的基础上，完善技术、制度、监管执行三位一体的信息安全防护体系。

第五条　承诺落实各项安全保护技术措施，对使用或管理的信息系统进行安全监测，并对监测发现和通报的安全问题进行限时整改。

第六条　承诺信息保密。

（一）不得直接或间接地向医院内部、外部的无关人员泄露本职工作或本身业务相关的信息。

（二）不得向不承担保密义务的任何第三人披露医院信息。

（三）不得允许（出借、赠予、出租、转让等对待医院信息的行为皆属于允许）或协助不承担保密义务的任何第三人使用医院的信息。

（四）不得复制或公开包含医院信息的文件或文件副本。

（五）对因工作所保管、接触的有关本医院或医院合作单位的文件应妥善对待，未经许可不得超出工作范围使用。

（六）不得刺探与本职工作或本身业务无关的信息。

（七）岗位轮转、离开岗位时，应将与工作有关的信息文件、资料、工作相关工具等交还医院指定部门或个人。

第七条　坚决杜绝使用空密码、弱口令、弱密码，密码采用字母、数字和特殊符号相结合的方式，长度不得少于 8 个字符，严禁使用和管理的信息系统共用同一个密码，积极消除安全隐患。

第八条　承诺杜绝"统方"等窃取、泄露和传播公民个人信息、医疗信息等相关行为，接受公安机关、纪检部门的监督和检查，如实主动提供有关安全保护的信息、资料及数据文件，积极协助查处医院信息网络违法犯罪行为。

第九条　承诺不通过互联网制作、复制、查阅和传播下列信息。

（一）反对宪法所确定的基本原则。

（二）危害国家安全，泄露国家秘密，颠覆国家政权，破坏国家统一的。

（三）损害国家荣誉和利益的。

（四）煽动民族仇恨、民族歧视，破坏民族团结的。

（五）破坏国家宗教政策，宣扬邪教和封建迷信的。

（六）散布谣言，扰乱社会秩序，破坏社会稳定的。

（七）散布淫秽、色情、赌博、暴力、凶杀、恐怖或者教唆犯罪的。

（八）侮辱或者诽谤他人，侵害他人合法权益的。

（九）含有法律法规禁止的其他内容的。

第十条　承诺不从事任何危害医院信息安全的活动，包括但不限于以下几种活动。

（一）未经允许进入医院信息网络或者使用计算机信息网络资源的。

（二）未经允许对医院信息化设备进行增加、变更、移除的。

（三）未经允许对医院信息网络中存储或者传输的数据、应用程序等进行删除、修改或者增加的。

（四）故意制作、传播计算机病毒等破坏性程序的。

（五）其他危害医院信息网络安全的。

第十一条　承诺当医院信息系统发生重大安全事故时，立即采取应急措施，保留有关原始记录，并及时向医院网络安全和信息化工作领导小组和相关部门报告。

第十二条 若违反本承诺书有关条款，承诺方直接承担相应的法律责任，造成的财产损失，由承诺方直接赔偿。

第十三条 本承诺书一式两份，由医院网络安全和信息化工作领导小组及承诺方各持一份，自签署之日起生效并执行。

外部人员访问管理制度

第一章　总则

第一条 为规范医院信息化外部人员访问管理，维护医院信息化相关访问秩序，保证信息化安全，制定本制度。

第二条 本制度所述的外部人员包括软件开发商、产品供应商、系统集成商、设备维护商、服务提供商，以及外单位借调人员和挂职人员等。外部人员分为临时外部人员和非临时外部人员。

第三条 医院重要信息化场所包括医院内部信息网络等虚拟环境和信息化机房、档案室、工作区域、监控区域和涉密区域等实体环境。

第四条 临时外部人员指因业务洽谈、技术交流、提供短期和不频繁的技术支持服务而临时来访的外部人员。

第五条 非临时外部人员指因从事合作开发、参与项目工程、提供技术支持和顾问服务及外单位借调人员和挂职人员等外来人员在医院长期办公。

第六条 外部人员的访问方式包括现场访问和远程网络访问。

第二章　外部人员进入管理

第七条 临时外部人员因工作需要进出医院信息化场所，需填写医院重要信息化场所出入申请表，写明申请原因，以及什么时间段访问网络、主机、场所等相关信息，医院接待科室对申请信息确认签字，由信息科人员对进入人员信息、工作内容等信息进行审核后，全程陪同进入。

第八条 非临时外部人员，由医院管理非临时外部人员的科室部门提出申请，到信息科审核、备案和签署安全保密协议后，可进出指定工作区域，如需进入其他医院重要信息化场所，需由信息科人员全程陪同。

第九条　信息科要告知外部人员医院信息化有关安全管理要求，不应透露与外部访问工作无关的信息，不得任其自行走动和未经允许使用医院信息化资产。

第十条　严禁外部人员未经审批单独进入医院信息化场所，信息科陪同人员监管其只从事其审核业务范围内的操作，操作原则上应放在业务数据录入完成、备份之后进行，并登记备案进入人员的信息、进出时间和操作内容。

第十一条　如遇审批领导不在，而又必须紧急处理的，需经信息科人员向负责人电话报告同意后，准予进入，待负责人回来后补办相关手续。

第十二条　医院重要信息化场所配备监控设施，未按规定进入者，如造成损失和泄密等不安全后果，应对相关责任人严肃处理。情节严重的，由医院依照有关规定进行处理，如触犯国家有关法律、法规者，移交公安、司法机关处理，给国家、集体、他人财产或人身安全造成损失的，应当依法承担民事或刑事责任。

第三章　外部人员工作管理

第十三条　相关人员进入医院重要信息化场所，需按照审核操作内容和操作规程进行相关操作，严禁随意对设备进行操作，严禁接触与业务无关的设备。

第十四条　进入医院重要信息化场所的人员需严格遵守医院信息化环境管理制度，保持场所清洁、卫生，严禁在医院重要信息化场所内吵闹、吸烟、吃零食，严禁携带任何易燃、易爆、腐蚀性、强电磁、辐射性等物体进入。

第十五条　未经批准禁止外部人员携带电脑接入医院内网网络，如因工作需要必须接入医院内网网络的，需向信息科申请，使用信息科的设备或经过信息科检查认可的设备。

第十六条　已批准进入的外部人员不允许私自开通远程网络访问，如因工作需要，需重新审批后，使用信息科提供的访问方式进行访问。

第十七条　外部人员只能连接医院提供的专用网络，采用防火墙进行有效隔离，不能接入医院信息内网。如需接入医院信息内网，采取必要的防护措施，在信息科的监管下，按照信息科提供的方式在规定时间内访问。

第十八条 外部人员在机房内的所有操作需在操作前说明可能引起的安全风险，在信息科陪同人员确认后才能操作。信息科陪同人员必须对外部人员的操作进行全程监控，记录外部人员的操作内容并存档备案。

第十九条 禁止外部人员试图了解和查阅与工作无关的医院资料，访问与工作无关的信息系统。外部人员如因业务需要查阅医院资料或访问医院信息系统，必须获得相关负责人批准，完成信息登记和签署保密协议。

第二十条 未经批准，禁止外部人员携带移动存储介质进入医院重要信息化场所，移动存储介质必须在陪同人的监控下使用。

第二十一条 未经相关负责人许可，外部人员不得在医院重要信息化场所摄影、拍照。

第四章 外部人员离场管理

第二十二条 在医院重要信息化场所完成相关工作后，将医院重要信息化场所恢复原先正常的环境秩序，经信息科陪同人员检查核实无误后，方可离场。安全离场后，信息科陪同人员对此次访问进行注销、停止和备案归档。

第二十三条 信息科定期评估外部人员带来的安全风险，按照医院信息化监控管理和安全管理中心制度定期审查监控信息和备案资料，至少每年全面详细评估一次，出具评估报告，防范外部人员带来的以下安全风险。

（一）外部人员的物理访问带来的设备、资料盗窃。

（二）外部人员的误操作导致各种软硬件故障。

（三）外部人员外传医院资料、信息，导致泄密。

（四）外部人员对医院信息系统的滥用和超权限访问。

（五）外部人员给医院信息系统留下安全隐患。

（六）外部人员对医院信息系统的恶意攻击。

第五章 外部人员物品放置管理

第二十四条 外部人员需要放置物品时，需要由外部人员和外部人员管理科室共同向信息科提出放置申请，申请写明物品来源、型号、提供厂商、医院采购科室、医院使用科室、维护时间、放置起止时间、用途功能等信息。外部人员向医院承诺，放置的物品完全满足医院使用科室现有业务需求、服务响应和服务内容，签署安全保密协议，经医院审批同意后方可放置。

第二十五条　遵守医院环境管理制度、网络和系统安全管理制度、工程实施管理制度等要求，按照医院信息科的管理要求，完成产品的安装、配置、整线、贴标等放置工作。

　　第二十六条　在医院放置的所有软件、硬件产品全部为厂家授权的正版产品，提供正版序列号和证明。出现因专利权、商标权或其他知识产权而引发的法律或经济纠纷，由外部人员或其公司承担全部责任。

　　第二十七条　放置物品期间对医院内的任何数据和信息保密，未经医院批准允许，绝不私自带离和使用，积极主动配合医院进行信息安全加固和防护，保证物品和信息安全。

　　第二十八条　放置物品绝不私自连接和访问医院其他数据库或其他资源。

　　第二十九条　放置物品的安装配置、日常运维、维修维护、升级更新和安全防护由外部人员或其公司独立负责完成，医院只提供放置物品的物理环境、保证网络畅通和物理开关机操作。

　　第三十条　按照医院要求完成相关信息登记，保证登记信息真实有效。

第二篇

人员管理表单

人员管理表单如表 3-2 至表 3-12 所示。

表 3-2　绩效管理登记表

姓名		日期	
绩效项目	绩效结果		备注说明

表 3-3　加班登记表

人员		日期	
时间段		加班时长（小时）	
内容			
加班分类	□自愿加班　□科室安排　□因个人工作没完成而加班 □其他＿＿＿＿＿＿＿＿＿＿＿＿＿＿＿＿＿＿＿＿		
加班审核	审核人签字：　　　　　　　　　　　　　　日期：		

表 3-4 密码、权限移交单

移交单编号		日期	
类别	□服务器 □数据库 □网络 □其他＿＿＿＿＿＿		
目的			

内容	用户名	密码
配置人员		

表 3-5 员工辞（离）职交接单

姓名		部门		职务	
来院时间			辞 / 离职时间		

工作交接（□个人业务文档　□相关文件　□密码、权限移交单）

对接人员签字：
日期：

1. 普通用品（□办公用品　□胸卡　□钥匙　其他：　　　　　）

2. 特殊物品（□U盘　□电脑　□其他：　　　　　）

接收人签字：
日期：

□权限停用
□密码清除
□账号清除
□网络限制

经办人签字：
日期：

单据数量：

单据编号：

接收人签字：
日期：

科室意见：

科室签字：
日期：

表 3-6　培训资料提交清单

培训项目					
培训地点			培训时间		
培训讲师			资料清单汇总人		
资料清单					
序号	资料名称	是否提交	提交人员	提交日期	备注
1	培训计划				
2	培训签到表				
3	培训课件				
4	培训会议纪要				
5	培训音频 / 视频记录				
6	培训照片记录				
7	培训考核试卷				
8	培训反馈评估问卷				

表 3-7　培训计划

培训项目		培训时间		
培训地点		培训讲师		
培训方式		培训对象		
培训所需协助事项				
序号	协助事项	是否需要	协助人员	要求	是否完成
1	签到				
2	会议纪要				
3	摄像 / 录音				
4	拍照				
5	投影				
备注：如培训计划有变动，请及时通知相关人员					

表 3-8　培训签到表

培训项目			
培训地点		培训时间	
培训讲师		签到负责人	
计划参加人数		实际参加人数	
签到记录			
序号	姓名	序号	姓名

表 3-9　培训会议纪要

培训项目		时间	
地点		培训讲师	
会议内容			
会议负责人			

表 3-10　培训考核表

培训项目		培训人 / 出题人	
答题人		考核成绩	
1. 题干（分值）			
2. 题干（分值）			
3. 题干（分值）			
4. 题干（分值）			
5. 题干（分值）			
6. 题干（分值）			
备注：请出题人根据培训内容及考核目标，自拟出题形式及分值			

表 3-11　培训反馈评估表

培训日期		□上午　　□下午　　□晚上				
培训项目		讲师姓名				
姓名		科室				

为不断优化培训，以便更好满足大家的学习需求，请对本培训的满意度进行评估，并提出宝贵建议

培训评估（请打"√"）		您对培训的满意度				
		很满意	满意	一般	不满意	很不满意
培训内容	主题明确	5	4	3	2	1
	内容的丰富程度	5	4	3	2	1
	内容的实用性	5	4	3	2	1
	案例引用	5	4	3	2	1
教学水平	表达能力与生动性	5	4	3	2	1
	互动和吸引学员专注	5	4	3	2	1
	培训准备（PPT）	5	4	3	2	1
行政	组织协调能力	5	4	3	2	1
	讲义资料	5	4	3	2	1

您在本次培训中最大的两点收获：

您对本次培训的建议和期望：

您还希望了解培训的哪些内容？

表 3-12　机房出入登记表

编号					
进入人员					
证件号					
所在单位					
联系方式					
出入原因					
预约时间		预约方式		审批人	
实际进入时间		实际离开时间		陪同人员	
操作内容					
操作结果					
操作档案					
档案备份					

第四部分

建设管理

第一篇

建设管理制度

安全方案设计管理制度

第一章　总则

第一条　随着互联网、物联网、云计算等技术的快速发展，以及智能终端、医疗装备、互联网业态等在医院的推广和应用，医疗数据的种类和数量出现爆炸式增长，在微观上覆盖了患者个体的患病情况、生物组学等数据，在宏观上覆盖了疾病传播、地区流行病的发展、区域人口健康状况等数据。为保障医院信息安全，规范医院数据安全的使用，保证社会的稳定和国家的安全，制定本制度。

第二条　按照国家、卫生健康委员会和医疗卫生行业等信息化安全管理标准和相关政策要求，结合医院信息化实际情况和信息安全保护技术、防护策略实际应用情况，对信息系统安全方案进行整体设计和修正。

第二章　组织职责

第三条　信息系统安全方案设计领导小组，成员为院领导，主要职责如下。

（一）负责信息系统安全方案设计和修正的组织和审批工作。

（二）为信息系统安全现状调研、方案设计、方案估评、专家评审提供充足的资源和支持。

（三）决议批复聘请信息设计机构或专家的申请。

第四条　信息系统安全方案设计工作小组，成员为信息科、临床科室、设计单位、信息化专家，主要职责如下。

（一）按照制度、标准和要求，结合医院信息系统安全保护等级，进行管理和技术安全方案设计和修正，制订相应的安全操作规程和信息系统的风险管理计划。

（二）对设计的合理性和正确性进行论证，记录论证意见，递交信息系统安全方案设计领导小组审批。

（三）分析聘请信息设计机构或专家的可行性、必要性，向信息系统安全方案设计领导小组提交聘请申请。

（四）收集、整理、归档和管理信息系统安全设计方案的所有文件和资料。

第三章　设计原则

第五条　基于安全需求原则。组织机构应根据医院信息系统担负的使命，积累的信息资产的重要性，可能受到的威胁及面临的风险分析安全需求，按照信息系统等级保护要求确定相应的信息系统安全保护等级，遵从相应等级的规范要求，从全局上恰当地平衡安全投入与效果。

第六条　主要领导负责原则。主要领导应确立医院信息安全保障的宗旨，提高员工的安全意识，组织安全保障队伍，调动并优化配置必要的资源，协调安全管理工作与各部门工作的关系，并确保其落实、有效。

第七条　全员参与原则。所有使用医院信息系统的相关人员应参与信息系统的安全管理，并与相关方面协同、协调，共同保障信息系统安全。

第八条　持续改进原则。安全管理是一种动态反馈过程，贯穿整个安全管理的生存周期，应及时地将现有的安全策略、风险接受程度和保护措施进行复查、修改、调整以提升安全管理等级，维护和持续改进信息安全管理体系的有效性。

第九条　分级保护原则。按等级划分标准确定信息系统的安全保护等级，实行分级保护。对多个子系统构成的大型信息系统，确定系统的基本安全保护等级，根据实际安全需求，分别确定各子系统的安全保护等级，实行多级安全保护。

第十条　管理与技术并重原则。坚持积极防御和综合防范，全面提高信息系统的安全防护能力，结合现状，采用管理与技术相结合，管理科学性和技术前瞻性相结合的方法，保障信息系统的安全性达到所要求的目标。

第四章　设计目标

第十一条　信息化安全目标设计要求。

（一）合规要求：完善基础安全防护整体架构，开展并完成信息系统安全等级保护工作，使之达到医疗卫生行业等级保护的基本要求。

（二）管理要求：加强信息安全管理工作，制订科学、合理的信息安全工作目标和策略，进一步完善信息安全管理制度体系，实现管理制度的标准化、规范化和流程化。

（三）运维要求：建立科学、完备的信息安全运维管理体系，实现信息安全事件的全生命周期管理，切实保障信息系统的安全和稳定运行。

第十二条 设计阶段目标。

（一）业务需求：主要与医院的业务特点结合，了解业务模式和发展方向，同步规划、同步建设，主要包括智慧医院、互联网医院、远程医疗、云服务、大数据平台、医学科研平台等。

（二）标准要求：医院信息系统安全需遵循国家等级保护规定，参照相关国家标准，合法合规地使用数据。

（三）威胁识别：充分识别内部隐患和外部威胁，持续追踪最新安全态势。

（四）风险评估：了解安全事件所产生的后果，针对重大风险制订有效的控制计划。

（五）安全治理：明确治理目标、责任人、技术路线和时间节点。

（六）动态改进和管理：追踪溯源，持续改进。

第十三条 信息安全设计内容目标。

（一）技术体系：涉及访问控制、完整性保护、系统和通信保护、物理与环境保护、检测与响应、备份与恢复等一系列技术方案。

（二）管理体系：包括组织机构、规章制度、人员安全、安全培训等。其中数据安全是信息安全管理体系的一个重要方面。

（三）运维体系：包含运维流程和规范、日常维护、风险评估、行为管理、应急处置等。

第五章　安全方案的设计流程

第十四条 结合标准和政策要求，对目前信息系统的安全现状开展资产、漏洞、威胁等方面的调研分析，形成需求分析报告。

第十五条 在需求分析的基础上，按照逻辑透明分层、最小安全实体保护、产品与技术分离等原则对功能、性能、方案实施设计。

第十六条　信息系统安全设计方案应包括安全建设规划、安全策略、安全技术方案、安全管理策略等，在技术和管理两方面详细设计。技术部分包括物理和环境安全、网络和通信安全、设备和计算安全、应用和数据安全。管理部分包括安全策略、管理制度、安全管理机构、安全建设管理、安全运维管理。

第十七条　对信息系统安全设计方案进行论证、评审，由信息系统安全方案设计领导小组批准后方可实施。

第十八条　定期开展等级测评和安全评估工作，根据测评和评估结果，调整和修订医院信息系统安全设计方案。

第十九条　维护信息系统安全设计方案的历史版本和修订版本。

第六章　安全技术策略

第二十条　应用大数据、人工智能、区块链等新技术开展服务时，上线前应评估新技术的安全风险并进行安全管控，达到应用与安全的平衡。

第二十一条　根据信息安全要求的不同，采用用户名和密码、USB Key、动态口令、IC 卡认证、生物特征认证等多种身份认证方式相结合的方法，建立身份认证系统。

第二十二条　系统用户在不同的业务系统有不同的角色定义，对应不同的功能权限，构建用户集中管理模式，实现用户统一身份、标识管理、统一认证及单点登录。系统对不同岗位人员实行分级授权，对每一个不同的角色，依照最小授权原则，分配完成其任务的最小权限。

第二十三条　对医院业务现状进行分析、评估与预测，设计分层的网络拓扑，选取适当的网络安全系统，各部门划分不同网段 IP 地址，整体网络不能出现流量瓶颈，保证带宽充足。实施 Web 防火墙、入侵防御系统、入侵检测系统、防病毒网关设备、网络安全入侵防范、主机入侵防范、主机恶意代码防范、网页防篡改、上网行为管理、虚拟化安全防护、数据库防火墙、网络防火墙、网络准入控制设备、虚拟化安全防护、单向网闸、双向网闸等安全技术建设策略，完成医院可信网络架构的基础组网。实现通信安全，所有系统模块和接口的数据通信采用加密通道传输数据和命令；保证数据传递过程中数据的完整性、机密性和真实性。

第二十四条　在医院服务器和终端上安装网络版防病毒系统，拥有对病毒的检测、清除、免疫和对抗能力，每日自动升级病毒库和安装漏洞补丁，做到整体防御。

第二十五条 采用专业漏洞扫描工具，定期对网络系统及计算机系统进行漏洞扫描，及时发现潜在安全隐患，进行防范处理。

第二十六条 拥有操作日志自动记录功能，定义和区分操作级别，开展日志分析，发现并处理安全问题隐患，增强系统防护性能。使用日志统计功能，对诸如访问量、并发访问数等系统性能参数进行比对，及时调整和优化系统性能。

第二十七条 通过业务环境隔离、数据访问控制、事件等实时监测、流量监测、事件或异常流量趋势分析、系统访问控制、数据加解密和规则动态制定等技术方式，防止各类敏感数据有意或无意被泄露与获取，达到事前审计、主动防泄露的目的，提供可追溯信息的统计、查询、分析与报表等。

第二十八条 建立安全运维监控中心，对医院信息系统的网络设备、安全设备、操作系统、应用系统等资源实时进行安全检测与趋势分析。

第二十九条 建设机房灾备、网络灾备、数据灾备和应用灾备。机房灾备包括本地备用机房和异地备用机房，网络灾备包括备用网络链路和备用网络设备，数据灾备包括本地数据备份、本地数据恢复、异地数据备份和异地数据恢复，应用灾备包括本地应用高可用、本地应用恢复、异地应用容灾和异地应用恢复。

第七章　安全管理策略

第三十条 完善信息安全组织体系。成立安全管理机构，强化和明确其职责。在健全信息安全组织体系的基础上，明确关键岗位负责人和项目负责人作为信息安全保障工作直接责任人，切实落实安全管理责任制。

第三十一条 建立健全信息安全制度。针对信息安全管理制定相应管理制度和规范，根据医院实际情况，制定和修改包括环境管理制度、检查和审核制度、等级测评管理制度、外包运维管理、安全事件处置管理制度等在内的日常信息安全规章制度。

第三十二条 加强信息安全配套建设。消除信息安全风险隐患，把好涉密计算机和存储介质、内部网络对外接入、设备采购和服务外包三个重要的管理关口，做好数据的容灾保障。

第三十三条 加强对涉密信息的监督管理。对医院内部涉密信息传播流转进行监控，及时发现或阻止泄密事件的发生，将危害控制在最小的范围内，使保密制度得到有效的执行和落实。定期组织医院信息安全评估，将安全评估的结果应用于信息安全持续改进活动。

第八章 安全运维策略

第三十四条 安全运维一方面在运维过程中对网络或系统发生病毒或黑客攻击等安全事件进行定位、防护、排除等运维动作，保障系统不受内外界侵害。另一方面对运维过程中发生的影响基础环境、网络、安全、主机、中间件、数据库乃至核心应用系统正常运行的事件（包含关联事件，统称为安全事件），围绕安全事件、运维人员和信息资产，依据具体流程而展开监控、告警、响应、评估等运行维护活动，称为安全运维服务。

第三十五条 运维服务管理对象包括基础设施、应用系统、用户、供应商及运维部门和人员，具体内容如下。

（一）基础设施包括基础数据中心和运维监控中心的网络、主机系统、存储和备份系统、终端系统、门禁系统、视频监控系统、电源系统、消防系统、防雷系统及机房动力环境监测系统等。

（二）应用系统包括面向内部的业务应用系统，以及面向公众的应用系统等。

（三）用户包括使用内部业务系统和公众应用系统的用户。

（四）供应商包括基础设施和应用系统的供应商及运维服务的供应商。

（五）运维部门和人员包括参与管理运维活动和提供运维服务的相关部门和人员。

第三十六条 基于信息系统基础设施库、IT服务管理等实践和管理指南，建立标准化和流程化的运维管理系统，制定相应的信息化系统及故障处理流程，对发现和反映的异常情况或问题，根据相关流程在规定时间内处理，故障处理完成后有相应的故障处理记录，实现对事件处理的全流程追踪和管理，并在此基础上进行相应的评估、考核和审计。

第三十七条 基于关键业务，对业务系统的可用性和连续性进行合理布控和监测，以快速掌握信息系统的运行动态、事前预警并快速定位。

（一）整合各类监控管理工具的监控信息，实现对信息资产进行集中监视、可视化查看和智能化管理。监控的主要内容包括基础环境、网络、通信、安全、主机、中间件、数据库和核心应用系统等。

（二）通过对监控信息和故障信息进行同构和归并处理，依据预先配置的规则、事件知识库和关联关系进行快速故障定位和事前提醒预警。

第三十八条　对平台和数据中心信息化系统、应用系统的核心信息进行清晰界定，核心信息包括但不限于客户资料、客户账号信息、客户密码、操作记录等。对核心信息设定保密措施，监控对核心信息的操作，并留有记录。对信息系统和关键设备设施有清晰的定义，如全院的服务器、承载重要业务或包含敏感信息的系统等。

第三十九条　每季度至少进行一次漏洞扫描，根据漏洞扫描报告封堵高危漏洞，记录扫描、封堵的详细信息。医院终端安装正版网络杀毒软件，保持病毒库更新到 5 日以内最新特征库，每周检查防病毒软件隔离区，排除病毒威胁。

第四十条　在操作系统层、数据库层、应用层建立日志记录功能，日志记录中保存 1 年的内容，日志安全记录能够关联操作用户的身份。操作系统日志中记录账号管理、登录事件、策略更改、系统事件等内容，对操作行为记录进行定期审计。数据库层日志记录每次数据库操作的内容，应用层日志记录每次应用系统出错的信息，检查关键错误日志、应用程序日志中的关键错误记录，保证日志审核正常。关键访问与操作前需再次检查和确认已启用日志记录功能，避免因日志记录不全，造成入侵后无法被追踪的问题。

第四十一条　对传统虚拟化和超融合上的多套虚拟化应用服务器实现负载均衡，对各虚拟化模板定期进行安全加固，加固前完成副本快照，加固后进行测试后再使用。

第四十二条　对系统所涉及的不同层面，如操作系统、数据库、应用控件，进行备份恢复和介质管理，根据业务情况制定数据的本地和异地备份策略。各系统数据库有效备份副本在线保留 1 个月，离线保留半年，每季度备份的副本离线保留 3 年。5 年内的图像采用在线、双活存储，超过 5 年的全部迁移到归档存储和磁带上。对本地和异地备份策略的结果进行每月审核，对备份的数据进行恢复性测试，确保数据的可用性。每季度对备份介质的更换记录、销毁记录进行审核，数据备份时使用专业的备份设备和工具，数据在传输和存储时都是加密传输和存储。

第四十三条 应审批、审核和确认系统、设备和设施上的任何账号信息，每季度对所有系统、设备和设施上的账号密码进行更换和审核。密码长度应至少在8位或以上，由大小写字母、数字或标点符号等字符组成，五次内不能重复，设置和启用动态密码。

第四十四条 拥有专用测试网络，专用测试网络不能访问正式业务网络，新建、更新、测试和升级的系统需在测试网络环境下部署，测试通过后再迁移到生产网络。

第四十五条 信息系统和关键设备设施需有详尽的故障应急预案，定期进行相关应急演练，形成演练报告。每年对信息系统和关键设备设施至少完成一次演练，根据应急演练结果更新应急预案，保留更新记录。

第九章 应用系统安全策略

第四十六条 各业务系统采用双活冗余的网络架构技术且可独立容灾使用，主要业务系统在各院区有应急小网络。

第四十七条 采用两种或两种以上鉴别技术的组合进行身份鉴别，如采用用户名口令、挑战应答、动态口令、U-KEY等物理设备和生物识别技术中的任意两种组合，其应具有密码复杂度校验的功能。

第四十八条 对重要信息资源设置敏感标记，如对重要信息资源设置机密和普通的等级，对高危操作或者高频率敏感数据操作进行告警。

第四十九条 应用系统的强制访问控制与用户身份鉴别、标识等安全功能密切配合，控制到主体为用户级，客体为文件和数据库表级。

第五十条 应用层面采用安全审计，确保无法单独中断审计进程，无法删除、修改或覆盖审计记录。独立存储日志，避免对审计记录的修改、删除或覆盖。

第五十一条 采用密码技术保证通信过程中数据的完整性，根据校验码判断对方数据包的有效性，通过Hash函数，如MD5、SHA和MAC，对数据完整性进行校验。

第五十二条 使用数字证书和专门的监控软件或硬件，监控系统的服务能力，当服务能力低于阈值时报警。

第五十三条 限制单个账号的多重并发，限定一个账号只能在限定的终端上登录和同一时间段内的最大并发会话连接数，登录连接超时自动退出。

第五十四条 应用系统存储用户信息的设备在销毁、修理或转其他用途时必须清除内部存储的信息。

医院信息化预算管理制度

第一章　总则

第一条 为加强医院信息化预算管理，规范医院信息化建设项目支出预算编制，根据《中华人民共和国预算法》《国家政务信息化项目建设管理办法》等相关规定，结合医院信息化项目建设实际和运维特点，制定本制度。

第二条 保障开展网络安全等级测评、风险评估、攻防演练竞赛、安全建设整改、安全保护平台建设、密码保障系统建设、运维、教育培训等经费投入。

第三条 涉及国家秘密的医院信息化系统，可结合国家、行业有关标准，参照本制度执行。

第二章　预算标准术语及定义

第四条 按照项目实施期限，项目可分为经常性项目、延续性项目、一次性项目。经常性项目指不限定实施期限，需要长期安排的项目。延续性项目指在一定期限内实施的项目，实施期限一般不超过 3 年，最高不超过 5 年。一次性项目指实施期为 1 年的项目。

第五条 按项目储备资金的来源，储备资金可分为中央财政资金、省级财政资金、市县（区）财政资金、单位自筹资金、社会资金、捐赠资金等。资金分配方式有因素法、项目法、因素法和项目法，项目支出级次是指项目分配下达的级次，全部分配医院使用项目支出级次为本级。

第六条 信息化项目按照预算编报要求的不同，可分为新增项目、结转项目和历年备选项目三类。新增项目是指本年度新增的，需在部门预算中安排实施的项目。结转项目是指以前年度已经医院评审并同意实施，且医院财务科已安排预算并将其纳入分年度滚动管理，本年度需在预算中继续安排实施的跨年度项目。历年备选项目是指以前年度已经医院评审并同意实施，但医院财务科未安排预算，本年度需要在预算中安排实施的项目。

第七条 信息化项目中每类项目按项目的内容又可分为建设项目和运维项目。建设项目包括新建信息系统的项目和对已有信息系统进行升级改造的项目。新建项目是指从无到有，根据业务需求，建设一个新的信息系统项目。升级改造项目是指为了满足新的业务需求或解决影响业务发展的各种系统问题，对已建信息系统进行改造或优化的项目。运维项目是指为了保障已建信息系统软硬件和业务服务功能的正常运行，进行运行维护的项目。

第八条 风险系数是软件企业对该信息工程项目的业务领域不熟悉，而且用户又无法明确、完整地表达真实需求，从而使软件企业需要不断地完善需求、修改设计等，取值范围：1≤风险系数≤1.5。

第九条 复用系数是指如果软件企业已经采用"基于构件的开发方法"，并已建立起能够复用的构件库（核心资产库），或者已有一些软件产品，仅作二次开发，从而使软件开发工作量减少。工作量估算法取值范围为0.25≤复用系数≤1，功能点估算法取值范围为0.5≤复用系数≤1。

第十条 优质系数用"T"表示，对于软件企业优质系数平均取值1.15。

第十一条 功能点是描述软件功能规模大小的一种标准单元，使用功能点描述软件规模，可以推算软件开发工期、软件开发费用和软件维护费用。功能点计数项分为数据功能和事务功能两类。

第十二条 数据功能是指系统提供给用户的满足产品内部和外部数据需求的功能，包括内部逻辑文件（ILF）、外部接口文件（EIF）。内部逻辑文件和外部接口文件所指的文件是指一组用户可识别的、逻辑上相互关联的数据或者控制信息。内部逻辑文件是软件内部需要维护，如增、删、改、查的数据，外部接口文件是在其他系统中维护但软件需要调用的数据。

第十三条 事务功能是系统提供给用户处理数据的功能，体现系统如何处理和使用业务数据（业务对象）。事务功能又称基本过程，是用户可以明确感知其业务意义的一次操作。

第十四条 调整因子是算出未调整功能点数后，还需要根据项目具体情况，对各个技术复杂度参数进行调整，调整因子的取值范围为1～1.5。

第十五条 业务处理、信息管理系统软件开发指针对业务、服务管理及信息统计工作的软件开发，包括行政办公运行相关系统（OA、财务、人事、资产等系统）、医护业务系统、医护管理系统等。其特点是需求范围界定明确，可以准确地分析每个模块功能点和工作量，各模块之间的关系清晰、明确。

第十六条 基于统一平台业务软件开发是以统一支撑平台为基础的应用软件开发，其特点是以统一规划、标准规范为前提，需求范围界定相对明确，多系统交互融合，可以较为准确地分析每个模块的功能点和工作量。各系统之间的关联清晰、明确，可以采用加权系数确定系统之间的工作量，可利用具有较强复用性的技术平台进行软件开发，可以节约开发工作量。

第十七条 综合支撑平台、应用集成等软件开发是对流程、数据、技术进行标准化，形成以基础构件、组件为核心，可支持业务应用的高效开发、集成与部署的软件开发，包含各业务应用支撑平台、提供微服务架构应用集成等。其特点是为了服务业务而诞生，为了解决共性的一些问题，更好地支持多业务协同。

第十八条 基于新技术的软件开发指利用大数据、云计算、区块链、物联网等新技术进行的软件开发。

第三章 医院信息化预算管理部门

第十九条 医院预算委员会是医院信息化项目支出预算的主管部门，负责审核和平衡医院信息化领域年度预算项目的安排计划，确定医院信息化项目支出预算的安排，监督检查项目实施和预算支付情况。

第二十条 财务科是医院信息化项目支出预算的实施部门，负责评审和受理信息化项目的支出预算，提出信息化专业领域年度预算项目计划与建议，配合医院预算委员会做好信息化项目的评估和监督检查等工作。

第二十一条 计划财务部根据医院经济情况和医院资金规划，按照医院资源最优配置的原则，负责做好对医院信息科提出的信息化项目支出预算的初审。

第二十二条 信息科根据国家有关政策法规、行业标准和专业规划，结合医院实际，提出信息化项目的支出预算。

第四章 医院信息化预算的管理流程和要求

第二十三条 医院预算委员会、财务科、计划财务部于每年六月中旬以文件形式联合发布下一年度医院支出预算的工作通知（以下简称通知）。

第二十四条　信息科根据医院年度预算编制要求，确定并编制医院信息化项目支出预算，在规定期限报送计划财务部。信息科应按照预算编制要求，综合考虑上一年度预算执行情况和本年度预算变化因素，规范编制项目支出预算方案，科学、合理地控制信息化项目的各项支出。

第二十五条　计划财务部对医院信息化项目进行初审和排序，连同初审意见和排序结果，按照规定期限报送财务科，并抄送医院预算委员会。初审时根据医院发展目标、科室履行职责的能力和现有信息化资源的配置情况，按照保障重点、兼顾一般的原则，区分轻重缓急，统筹安排。

第二十六条　财务科根据专项评审原则，按照评审程序对信息科申报的信息化项目支出预算进行专项评审，形成评审结果。

第二十七条　财务科根据评审结果，提出医院信息化项目年度支出预算安排计划，报送医院预算委员会。根据医院预算委员会通过的年度预算，将评审结果反馈给计划财务部。计划财务部将评审结果再反馈给信息科，信息科根据评审结果确定本年度科室的支出预算。

第二十八条　未经医院预算委员会审核的信息化项目，财务科原则上不安排预算。

第二十九条　信息科每季度需要对信息化建设需求及预算执行情况进行分析，以确定是否需要进行预算变更。当预算需要变更时，信息科向计划财务部提交预算变更申请，经医院预算委员会批准后执行。

第五章　项目支出预算方案编制规范

第三十条　项目的基本情况。

（一）项目名称规范表述为"202×年医院信息化建设项目"，说明项目类型属于新建或升级改造。

（二）简述项目科室的职能、机构、人员和主要业务等，说明项目实施的管理组织架构情况。

（三）简述项目建设的主要依据，包括有关政策文件的要求和规定、上级部门或主管部门的批复等，以及国际标准、国家标准、行业标准和主要参考文献等，明确说明所列依据中涉及申请项目的内容。

（四）简述项目建设目标，以及项目建设的业务范围、用户范围等，明确项目建设的规模，说明项目建设的计划工期。简述项目建设的主要内容，新建项目要阐述与项目相关的已建系统情况，项目可利用的已有信息化存量资源情况，项目与其他关联的新建信息化项目的衔接情况。升级改造项目要阐述申请升级改造的现有系统情况，包括系统名称、建设目标、建设内容、建设时间、终验时间、投入运行时间、投资规模及运行情况等，重点说明需要升级的系统功能、业务应用情况。若该系统建成后进行过升级改造，还应说明以往升级改造的相关情况。

（五）简述项目的经费投入和资金来源情况。

第三十一条 必要性分析。

（一）现状及问题分析：梳理和申报与项目相关的医院软件资源的存量情况，包括硬件类别数量、产品软件、应用系统、数据库等，按照规定格式列表说明。从物理场所环境、网络系统、系统支撑环境、业务应用系统、安全保密要求、运维管理等方面对信息化现状及存在的问题进行描述。

（二）项目建设的必要性：结合医院目标、业务应用目标、信息系统建设目标、有关政策文件的规定要求和上级部门或主管部门的批复文件及要求等，分析项目建设的意义和必要性。

（三）信息资源共享：阐述与医院已建系统之间的信息资源共享关系，以及项目与其他关联的新增信息化项目之间的信息资源共享关系等内容，梳理项目生成的信息资源。阐述与其他信息系统的对接情况，梳理与其他单位有关业务系统的对接情况，根据相关要求及信息资源数据共享目录编制规范，编制信息资源共享目录。

第三十二条 阐述项目建设现有资源、技术路线、设备选型、环境影响、资金筹措等情况，从项目实施的技术角度、有效配置经济资源等方面，描述项目实施的可行性。

第三十三条 说明项目总预算，列出软件产品购置费、软件开发费、系统集成费和其他费用等分项预算明细和软件开发工作量明细。结合项目实施进度，明确资金使用计划和资金来源，说明资金到位情况，准备相关证明材料。

第三十四条 需求分析。

（一）社会服务需求：结合医院职能，分析社会服务需求，提出拟通过申请项目实现的职能目标、政务目标。

（二）业务需求：列出与系统相关的业务功能框架和业务描述、各分项业

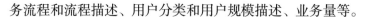

务流程和流程描述、用户分类和用户规模描述、业务量等。

（三）系统需求：对项目建设涉及的信息系统内容进行需求分析，包括业务应用系统、数据、基础支撑能力需求等。

（1）业务应用系统需求是结合当前信息化应用技术的发展趋势，分析业务应用系统可行的支撑及开发工具，结合业务逻辑和信息数据量，分析信息系统的功能和性能需求。对系统的处理能力、存储能力和传输能力进行总量分析，明确系统能力的总量指标和应用系统的总体功能。

（2）数据需求是阐述与业务相关的数据量、数据类型、数据之间的逻辑关系等，明确数据需求量。数据需求分析应考虑冗余及未来扩展空间，列出测算依据，明确数据存储方式和存储容量，阐述数据格式（结构化、非结构化）和数据量对信息处理、信息存储和系统性能等方面的要求。

（3）物理场所环境需求主要从机房、空调、弱电间、供配电、消防、防雷接地等方面对物理支撑场所环境进行需求描述。

（4）阐述对依托的网络环境，如医院内网、互联网、专网等，以及传输链路、传输带宽及组网方式等方面的需求。

（5）阐述操作系统、数据库、中间件、应用软件等基础软件的需求。

（6）阐述个人终端、打印机等终端及外部设备，服务器及存储等基础硬件的需求。

（7）阐述项目信息资源的共享需求，包括需要通过信息资源共享交换平台、国家部委、上下级机构、其他部门或机构进行共享和交换的需求。

（8）从运维管理范围与系统功能方面进行需求分析。根据项目对运行和管理方面的要求，提出项目的可用性、可扩展性、可管理性、可维护性等需求，分析项目运行管理能力存在的差距，明确运行管理的保障要求，确定需要新增的系统保障能力。

（四）系统安全需求。

（1）按照国家和行业有关信息系统安全等级保护的标准规范要求，结合项目的具体特点，明确系统的安全保护等级。

（2）根据系统的安全保护等级，按照信息系统安全等级保护和涉及国家秘密的信息系统分级保护相关技术要求，对系统在安全方面存在的脆弱性和面临的威胁进行分析，阐述系统的安全风险。对于系统安全整改项目，说明已满足要求的安全风险，以及未能达到要求需要升级改造的安全风险。

（3）针对系统的安全风险，从技术和管理两方面分析相关安全要求，并确定系统的安全防护措施。

（4）按照国家密码管理有关法律法规和标准规范的要求，阐述密码保障系统的建设需求。

（五）阐述系统性能指标要求，主要包括用户规模及类别、并发数、响应时间、扩展性、兼容性等。

第三十五条 规范编制建设方案。

（一）总体设计：阐述项目建设的总体逻辑架构、网络架构、部署架构、数据架构、信息资源架构和总体技术路线等，如采取分期建设的，应分别说明总体建设内容和本次申报预算的建设内容。阐述项目建设执行相关政策文件、制度规定和标准规范的情况。

（二）分项设计。

（1）业务应用系统建设主要包括业务应用系统的架构、主要功能设计，以及各子系统的功能框架、各模块的功能组成，阐述各功能模块实现业务处理和数据处理的方式和内容，以及需要其他部门和单位进行业务协同处理的业务应用系统、实现技术方式、接口规范和保障机制。

（2）信息资源建设要阐述信息资源的具体采集或共享渠道、信息资源的优化方案等，包括数据（类）名称、方式、来源、优化方案、更新机制、备注等，说明拟采用的数据库、数据分析工具、存储系统及数据处理和部署的方案。阐述系统建成后能够形成的信息资源，重点说明可向其他部门和单位共享的信息资源、共享方式、途径、接口规范等。需要共享外部系统信息资源的，应阐述信息资源共享方案，主要包括共享的基础信息资源和其他信息资源清单、信息来源、更新频率、实现技术方式、沟通协调情况和保障机制等。涉及部门内部信息资源整合和优化的，应阐述数据整合与优化方案，主要包括拟整合的系统名称、技术架构、应用情况、技术整合内容和方式、内部协调情况、保障机制等。

（3）基础支撑能力建设要阐述依托的网络环境，如医院内网、互联网、专网等，明确网络总体架构、子网构成，描述网络传输、地址和域名管理、网络建管方式、网络接入等方面的实现方式和内容，绘制网络拓扑图。

（4）阐述支撑环境建设的系统组成、架构、技术等，说明操作系统、数据库、中间件、应用软件等软件配置情况，陈述项目建设的软件、硬件设施的部署设计情况，分析云资源的使用需求。

（5）阐述运维管理建设的目标、组成、架构、技术和参考选型等，介绍运维管理及相关的集中监控、运行调度、异常报警、事件自动处理和态势分析等功能。提出系统运营方案，包括进行数据治理、业务推广、客户服务、专项培训等内容及资金需求。

（6）对实行等级保护、分级保护管理和国家密码管理的项目，按照信息系统安全等级保护和涉及国家秘密的信息系统分级保护的有关规定，以及国家密码管理有关法律法规和标准规范的要求，阐述项目的安全技术方案、安全管理方案及设备选型等。

（7）阐述突发事故的应急措施，包括突发事件的判定条件、应急流程、职责分工、应急策略等。

（8）说明项目使用软硬件国产化的情况，从物理和环境国产化、网络和通信国产化、设备和计算国产化、应用和数据国产化等多个层面，通过体系化的设计，形成涵盖技术、管理、实施保障的整体国产化应用方案。

（9）说明项目密码的应用情况，突出密码保障网络和信息安全的具体措施。

（三）项目组织实施要明确项目实施的总体进度计划、分期进度安排、阶段目标和阶段成果标识，对项目监理、等级保护测评和分级保护、第三方软件测评和培训等进行说明。

第三十六条 编制应用系统定制开发、软件功能模块工作量和其他费用等资金预算内容，汇总项目整体预算。

第三十七条 阐述项目绩效目标和产出、成本、效益、可持续影响、满意度等绩效指标，对建设的立项必要性、投入的经济性、绩效目标的合理性、实施方案的可行性、筹资合规性等进行综合评价和事前绩效评估。

（一）绩效指标分为实施期指标和年度指标，其中实施期指标是对实施期目标的细化和量化，年度指标是对年度目标的细化和量化。一次性项目的实施期绩效指标和年度绩效指标是一致的，经常性项目以三年为一个循环滚动周期，计划实施期的绩效目标和指标；延续性项目按实际实施时间，计划实施期的绩效目标和指标。

（二）产出指标是反映医院或部门根据既定目标计划预期完成的产品和服务情况的指标，可进一步细分为数量指标、质量指标、时效指标和成本指标。

（三）效益指标是反映与既定绩效目标相关的预算支出预期结果的实现程度和影响的指标，可进一步细分为经济效益指标、社会效益指标、生态效益指标和可持续影响指标，以及社会公众或服务对象满意度指标等。

第六章　项目支出预算

第三十八条　医院信息化项目的支出预算可分为建设项目预算和运维项目预算两种类型，建设项目预算包括新建项目预算和升级改造项目预算。

（一）新建项目预算是指医院为了实现新建项目目标与设计功能，确保系统具备必要的安全保障能力，以及保障建设项目按期完工所必须支出的方案设计、咨询、软硬件设备购置、软件开发、通信、系统集成、监理、管理、安全测评等费用。

（二）升级改造项目预算是指医院在原项目完成后，为满足新的业务需求，对原系统进行功能、性能扩充和完善所必须支出的方案设计、咨询、软硬件设备购置、软件开发、通信、软硬件集成、监理、管理、安全测评等费用。

（三）运维项目预算是指医院为了实现运维项目目标，确保系统正常运转所必须支出的设备维护、通信服务、软件维护、信息安全服务，以及数据采集等系统运维方面的费用。运维项目预算中，新增软硬件费用超过原项目软硬件设备购置费 8%（含）的，应列入升级改造项目。

第三十九条　信息化建设项目支出预算一般由硬件设备购置（使用）费、软件产品购置（使用）费、软件开发费、系统集成费、其他费用五部分构成。

（一）软件产品购置费主要指基础软件、支撑软件、应用软件等软件产品购置费用。

（二）软件开发费主要指按照用户需求定制开发软件系统，实现功能要求所产生的软件系统建设费用。根据项目自身特点，可以按照工作量估算方法或功能点估算方法进行预算编制。

（三）系统集成费主要指产品软件安装、调试所产生的必要支出。

（四）其他费用主要包括设计费、工程监理费、等级保护测评费、第三方软件测试费。

第四十条　硬件设备购置（使用）费、软件产品购置费按实际需求配置，价格参考市场报价及政府协议报价，根据信息化项目安全防护建设要求，原则上与安全防护相关的建设内容预算不得低于项目总预算的 5%。

第四十一条　软件开发费用估算有工作量估算方法和功能点估算方法。

（一）工作量估算方法为开发费用 = 工作量 × 复用系数 × 风险系数 × 人工成本，统一开发分布式实施类软件部署费用可按规模另行计算，软件开发工作量估算标准如表 4-1 所示。

表 4-1　软件开发工作量估算标准

软件类别	工作量（人 / 月）	复用系数	风险系数	工作量占比 /%
业务处理、信息管理系统软件开发		0.5 ～ 0.75	1 ～ 1.35	需求分析 26 设计开发 41 测试 22 部署 11
基于统一平台业务的软件开发		0.25 ～ 0.5	1 ～ 1.25	
综合支撑平台、应用集成等软件开发		0.65 ～ 1	1 ～ 1.5	
基于新技术的软件开发		0.5 ～ 0.85	1.5 ～ 2.0	

（二）功能点估算方法为开发费用 = 功能点数量 × 6.5/8/22 × 人工成本，无概要设计文件时，可按快速功能点估算，快速功能点估算标准如表 4-2 所示。概要设计文件已具备时，可按全功能点估算，全功能点估算标准如表 4-3 所示。统一开发分布式实施类软件部署费用可按规模另行计算。

表 4-2　快速功能点估算标准

序号	功能点计数项	功能点权值	调整因子	复用系数
1	ILF（内部逻辑文件）	35	1.2 ～ 1.5	0.5 ～ 1
2	EIF（外部接口文件）	15		

表 4-3　全功能点估算标准

序号	功能点计数项	功能点权值	调整因子	复用系数
1	ILF（内部逻辑文件）	10	1 ～ 1.2	0.5 ～ 1
2	EIF（外部接口文件）	7		
3	EI（外部输入）	4		
4	EQ（外部查询）	4		
5	EO（外部输出）	5		

（三）软件开发分项预算人工成本 = 月工资 × 系数，月工资参考综合统计

年鉴年度城镇非私营单位信息传输、软件和信息技术服务业年平均工资，系数为2.76。

第四十二条 系统集成费是指产品软件安装、调试等所产生的必要支出。按照建设方案确定的系统集成范围，系统集成费以软件产品购置费为取费基础，按照8% ～ 15%的费率计取。

第四十三条 其他费用主要包括设计费、工程监理费、等级保护测评费、第三方软件测试费，依据项目建设的规模、难易程度等因素分项确定。

（一）设计费适用于编制信息化项目建设方案、初步设计、施工图设计、专家咨询服务等所收取的费用。综合考虑市场价格等因素，设计费费率和调整系数计取，按照差额定率累进法计算，设计费预算标准如表4-4所示，其中M表示项目直接建设费，项目直接建设费包括机房建设费、软件开发费、软硬件购置费。

表4-4 设计费预算标准

序号	项目直接建设费（M）/ 万元	费率 /%	调整系数			
			机房建设	综合类	软件开发	软件购置
1	M ≤ 300	5.5				
2	300 < M ≤ 500	4.8				
3	500 < M ≤ 1000	4.2	1	0.5	0.3	0.4
4	1000 < M ≤ 2000	3.2				
5	2000 < M	2.2				

（二）工程监理费适用于信息化建设项目施工阶段的质量、进度、费用控制管理，安全、合同、信息等方面协调管理服务，以及勘察、设计、保修等阶段的相关工程服务。综合考虑市场价格等因素，工程监理费按照工程监理费预算标准计取，工程监理费预算标准如表4-5所示。计费额应以信息系统工程项目投资总值为依据，工程类型分为软件开发、硬件系统及综合类项目，其中综合类项目指项目总金额中软件开发费用在30%以上的项目。预算表采用直线内插法确定监理收费基价，计费额小于200万元的，以计费额乘以不高于10%的收费率计算收费基价，计费额大于10000万元的，以计费额乘以不高于1%的收费率计算收费基价，具体收费基价由双方协商议定。

表 4-5 工程监理费预算标准

计费额区段值 / 万元	监理收费基价 / 万元	工程类型调整系数		
		硬件系统	软件开发	综合类
200	7	1	1.2	1.1
500	15			
1000	20			
2000	30			
3000	36			
4000	40			
5000	42			
6000	45	1	1.1	1.05
7000	46			
8000	47			
9000	48			
10000	49			

（三）等级保护测评费适用于测评机构依据国家信息安全等级保护制度规定，受医院委托，按照有关规范和技术标准，对信息系统安全等级保护现状进行检测评估活动所收取的费用。非涉密系统等级保护测评费用中等保三级费用按每个系统 10 万元的上限值控制，等保四级费用根据实际情况核定。

（四）第三方软件测试费是项目完成后，委托第三方软件专业测试机构对项目进行验收测试、性能测试、安全性测试等所发生的费用。第三方软件测试费按第三方软件测试费预算标准费率计取，预算标准参考设计费，采用超额累进方法计算，第三方软件测试费预算标准如表 4-6 所示。

表 4-6 第三方软件测试费预算标准

序号	软件开发费（M）/ 万元	费率 /%
1	M ≤ 200	2.0
2	200 < M ≤ 500	1.2
3	500 < M ≤ 1000	1.0
4	1000 < M ≤ 2000	0.8
5	2000 < M ≤ 5000	0.6
6	5000 < M ≤ 1000	0.4
7	M > 10000	0.2

服务供应商选择管理制度

第一章　总则

第一条　根据国家发展改革委办公厅关于进一步做好《必须招标的工程项目规定》和《必须招标的基础设施和公用事业项目范围规定》实施工作的通知，结合实际，制定本制度。

第二条　制定制度的目的是为了有效评价、选择和管理合格服务供应商，健全反腐倡廉长效机制，推进权力运行监控机制建设，优化医院信息化服务供应结构，完善医院信息化服务供应体系，建立稳定、长期、良好的采购和服务合作关系，提高服务供应水平，确保服务供应商的服务和物品质量、价格、能力能持续符合医院信息化要求，提供优质的信息化服务，借势发力用足服务供应商资源，保证医院信息化高质量稳定发展。

第三条　本制度规定了医院信息化在采购信息系统、服务器存储、信息化电脑终端、信息网络及安全设备、信息机房及空调设备、互联网网站、信息自助设备及屏幕、大楼门禁等服务供应商时，对服务供应商的选择、日常管理和考核的工作程序和要求。

第二章　组织职责及分工

第四条　服务供应选择管理领导小组，成员由院领导构成，职责分工如下。

（一）通过工作会议，讨论决定医院信息化服务供应商的选择计划、采购、支付项目或事项，以及涉及单位利益的合资、合作、捐赠、投资项目。会议决议分为以下几种：批准或通过，原则批准或通过（按要求作相应修改后实施或发布），暂不形成决议（责成相关部门另行提出意见再行研究），不予批准。

（二）审批中长期采购选择计划和年度采购选择计划。

（三）督查、评估和反馈决定的事项，确保决策落实。由医院分管领导或相关部门组织实施，如有分工和职责交叉的，由领导小组明确一名班子成员牵头组织实施。党委书记对组织实施工作负总责，分管领导负间接领导责任，相关科室主要负责人负具体责任。对执行不力的，依照有关规定问责、追责，并做出惩罚决定。

（四）按照党务、政务公开的要求，对做出决定或决议的事宜，通过局域网、公开栏等各种方式予以公示，自觉接受党员、干部和职工的监督。依据有关规定，结合工作需求，对做出决定或决议的事宜及时印发相关文件，对需保密的会议内容和尚未正式公布的会议决定，参会人员应当遵守保密规定。

第五条 服务供应选择管理工作小组，成员由信息科、财务部、党办、院办、纪检等相关业务部门组成，主要职责如下。

（一）制订中长期采购选择计划和年度采购选择计划，注重计划的准确性、实际性和可操作性，把采购选择工作计划纳入绩效考核中。

（二）深入开展服务需求和供应商的调查研究，充分听取各方面意见，进行合法合规性审查和风险评估。在拟递交领导小组研究讨论前，做好前期准备和前置审查。对专业性、技术性较强的内容，发挥医院各专业委员会或科室的作用，开展专家评估及技术、政策、法律咨询，先由专业委员会或科室讨论，提出建议或意见。预算由至少两人参与询价编制，询价编制结束后形成询价单，由管理工作小组或科室主任审核后，向领导小组递交讨论议题和相关调研、预算等会议资料。

（三）因重大突发事件和紧急情况，领导小组无法立即研究决策的，经党委书记同意后，可采取临时处置，事后及时向领导小组报告，并形成书面记录。

（四）及时执行决定的事项，定期向领导小组报告决定事项的执行情况。在执行过程中，遇到新情况、新问题需要调整或变更的，由领导小组审定。需做重大调整的，应再次申请召开会议研究决定；需要复议的，重新提交议题。

（五）参与服务供应商资质评定、物品验证、供货质量管理及考核，对服务供应商的资质、供应能力、价格、售后服务的准确性和真实性负责，询价人员原则上不得参与服务供应商的管理及考核。

（六）将对服务商的选择和管理内容纳入医院信息化质量管理体系中进行日常管理和控制。负责对选择管理服务供应商的文档资料、日常检查、监督考核信息进行收集、整理、标识和归档。

（七）遵守医院信息安全保密制度，接受信息安全意识培训和保密教育，签署保密协议。

（八）党办主任和院办主任具体负责收集议题、印发会议材料、通知参会人员、编发会议纪要，分送医院领导和有关部门、归档会议材料等会务工作，做好会议议题、党委班子成员的发言、表决方式、表决意见、表决结果等会议记录。

<h2 style="text-align:center">第三章　服务供应商的选择</h2>

第六条　遵守《中华人民共和国政府采购法》和《政府采购货物和服务招标投标管理办法》(财政部第87号令)等法律规章，全周期遵循公平、公正、科学及择优的原则，以相同的选择程序和标准对待所有的服务供应商。

第七条　在选择服务供应商之前，管理工作小组根据项目情况，完成论证和确定项目要求、建设目标、建设内容和清单、技术规范和技术指标、原型演示或现场勘探内容、服务需求、预算金额、质保期、付款方式、验收方式、合同格式等内容，制定科学合理、降低自由裁量权的综合评分明细表，并得到管理领导小组的批准或通过。

第八条　项目是由财政性资金采购的，必须采用政府采购的方式进行服务供应商的选择。项目完全由医院自筹资金采购的，可以通过招投标代理公司，按照国家规定和要求，根据项目的金额和类型，采用公开招标、谈判、询比、竞价、直接采购等方式进行服务供应商的选择。

第九条　对服务供应商的要求。

(一)服务供应商必须具备有效的营业执照、税务登记证、注册资金，履行合同或属特种行业的必须具备国家认可的相关资质，必需的设备和专业技术能力的证明材料或书面声明，如有知识产权注册，应注明并提供相关材料。

(二)服务供应商需要提供三年内任意一年的财务审计报告或财务报表，如是新成立公司需提供成立至今的月度或季度财务报表复印件或银行出具的资信证明。

(三)服务供应商需要提供三年内在经营活动中没有重大违法记录的书面声明，根据信用中国网站、中国政府采购网主体信用记录信息进行查询。

(四)参与项目整体设计、规范编制或者项目管理、监理、检测等服务的服务供应商，不得参加该项目的其他采购活动。

第十条　由招投标代理公司组织评标委员会，对参与服务供应商选择的公司进行报价部分、技术部分、商务部分和其他部分的评选。

（一）技术部分包括产品的品牌、型号、配置，详细的技术指标和参数，项目实施或服务方案，项目管理和技术人员情况，技术偏离表、说明书或产品介绍、产品合格证等证明材料，验收标准和验收方法，验收清单（各部件的品名、数量、价格、规格型号），以及其他需要提供的文件和资料。

（二）商务部分包括参选函、服务供应商资格证明文件和业绩证明材料等相关资料、商务偏离表、售后服务方案及培训方案，承诺给予医院的各种优惠条件（优惠条件事项不能包括采购项目本身所涉及的采购事项），以及具备法律或行政法规规定的其他条件证明材料等。

（三）其他部分包括同意医院服务供应需求条款声明、虚假参选承担责任声明，在满足同意医院服务供应需求的前提下，对项目实施提出合理化建议。

第十一条　评分方式原则上采用综合评分法，总分为百分制，各评委分别对实质上响应参选文件进行逐项打分，对各参选服务供应商每一个因素的打分汇总后取算术平均分，该平均分为参选服务供应商的得分。评分成员对需要共同认定的事项存在争议时，按照少数服从多数的原则做出决定。持不同意见的评分成员应当在评审报告上签署不同意见并说明理由，否则视为同意。

第十二条　按照国家规定和要求，根据项目的金额、类型和其他实际情况，由招投标代理公司决定评分方式是否采用最低评标价法。采用最低评标价法时，除了算术修正和落实政府采购政策需进行价格扣除外，不能对价格进行任何调整。

第十三条　采用综合评分法选择的项目，对评分综合得分由高到低依次排序后，排名第一的为选定服务供应商。采用最低评标价法选择的项目，在满足医院需求文件全部实质性要求的基础上，对报价由低到高依次排序后，排名第一的为选定服务供应商。

第四章　服务供应商管理

第十四条　与选定的服务供应商签订合同或相关协议，明确整个服务供应过程中各方需履行的相关义务和职责、违约责任、解决争议的方式等，服务供应商签署医院信息化保密协议。

第十五条　采购文件、合同的附件、服务供应过程中所有经双方签署确认的会议纪要、补充协议、往来信函等的文件和响应承诺文件，均为合同不可分割的有效组成部分，与合同具有同等的法律效力。

第十六条 未经医院书面同意，选定的服务供应商不得擅自向第三方转让其应履行的合同义务。

第十七条 合同中的物资按照合同规定或约定时间、地点和交付方式进行交付，工作小组中负责物资管理人员、委任物资接收人员或使用科室人员、监理人员，依据合同对物资的品牌、规格、数量、厂商、质量要求或质量标准等进行检验，清点、接收和归档检验合格的物品合格证明文件，如合格证、说明书、检测报告等，填写服务供应商物品交接单，确认接收物资放入库房，定期清点和查验。

第十八条 工作小组明确项目目标，按照服务供应商入场告知书中的内容，为实施人员准备办公场地、客户端电脑、培训场地、服务器等其他软硬件和相关基础数据等。

第十九条 对服务供应商的响应时间、服务能力、服务质量、服务结果、人员资质、培训情况等进行评估和审核，管理和控制经服务供应选择管理领导小组确认的变更服务内容，将服务评估和管理的情况进行记录。

第二十条 工作小组按照合同要求，对服务供应商组织验收。对未按合同要求完成项目内容、出现重大质量问题或隐患、经评审后整改不力或质量仍不稳定等情况，应按合同要求采取赔偿损失、继续履约（延长服务期、持续改进）、终止合作等措施。

第五章 服务供应商实施服务要求

第二十一条 服务供应商应具备较丰富的行业经验、较完善的质量管理体系、较强的软硬件集成能力，同时根据项目建设内容和进度需要，派驻具有一定资质能力的成员组成项目小组，对医院信息项目实施服务。

第二十二条 组成的项目小组是一支技术水平高、业务能力强、服务态度好的项目实施队伍，信息化从业 3 年以上工作经验者占比 40% 以上，从业 5 年以上工作经验者须占比 30% 以上。项目经理、技术负责人自始至终专职承担医院服务工作，项目经理由熟悉医院信息化建设情况及医疗行业相关知识、已从业 5 年以上的高级项目经理承担，未经医院许可不得更换。在服务执行期间，服务供应商更换项目经理、技术负责人及主要技术人员，必须提前征得医院同意。在服务实施过程中，服务供应商需按照医院的要求，更换医院认为不合格的人员。

第二十三条　在实施服务前，能够预见服务管理过程中可能出现的风险，通过沟通、检查、审核等予以避免或消除，保证每个阶段都能够按照预先定义的需求和目标，得到圆满的成果，消除服务过程中可能出现的偏差、歧义、随意理解、跟踪失效等。

第二十四条　服务供应商按照合同约定时间和要求，完成服务调研、培训、数据准备、服务优化、上线和终验等工作，配合医院进行协调对接工作，完成与医院现有系统和上级部门平台的对接工作。

第二十五条　在服务期间发生针对国家、省、市行政单位政策调整或医院需求变化造成系统改造、合理需求修改、接口对接等需求，服务供应商应无条件协助医院完成上级部门、医院领导要求的政策性、系统间接口的开发和对接等工作，医院提供硬件支持。

第二十六条　在项目建设及维护过程中，服务供应商按医院实际需求与医院共同定制开发信息系统产品，需共同完成软件著作权登记证书的申请和办理等工作。

第二十七条　服务供应商免费配合医院完成历史基础数据的迁移，在历史数据迁移无原厂配合的情况下，需积极通过各种技术手段帮助医院实现并完成历史基础数据的迁移。

第二十八条　服务供应商配合医院完成与第三方的对接及合理需求开发工作，对接及开发工作需遵循国家及行业相关规范和标准。

第二十九条　整体管控项目，负责整体项目的系统集成、项目开发、进度管理、技术管理、质量管理、配置管理、变更管理、沟通管理、风险控制和配套产品采购等。根据项目类型服务供应商负责网络改造、云资源部署等项目改造及系统集成，协助医院进行医疗行业软件产品评估。

第三十条　服务供应商需基于医院系统的运行情况，进行总体规划和建设。按照招标文件、合同工期要求，服务供应商完成项目开发、功能及项目整合，开展项目日常沟通协调、计划制订、进度管控、需求管理、质量考核和内容验收等工作。

第三十一条　服务供应商做好服务和实施记录、施工资料的整理，以及竣工资料的编制等工作。在服务和工程实施时，根据服务和工程实施进度，提交相应的阶段性文件。服从医院委托的监理单位的监督、管理，积极配合其他相关单位（如等保测评单位）的工作。

第三十二条　合同约定的免费质保期满后，服务供应商继续为医院提供基础技术支持和详细的咨询服务，免费向医院和医院授权的第三方公司提供合同内与服务相关的技术支持，包括但不限于软硬件故障修复、设备系统软件的版本升级、安装补丁、数据更新等内容，保障医院信息化的正常运行。维护期满后维护费用由双方协商，另行签订协议，但总价不得超过原合同价的 5%。

第三十三条　服务供应商在完成项目建设工作后，应积极配合医院相关测评工作，协助医院完成相关整改内容，确保医院通过测评。

医院信息化产品采购和使用制度

第一章　总则

第一条　为规范医院信息化产品采购和使用，确保医院信息化产品符合国家要求，保证产品质量、价格符合医院信息化要求，促进医院信息化高速、安全地发展，制定本制度。

第二条　节能产品或者环保产品是指获得国家认证机构出具的有效期内节能产品认证证书、环境标志产品认证证书的产品。

第三条　进口产品是指通过中国海关报关验收进入中国境内且产自境外的产品。

第四条　采购部门负责医院信息化产品的采购工作。

第二章　对产品选型的整体要求

第五条　如医院采购和使用的信息化产品为节能产品，应拥有有效节能产品认证证书，证书以国家确定的认证机构出具的有效期内的节能产品认证证书为准。

第六条　如医院采购和使用的信息化产品为国产产品，若需采购进口产品应按照规定程序完成进口论证，经过财政监管部门审核批准后，方可采购进口产品，未经批准不得采用含有加密功能的进口产品。

第七条　产品开放、稳定、灵活和可持续优化，符合等级医院评审要求、国家电子病历应用水平标准、国家互联互通评级要求、智慧医院等级评审要求和信息安全等级保护 2.0 标准要求。

第八条　产品采用信息化先进技术，具有前瞻性，能够满足医院未来五年内信息化发展建设的需求。

第九条　产品经过国家有关权威部门的认证，安全专用产品应获得国家相关安全认证，并具有国家职能部门颁发的信息安全专用产品销售许可证。密码产品符合国家密码主管部门的要求，来源于国家主管部门批准的密码研制单位，不得采用国外引进或者擅自研制的密码产品。

第十条　产品供应商具备与产品匹配的服务能力，有相应的售后团队，并且服务能力得到相关部门认可，拥有相应证书，满足医院技术服务要求，提供符合行业规范标准的服务，为医院提供三年的免费质保。

第十一条　质保期自产品供应商完成产品实施工作，通过验收并签署验收报告之日起计算。质保期内产品的服务内容和标准与产品实施期一致，质保期满后提供终身有偿保修、保养和服务。

第十二条　产品实施期间及质保期均属于免费服务期，售后服务包括产品维护、数据维护、优化升级、检查检测、技术支持和详细的咨询服务等，该期间如维修、更换、退货、保养、升级、运输、人工等所产生的费用均由产品供应商承担。

第三章　软件产品选型要求

第十三条　遵循国家卫健委和省卫健委发布的相关标准和规范要求，满足电子病历、互联互通和智慧医院评级标准，实现信息资源互联共享和医院业务闭环管理。

第十四条　按照互联互通标准建设，全面优化和整合医院内部的资源及医院外部的信息资源，实现信息与业务的互联互通，在医院各相关部门可以推广应用的同时，与国家、省、市平台各种系统无缝对接，根据需求可推广到区域内其他的医疗机构，联通医疗业务服务应用。

第十五条　产品的系统开发过程符合软件工程规范标准，有良好的软件质量保证机制、统一的命名规范，包括模块名、变量名、函数名等。程序有良好的编码风格和统一的格式规范，在程序代码中应给出详尽的注解，完成软件产品实施各环节节点的阶段测试，提供测试报告。

第十六条　产品在医院开发和实施过程中，服从医院提出的合理、标准和规范的要求，满足医院个性化需求。支持在线可视化调整，有相应的研发中心，能够和医院联合研发，共同提高医疗信息化水平和科研水平，共同取得相应的知识产权。

第四章　产品采购管理

第十七条　按照服务供应商选择管理制度，组建采购管理工作小组，明确职责分工，开展采购管理工作，产品采购管理全过程由医院纪检和审计部门进行监督和审计。

第十八条　产品采购选择，要进行产品演示、现场答辩评审，产品供应商需提前做好相关文件、数据、电脑、系统等准备工作，演示时间不超过60分钟。

第十九条　为确保产品供应渠道的畅通，防止意外情况的发生，应有两家或两家以上产品供应商作为后备供应商或在其间进行交互采购。

第二十条　采购产品前应预先对产品进行选型测试，确定产品的候选范围，保存产品选型测试结果记录。应至少每年对候选产品名单进行审定和更新，保存候选产品名单的审定记录和更新后的候选产品名单。

第二十一条　需求部门对产品的需求情况提出采购申请，申请中应明确供应品的类别、名称、规格型号、数量、技术要求、质量要求、用途等，经需求科室主任和分管该科室的管理部门负责人、院长签字同意后，交给采购管理工作小组。当产品需求发生变化时，需求部门提出采购变更申请，经上述负责人核实同意后交给采购管理工作小组。

第五章　对信息化设备的使用管理

第二十二条　按照规范，操作和使用信息化设备。

（一）开机顺序：接通电源，打开显示器、打印机等外设，开通电脑主机，按显示菜单提示，键入规定口令或密码，在权限内操作设备。

（二）关机顺序：退出应用程序、各个子目录，通过系统关闭主机，关闭显示器、打印机等外设电源，切断电源开关。

（三）在长时间不使用设备和下班时，及时对设备进行关机操作。

第二十三条　不随意挪用信息化设备，不擅自更换、使用设备硬件和软件，拒绝使用来历不明的软件、文件和介质等。

第二十四条　使用人员如发现设备系统运行异常，应及时与信息科联系，非信息科人员不得擅自拆开、调换设备配件，不允许私自处理或找其他单位的技术人员进行维修及操作。发生电脑中毒安全事件时，及时上报并配合信息科人员共同采取措施，避免安全事件扩散传播。

第二十五条　禁止对医院数据和应用程序进行删除、修改，不得随意复制计算机数据或程序文件。

第二十六条　不得使用股票行情、交易、游戏等软件进行娱乐等个人行为，不得进行与工作无关的操作。

第二十七条　保守医院信息秘密，不向第三方泄露医院的相关信息，不得非法占有、使用医院信息资源。

第二十八条　凡因个人不按规范要求或使用不当，造成设备维护、损失和安全隐患的，按照不良事件进行统计、上报和管理。

第六章　产品运维管理

第二十九条　对于经常使用的产品，应全面了解和掌握产品供应商的管理状况、质量控制、运输、售后服务等方面的情况，做好记录，对产品供应商定期进行审定。

第三十条　产品的测试按照医院信息化测试管理制度和医院信息化项目监理服务制度执行。硬件产品均需在测试环境下，完成连续 72 小时以上的单机运行测试和联机 48 小时的应用系统兼容性运行测试。

第三十一条　产品按照合同的约定、现行国家标准、行业标准及医院信息化验收管理制度，对产品情况进行确认验收。医院根据产品属性，设置产品到货检验、安装调试检验、配套服务检验等多重验收环节。必要时，医院邀请产品相关人员或者第三方机构参与验收，将参与验收的人员或者第三方机构的意见作为验收资料一并存档。验收结束后，出具验收报告，验收报告列明各项标准的验收情况及项目总体评价，并由验收方签字确认。

第三十二条　医院产品使用人员严格按照产品操作规范和培训要求使用产品，遵守医院相关产品配置、维护、检查等制度要求。产品资产管理按照医院信息化资产安全管理制度执行。

第三十三条 合同签订后，凭产品供应商开具的发票（完税发票价），由医院向产品供应商支付合同价款 40% 的预付款。项目终验合格后，凭产品供应商开具的发票（完税价）和医院出具的验收报告，由医院支付合同价款的 40%，将合同价款剩余的 20% 作为质量保证金，质保期达到合同约定服务期一半时，产品供应商无任何违约责任且产品质量和服务符合要求，凭产品供应商开具的发票（完税价）和医院出具的质保服务报告由医院支付合同价款的 10%。质保期达到合同约定服务期时，产品供应商无任何违约责任且产品质量和服务符合要求，凭产品供应商开具的发票（完税价）和医院出具的质保服务报告，由医院支付剩余的 10%。

第三十四条 如因产品供应商非客观原因，未按合同约定进行产品交付，根据给医院工作造成影响的程度，每次扣除合同总价的 1% ～ 10%。当产品出现质量问题时，产品供应商应及时换货或退货，并向医院赔偿损失。

第七章 产品培训管理

第三十五条 根据产品实施的不同阶段，提供与产品相关的培训课程，面向产品开发人员、管理人员、操作人员等不同群体，提供系统化、定制化和有针对性的培训。

第三十六条 培训内容分为运行与维护管理培训和用户使用培训。通过培训，使各类用户能够独立开展相应的应用操作、故障处理、日常维护等工作，确保系统能正常安全运行。

第三十七条 产品供应商提出培训计划，包括培训内容、人数、地点等详细内容。

第三十八条 授课人员是产品供应商的正式职工或专业的授权培训机构职工。

第八章 产品售后管理

第三十九条 产品售后服务期限及方式应符合合同、招标、投标文件的要求，如产品供应商可提供更优惠的质保承诺，以产品供应商的承诺为准，并在专用合同条款中进行明确。

第四十条 除医院与产品供应商另有明确约定外，在质保期内如产品因非院方人为因素出现故障而造成短期停用时，质保期应相应顺延。

第四十一条　在产品质保期间，产品供应商提供"7×24小时电话"等响应机制。在出现影响系统正常运行、造成业务工作大面积无法运转的严重故障时，接到医院报修通知10分钟内做出有效响应和安排，30分钟内做出故障诊断报告。如需现场服务的，具有解决故障能力的工程师应在接到报修通知后40分钟内到达现场。产品供应商在质保期内每季度提供巡检服务，并出具巡检报告。

第四十二条　产品供应商组织机构有变化时，包括但不限于重组、更名、内部职能调整和变更等，应及时书面通知医院，不能影响对医院的售后服务和技术支撑。在售后服务期限内，如果医院为适应新的标准和工作要求，需对产品做小范围修改、改进和调整时，产品供应商应免费、及时进行修改、调整和完善。

医院软件开发管理制度

第一章　总则

第一条　为规范医院自主软件研发及外包软件的管理工作，特制定本制度。

第二条　本制度中软件开发指医院自主进行新系统开发和现有系统重大改造。

第三条　软件开发遵循项目管理和软件工程的基本原则。项目管理涉及项目立项、项目进度、项目质量、项目上线、项目验收等。软件工程涉及需求管理、系统设计、系统实现、系统测试、用户接受测试、试运行、系统验收、系统上线和数据迁移等。

第二章　组织职责

第四条　开发为外包的项目，成立外包项目组，成员如下。

（一）项目经理：医院任命一名项目经理与外包商项目经理对接，负责了解项目情况，配合项目开发，满足业务需要，监督和汇报项目进度、质量等。

（二）外包开发组：外包商开发、测试等成员。

（三）IT 组：配合软件开发的医院信息科相关人员。

（四）业务组：由医院相关业务部门组成。

第五条 开发为合作的项目，成立合作开发项目组，成员如下。

（一）项目经理：医院任命一名项目经理负责项目的管理，确保开发能及时完成，并满足业务需求。

（二）合作开发：计算机软件开发相关人员和外包商开发测试成员。

（三）IT 组：配合软件开发的医院信息科相关人员。

（四）业务组：由医院相关业务部门组成。

第六条 开发为自主研发的项目，成立自主研发项目组，成员如下。

（一）项目经理：医院任命一名项目经理负责项目的管理，确保开发能及时完成，并能满足业务需要。

（二）开发组：信息科开发人员。

（三）IT 组：配合软件开发的医院信息科相关人员。

（四）业务组：由医院相关业务部门组成。

第七条 项目组人员的选择应满足项目对业务及技术的要求，项目组人员具有丰富的业务和 IT 技术方面的专业知识，以胜任项目各方面的工作。

第三章　立项管理

第八条 提出开发需求的业务部门、外包开发商参与信息科立项，进行应用调查和可行性分析，编写立项分析报告，开展前期筹备工作，立项分析报告应明确项目的范围和边界。

第九条 立项分析报告从效益、风险、开发周期和成本等方面，提出项目实现方式、软件知识产权归属的建议。

第十条 应用系统主要使用部门将立项分析报告上交分管院长和院领导进行立项审批，以保证系统项目与医院整体策略一致。立项分析报告得到批准后，成立项目组。

第十一条 对项目所有参与人员进行信息安全意识培训和保密教育，签署保密协议。

第四章　需求分析

第十二条 立项后项目组对用户的详细需求进行汇总整理，调查软件运行环境，出具业务需求说明书，确保业务需求说明书中包含了所有的业务需求。经系统使用部门确认，作为业务需求基线。

第十三条　开发组和IT组在获得业务需求说明书后，根据项目情况设计用户原型，与业务组共同研究，提出技术需求和解决方案，并对系统进行定义，出具系统需求规格说明书。系统需求规格说明书应详细列出业务对系统的要求，如界面、输入、输出、管理功能、安全需求、运作模式、关键指标等。系统需求规格说明书需要由业务组提交给相关业务科室负责人签字确认。

第十四条　需求规格说明书中的安全需求包括用户管理、权限管理、日志管理，以及存储、传输的数据管理。

第十五条　对于合作开发的项目，当业务需求发生变更时，项目经理应提交需求变更申请，医院信息科审批后交给合作开发商实施。

第十六条　项目经理应对需求变更影响到的文档及时更新。

第五章　项目计划和监控

第十七条　软件开发采用项目形式进行管理，项目经理负责整个项目的计划、组织、领导和控制。

第十八条　在需求分析过程中，项目经理组织制订详细的项目计划书，包括具体任务描述和项目进度表等。

第十九条　在项目的各个阶段，开发组、IT组和业务组需配合项目经理制订阶段性项目计划。各组组长配合项目经理对项目计划的执行情况进行监控，确保项目按计划完成。

第二十条　明确完整的变更控制措施和流程，变更内容需经项目组成员审核，选择恰当的变更时间，及时发布变更通知，保留所有变更的审计跟踪记录，降低项目过程中变更的风险。

第二十一条　当项目计划需要变更时，项目组填写项目计划变更说明，并提交医院信息科审批，通过审批后再执行。

第六章　系统设计

第二十二条　在系统设计阶段，业务组应充分参与，确保系统设计能满足系统需求。

第二十三条　开展系统概要设计和详细设计，遵循完备性、一致性、扩展性、可靠性、安全性、可维护性等原则，确定软件开发架构，规范文件命名。程序代码符合编码规范，结构清晰易读，与设计保持一致，注释编码中无用的代码。

第二十四条　进行详细设计，确定软件模块结构及程序模块内的数据流或控制流，出具设计说明书和单元测试用例，设计说明书中需要定义系统输入输出说明和接口设计说明。项目组对概要设计进行评审，出具设计评审报告，开发组、IT组和业务组负责人应参加评审，对评审意见签字确认。

第二十五条　系统设计中要考虑系统的容量、资源的可用性和扩展性，对数据库容量、并发连接数、带宽、内存、CPU、硬盘及其他相关因素进行设计说明，并有相应的保密措施，控制涉及核心数据等与软件设计相关资料的使用范围。

第二十六条　设计评审均以业务需求说明书和系统需求规格说明书为依据，在确保系统设计能满足系统需求的同时，审查系统层面和模块层面上的安全设计、各模块的设计及模块间的接口设计，能满足医院信息化安全要求。

第二十七条　对已确认通过的系统设计进行修改时，在获得项目经理、开发组、IT组和业务组负责人的审批后方可进行。

第二十八条　开发过程中设计的文档及程序代码，通过 VSS、CVS 或其他同类软件进行版本管理、权限控制和日志记录，并由项目经理进行归档管理。

第七章　系统实现

第二十九条　项目组根据设计说明书制订系统实现计划，提交医院信息科对计划可行性进行审批。系统实现包括程序编码、单元测试和集成测试。

第三十条　项目组保证开发、测试和生产环境独立，为各环境建立访问权限控制机制，明确项目成员的职责分工。对开发环境、测试环境与生产环境在物理或逻辑方面做到隔离，如果环境的分隔是通过逻辑形式实现的，应定期检查网络设置。项目组对已授权访问生产环境的人员进行详细记录，对记录进行定期检查，确保只有经过授权的人员才能访问生产环境。

第三十一条　项目组进行单元测试和集成测试，测试人员对测试结果签字确认。

第八章 系统测试和用户测试

第三十二条 项目组制定系统测试计划，提交医院信息科进行审批。系统测试计划必须定义测试标准，明确各种测试的测试步骤和需要系统设置的要求。

第三十三条 向数据拥有部门申请获取测试用业务数据的使用权，对获取的数据进行严格的访问控制，确保只有相关项目人员才能访问及使用。

第三十四条 负责测试数据准备，测试用数据要能够模拟生产环境中的实际数据，对已评定为敏感信息的数据进行敏感性处理和保护。测试过程中对测试数据进行安全保护，测试完成之后，应立即将测试数据从测试系统中删除。

第三十五条 IT组或合作开发商建立测试环境，进行系统测试。在系统测试中，对新系统内部各模块之间的接口和与其他系统的接口进行充分测试。对超范围的数值、数据域中的无效字符、遗漏或者不完整的数据、超出数据容量的上下限、未经授权或者不一致的控制数据、输入错误相关提示信息等，进行输入数据安全性测试，出具系统测试报告，测试人员对测试结果签字确认。

第三十六条 系统测试通过后，IT组配合业务组建立用户测试环境，业务组根据用户测试用例进行用户测试，出具用户测试报告，业务组组长和IT组组长在用户测试报告中签字确认。

第三十七条 项目组完成系统帮助文档，其中包括用户操作手册和安装维护手册。凡涉及应用系统的变更，应对系统帮助文档及时更新。

第九章 试运行

第三十八条 系统主要使用部门根据项目规模及影响决定试运行策略。

第三十九条 项目组制订试运行计划，制订试运行验收指标，上报医院信息科审批。试运行计划中应包含问题应对机制，明确问题沟通渠道和职责分工。

第四十条 项目组联合试运行科室进行相关系统部署工作，准备培训资料，对相关用户和信息技术人员进行培训，统计用户培训的完成度和满意度。

第四十一条 项目组根据试运行计划进行系统转换和数据迁移。系统转换前检查系统环境，确保运行环境满足新应用系统的需要。系统转换时详细记录系统中的重要参数、设置等系统信息，填写试运行报告的相关内容。

第四十二条 数据迁移前应制定详细的数据迁移计划，数据迁移计划中包含迁移方案、测试方案、数据定义，新旧数据对照表、迁移时间、回退计划等信息。数据迁移计划需经项目经理和信息科签字审批。

第四十三条 数据迁移后，项目组应检查数据的完整性和准确性，出具数据迁移报告，其中包括数据来源、转换前状态、转换后状态、数据迁移负责人、完整性检查情况、准确性检查情况等内容。

第四十四条 系统转换和数据迁移由试运行业务部门及项目组共同监督和验证。

第四十五条 系统转换和数据迁移验收通过后，立即启动试运行。在试运行过程中，项目组把系统运行情况，如系统资源的使用、响应速度等，记录到试运行报告中。项目组根据系统运行情况，对应用系统进行优化。

第四十六条 达到试运行计划规定的终止条件时，项目组编写试运行报告，信息科和试运行业务部门审阅试运行报告，决定试运行结束或延期，并签字确认。

第十章　系统上线

第四十七条 系统上线应遵循稳妥、可控、安全的原则，通常情况下，系统上线包含数据迁移工作。

第四十八条 项目组制订系统上线计划，在上线计划得到信息科批准后，才能开始部署上线工作。

第四十九条 系统上线计划内容应包括但不限于以下方面。

（一）部署方式和资源分配，包括人力资源、服务器资源。

（二）上线工作时间表、上线操作步骤及问题处理步骤。

（三）项目阶段性里程碑和成果汇报，包括项目执行状态、进度安排等。

（四）数据迁移的需求和实施计划。

（五）完整可行的应急预案和回退计划。

（六）用户培训计划，包括培训计划、培训手册、培训考核等。

（七）系统标准参数配置。

第五十条 上线科室在上线初期需加强日常运行状态监控，出现问题时

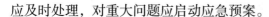

应及时处理，对重大问题应启动应急预案。

第五十一条　在完成上线后项目组填写系统评估报告，包括数据准确性、系统性能及稳定性、接口问题、权限问题、业务操作影响度、问题处理情况、备份等。信息科对系统验收评估报告进行核实确认。

第五十二条　项目经理统一管理、归档项目过程和关键节点的文档、资料和文件等。

第十一章　系统验收

第五十三条　系统主要使用部门、信息科组成系统验收小组，也可授权信息科作为验收小组。

第五十四条　项目小组根据项目情况整理形成验收报告，提交验收小组审阅。

第五十五条　验收小组从功能、技术、系统测试、试运行情况、上线使用情况和文档交付情况等方面，对项目进行综合评估，并签署验收意见。

第十二章　合作开发管理

第五十六条　合作开发商的选择应遵循医院相关规定和本制度，具有软件开发资质，符合经营范围要求。

第五十七条　项目经理向合作开发商明确项目变更的范围和处理方式，重点关注需求和设计变更。

第五十八条　项目经理负责监控合作开发商的项目情况和软件开发活动。合作开发商应按计划定期向项目经理报告进展状态，提交阶段性成果文档。发生重大问题时，合作开发商应及时向项目经理汇报。

第五十九条　项目经理与合作开发商协商确定验收的标准和方法，在开发合同中明确说明，监控开发质量和过程。

第六十条　软件交付前应依据开发要求的技术指标，对软件功能和性能进行联合整体测试，并完成第三方安全机构对软件源代码的审查，检测软件包中可能存在的恶意代码，出具审查报告。

第十三章　外包开发管理

第六十一条　立项申请得到医院院领导的审批后，选定开发商，确保承包方有相应资质，签订外包开发合同。

第六十二条 与选定开发商签订保密协议，明确其保密责任。

第六十三条 选定开发商提供所有必要的软件配置项。确保所有软件配置项为最新，与实际运行环境配套。确保所有软件配置项安全，由项目经理负责管理。

第六十四条 在软件安装之前根据开发要求检测软件质量，包括功能、性能和安全等方面，检测软件包中可能存在的恶意代码，审查其中可能存在的安全隐患。

第六十五条 项目经理负责监控外包开发商的项目管理及软件开发活动。外包开发商应按计划定期向项目经理报告进展状态，提交阶段性成果文档。发生重大问题时，外包开发商及时向项目经理汇报。

第六十六条 项目经理与外包开发商协商确定验收的标准和方法，在开发合同中明确说明监控开发质量和过程。

第六十七条 外包开发单位提供软件源代码，信息科对软件源代码进行审查，保存软件源代码审查记录，并请第三方安全机构进行软件安全审查，出具审查报告。

第十四章 外包服务管理

第六十八条 信息机房托管服务方必须满足征信管理机构等相关管理部门规定的资质要求。

第六十九条 信息机房托管服务方及其法定代表人在征信系统中必须无不良信用记录。

第七十条 医院与外包服务方签订正规的外包服务合同，明确双方的权利、义务和责任。

第七十一条 医院确保外包服务人员的系统访问权限受到约束，涉及敏感操作时，如用户名、密码等，应由医院人员进行操作。

第七十二条 外包服务方进行现场技术支持服务时，事先提交操作计划，医院项目组人员现场陪同服务外包人员按照计划进行操作，核对操作内容和准确记录。外包服务人员不得查看、复制或带离任何敏感信息。

第七十三条 外包服务方应严格履行服务外包合同或协议中的各项安全承诺，在提供技术服务期间，应严格遵守医院相关安全规定与操作规程。

医院信息化工程施工制度

第一章　总则

第一条　为加强医院信息化工程施工安全管理，保证施工安全，使信息化工程快速有效地推进，确保在施工期间做到文明施工、安全施工、科学施工，特制定本制度。

第二条　施工范围包括工作区子系统、水平子系统、管理子系统、干线子系统、设备间子系统和建筑群子系统。

第二章　施工准备

第三条　施工方应提前 3 个工作日与医院施工管理部门联系，共同协商进驻医院的勘察时间、施工项目和施工时间等，经确认后凭医院施工管理部门出具的进场通知单进入医院。

第四条　现场勘察重点是与医院协商设备器材的安装位置、线路走势、测绘工程施工图纸等，内容包括工作站、配线架、机柜、走线槽架等设备的位置和设备在机房的位置。

第五条　现场勘察需了解现场施工环境情况，包括医院提供的设备器材暂存场地、施工供电条件、医院允许的施工时间段、线路距离等。

第六条　医院施工管理部门提供给施工方一间具有防盗设施的房间，作为物品临时存放的场所。进驻医院第一天由医院施工管理部门将钥匙交予施工方，钥匙由施工方保管，若出现物品丢失，由施工方负责。

第七条　根据现场勘察结果，完成工程施工设计，工程施工设计应包含以下内容。

（一）施工计划方案。

（二）施工进度表，制订各阶段性工程的完成计划和时间。

（三）施工过程中可能出现的问题及解决方案。

第八条　制订工程施工人员管理计划，包括施工人员责任规范书、施工人员组织管理制度等，内容包括施工项目组的人员组织、人物分配、任务执行、行为准则等。

第九条　施工单位在施工前必须绘制施工图纸，经医院施工管理部门同意后方可施工。

第三章　工程实施

第十条　工程施工应严格按照预先设计的方案实施。需要调整计划时，需得到医院施工管理部门负责人同意，并修改施工计划方案。非客观和院方原因导致工程逾期不能完成的认定为工程事故，施工方负责人应上交报告说明情况，后果严重的要追究有关人员的责任。

第十一条　工程施工流程包括勘察、方案设计、土建施工、技术安装、信息点测试、文档整理和维护。

（一）勘察：询问业务科室工程需求，现场勘察建筑，根据建筑平面图等资料计算材料的用量，如信息插座的数目、机柜定位和数量等，完成调研报告。

（二）方案设计：根据前期勘察数据完成工程实施方案、材料预算表和工程进度安排表。

（三）土建施工：协调施工队与目标业务科室明确职责，按照施工要求实施土建工作，如钻孔、走线、信息插座定位、机柜定位、做线缆标识等。

（四）技术安装：如打信息模块、打配线架、机柜内部安装、交换机配置等技术配置实施。

（五）信息点测试：对施工情况进行测试，如通过网络进行对接线图、长度、衰减量、近端串扰、传播延迟五方面的数据测试，出具详细的测试报告。

（六）文档整理：整理施工文档，交给医院施工管理部门。施工文档包括材料实际用量表、网络施工文档、布线文档、测试报告、楼层（楼群）配线表等。

（七）维护：当线路出现故障时，快速响应维护。

第十二条　施工方每日填写工程进度日志，经双方签字确认后交由医院施工管理部门保存。

第四章　施工要求

第十三条　施工时间。

（一）早上 7∶30 ～下午 7∶30。

（二）严格按照业务科室作息时间安排工作，如无特殊情况不得在现场加班。

（三）施工不能给业务科室正常工作带来干扰，或将干扰降低到最小。

第十四条　现场施工人员必须统一穿工装，胸前佩戴胸卡。

第十五条　施工人员工作期间严禁吸烟、喝酒和带领无关人员进入医院，禁止做与施工无关的事情，由此而导致的损失由施工方负责。

第十六条　施工方要做好施工现场安全的督促检查，严格遵循安全操作和施工规范，配备施工安全工具，确保施工人员和第三者的人身安全。为完善安全责任制，明确一名安全员，安全员要监督和管理施工过程中的安全措施和施工规范。施工方负责人作为安全责任第一负责人，与安全员一起承担施工安全的全部责任。

第十七条　施工人员必须购买意外伤害保险，保险单复印件交医院施工管理部门备存。

第十八条　施工中不能破坏医院公共设施，不能改变、挪动医院任何建筑外立面的外观和线路等。

第十九条　不能因施工造成施工人员、医院人员的伤亡和医院财产损失。施工场所若有贵重物品或贵重设备，医院科室应提前保管或双方确认后方可施工。

第二十条　施工离场时，要清理施工现场，将工具线材、辅料和未安装的设备器材收拾干净，统一存放到指定位置。施工垃圾必须当天清除，并将施工场所打扫干净。

第二十一条　在施工过程中，由于施工方原因造成电力、通信设施损坏或业务科室人身伤害、设备损坏的，由施工方承担责任。施工人员发生安全伤害事故的，由施工方负责处理赔偿损失。

第二十二条　施工方有权拒绝医院向施工方索要财物等不合理要求，同时上报医院纪检部门。

第二十三条　双方本着协商、合作的原则，解决施工中出现的问题，医院应积极配合施工方，共同推动施工顺利进行，不得出现无故阻碍施工正常进行的现象。

第二十四条　网络布线施工注意事项如下。

（一）按照国家网络布线、施工等标准进行施工。

（二）交换机放置：无论是三层交换机还是二层交换机，在选择安装位置时，一定要把交换机放置在节点的中间位置，一方面可以节约网线的使用量，另一方面还可以将网络的传输距离减小到最短，从而提高网络传输质量。

（三）合理布放双绞线：布线时，可以把双绞线放在专业的线槽中，双绞线经过的地方，不能有强磁场、大功能的电器和电源线等。

（四）施工时给网线和模块做标识，标识为不易干裂掉落的线标，网线两端均需标识。

（五）布线工作完成之后要对各信息点进行测试检查。采用专用仪器进行测试，根据各信息点的标记图进行一一测试，若发现有问题则可先做记录，等全部测完之后对个别有问题的地方再次进行检查。测试的同时做好标号工作，把各点编号在信息面板处、配线架处用标签纸标明，并在图纸上注明。

（六）网络设备测试：网络设备安装完毕后，进行加电测试。先测试所有的网络设备，包括网线是否正常工作，然后测试点与点之间的网络传输速度，最后测试一点对多点的网络传输速度。

（七）综合测试：测试外部网络和内部网络的互联互通性能。

第二十五条 施工文档包括：到货设备和部件清单及序列号、施工文档和方案、设计方案修改申请表、停工报告、设备口令清单、拓扑结构图、机柜设备示意图、医院 IP 划分表、设备详细配置列表、交换机配置文档、信息点和交换机端口对应表、竣工报告、测试报告、工程质量评定表、产品合格证等。

医院信息化项目实施管理制度

第一章　总则

第一条 为加强医院信息化项目实施管理，规范医院信息化项目实施流程和工作内容，确保医院信息化项目建设的质量、进度和安全，制定本制度。

第二章　项目组织架构

第二条 项目管理委员会由院领导、项目实施方负责人和医院项目管理部门负责人构成，主要职责如下。

（一）监控项目整体进程，对项目组提供指导性建议。

（二）审批项目范围内的所有变更请求，为项目工作方向提供关键决策。

（三）确保所需资源按时到位，帮助及时解决关键性的问题。

第三条 项目管理办公室由项目实施方的项目经理和医院项目管理部门项目经理构成，主要职责如下。

（一）组建项目团队进行任务分工，监控和预防项目问题及风险，控制项目进度、质量及成本。

（二）制订详细的工作计划和项目进度计划，评估项目资源和工作量，执行项目管理工作任务，协调问题的解决。

（三）负责提供质量管理的指导建议，帮助项目组确定有效的质量范围及质量管理方法。

（四）制定并执行项目审查机制，监督项目状况，保证项目执行。

第四条 项目组由实施方项目组成员和项目相关部门成员构成，主要职责如下。

（一）按照项目工作计划开展项目实施。

（二）定期向项目管理办公室汇报项目状态和进度。

（三）开展项目质量管理、风险管理、资源管理。

（四）沟通解决项目进展中的问题。

（五）向业务科室提交项目计划和配合需求，进行项目培训。

第五条 项目相关部门由项目设计、建设、使用和运维相关的设计院、监理、医院业务或管理科室等成员构成，主要职责如下。

（一）确保相关科室人员配合项目各项工作，保证项目的顺利进行。

（二）及时确认和安排提出的工作计划，完成项目内容。

（三）及时提供项目所需的数据、文件和资料等。

（四）对反映项目中所遇到的问题予以及时反馈和解决。

（五）确认项目进程和里程碑，参加会议和培训。

第六条 项目专家组由项目相关技术、管理、业务等有行业经验和资质的成员构成，主要职责为参与方案讨论，为项目提供行业或专业的意见，针对某些难点问题进行专题讨论，寻求解决方案。

第三章 项目目标管理

第七条 以成为国内一流水平的智慧研究型医院为发展方向，最终建立"智慧化、数字化"医院。以患者为中心，以质量安全为基础，以疾病、诊疗过程为主线，以提高医院管理水平为发展目标，对内支持医院转型发展，满足医教研全面发展的需要，对外满足未来信息需求，与国家、省、市等各级各类信息平台实现互联互通。

第八条 面向患者的智慧服务：从诊断、治疗、护理、康复、保健等各方面为患者提供便捷、人性化的医疗服务。优化门诊就诊流程，建立诊前、诊中、诊后的全流程管理模式，实现从对患者的诊疗服务转变到全过程健康服务的模式。

第九条 面向医务人员的临床管理：以电子病历为核心，提高诊疗精确度，提升患者就医安全与质量，打造高效、高质的医疗服务体系。

第十条 面向医院管理的智慧管理：以全院各业务处理存储的数据为基础，建立"基于业务，服务管理"的综合运营一体化管理体系，对全院的信息资源（人、财、物、医疗信息）进行全面智慧化，实现数据资源全自动集成，更好地为提高医院经营管理水平服务，实现精细化管理。

第四章　项目实施管理阶段

第十一条 调研与分析阶段。

（一）开展与相关领导和各级相关部门的业务访谈和技术访谈，分析讨论并确认业务需求、医院当前信息系统状况和接口需求，确定业务流程。

（二）项目实施方进行业务需求调研（包括总体调研、应用数据调研和应用功能调研），系统业务流程梳理，系统接口梳理，对业务需求进行分析，编写业务需求说明书和按照项目管理的时间进度、质量等要求，提出对医院科室的配合要求。

（三）医院项目相关科室根据项目要求，协助业务调研和访谈活动，确认访谈结果，提供需求信息及需求依据、业务流程图、统计报表内容格式示例、相关数据、亟需解决的问题、预期结果和用户界面等。

（四）医院项目相关科室根据项目要求，提供项目所需数据、文件等资料，提供原系统介绍、样本数据、历史数据范围、原系统数据设计说明及数据字典。对调研与分析阶段的交付件进行详细和全面了解，参与对交付件的讨论并确认。

第十二条 系统设计阶段。

（一）根据调研与分析阶段的产出，进行系统方案详细设计。

（二）项目实施方对系统进行详细功能设计、UI（用户界面）设计和系统架

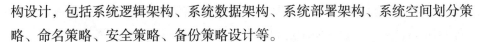

构设计，包括系统逻辑架构、系统数据架构、系统部署架构、系统空间划分策略、命名策略、安全策略、备份策略设计等。

（三）项目实施方对系统进行数据库设计和安全设计，包括逻辑模型设计、物理模型设计、数据映射建立，对系统进行接口设计和接口定义。

（四）项目管理办公室根据项目要求，为系统开发测试提供必要条件，如人员及工作环境等，协调第三方系统厂商协商接口事宜。

第十三条 软硬件、网络、终端准备及安装测试。

（一）项目实施方按照医院机房、服务器、网络、终端管理制度和要求，准备和调试系统相关的环境。

（二）医院项目管理部门根据项目要求，提供开展项目工作的必要条件，如人员、环境、网络等。

第十四条 系统开发与系统测试阶段。

（一）项目实施方搭建及配置测试环境、数据迁移环境、性能测试环境和培训环境，根据系统设计进行系统开发、系统接口开发和集成测试。

（二）项目实施方制订测试计划，测试类型包括单元测试、集成测试、压力测试，编写测试场景与脚本，执行集成测试，记录并解决测试中的问题。

（三）医院项目管理部门根据项目要求，为系统开发测试提供工作环境，协调组织相关系统第三方厂商进行接口开发和集成测试。

第十五条 系统试运行和部署上线阶段。

（一）系统开发测试（单元测试、集成测试、压力测试）后，项目组成员及医院相关部门进行测试评估，完成系统上线准备工作，进行系统上线切换和系统正式部署。

（二）项目实施方制订用户培训计划，准备培训材料，对业务科室和项目组成员进行功能操作培训及系统业务流程和系统设计培训。

（三）项目实施方搭建及配置生产环境，进行系统岗位角色的数据收集工作，完成系统权限设定和系统数据初始化。

（四）医院项目管理部门根据项目要求，配合项目测试和上线工作，参与讨论并确认权限方案，收集权限信息，提供相应的初始化数据。参与制订培训计划，准备培训环境，协调和组织培训。

第十六条 运行维护阶段。

（一）系统正式部署上线之日起的 12 个月为运行维护阶段。系统正式部署为医院通过了项目实施方提交的测试报告和性能测试报告的审核，系统已在使用科室正常试运行，稳定使用达到三个月并有实际三个月的业务真实数据。

（二）项目实施方负责在运行维护阶段的维护工作，包括系统配置文档的更新、程序运行问题诊断、运行错误分析、软件缺陷处理、代码改变后的功能与技术文件更新、系统管理的支持、定期巡检和问题排查、数据查询或修订、功能优化等。每月召开运维会议，提交运维报告。

（三）医院项目管理部门在运行维护阶段期间，由第三方软件或硬件所导致的问题，医院项目管理部门负责协调相应第三方厂商解决，为技术人员提供必要的工作环境，组织协调科室参加运维会议。

第五章　项目实施变更管理

第十七条　在项目实施过程中，任何一方如需对项目工作说明书中提及的内容进行调整，均需要以书面的方式提出变更申请，项目管理办公室应在变更申请提出后的 5 个工作日内，对于变更所带来的项目风险和对项目进度、资源要求和服务费用的影响进行书面评估，将评估结果以书面形式上报项目管理委员会。经项目管理委员会批准确认，双方以书面形式签署同意变更申请后，项目组开始变更工作，并对项目进度等进行调整。

第十八条　项目实施变更流程。

（一）项目启动前制定项目变更申请表，用于书面提出变更申请和对变更申请的管理。

（二）项目启动前以书面形式指定变更审批人员，负责审核并批准签署变更申请。

（三）变更申请提出：任何一方均应以书面的方式填写项目变更申请表，向项目管理办公室提出变更请求并描述详细的拟变更内容。

（四）变更申请分析：项目管理办公室应负责进行变更分析。变更分析应包括变更实现方式、变更实施时间、变更所带来的项目风险和对项目时间表、工作量、资源要求、交付成果、服务费用和付款方式的影响分析。

（五）变更审批与实施：项目管理办公室审核变更分析和决定实施该变更，并向项目管理委员会汇报。对于不涉及费用调整的变更，经双方授权的变更审批人员书面签署变更申请后，项目组开始实施变更。对于涉及费用调整的变更，经项目管理委员会批准后，项目组开始实施变更。无论是何种方式的变更，如果变更并未超出约定的工作范围、时间范围、双方职责范围，或者未对项目工作量和成本产生影响，则不应被视为涉及费用的变更。如果变更已超越约定的工作范围、时间范围、双方职责范围，或者对项目工作量和成本产生影响，则视为涉及费用调整的变更，双方应按照约定的变更流程实施。

第十九条　在项目启动之后，对于项目实施过程中出现的项目人员变更问题，将采用项目人员变更处理流程予以解决。

第六章　项目实施风险应对管理

第二十条　项目管理办公室定期召开和参与项目会议，指导和推进项目流程，听取项目组汇报并解决分歧。项目相关人员按时参加项目里程碑等会议，协调项目相关人员推动落实会议内容，及时、有效完成项目内容。定义项目任务、资源和时间线，描述项目的进展和计划，每周向项目管理办公室汇报项目情况，记录汇报内容和反馈情况，针对主要问题和潜在风险制定应对措施。

第二十一条　参与项目实施和配合人员应具备丰富的技能及经验，如人员的表现未达到要求，需提供额外的人员进行补充或替换。

第二十二条　提供项目实施便利，包括协助联系访谈对象、参与访谈等，为项目组的现场人员提供服务所需的工作环境。

第二十三条　在调配医院管理的软件、硬件和人员资源基础上，协调与第三方厂商的软件使用权、接口开发等技术配合工作。

第二十四条　提供项目实施所要求的各种信息及材料，包括各种业务数据，并满足项目的进度要求，确保提供的信息完整、真实、有效和准确。如发现提供信息及资料不符合要求，应及时通知相关科室，重新提供符合项目组要求的信息及材料。

第二十五条　项目任务依据共同制订并认可的工作计划执行，参与项目实施和培训，积极开展对系统的使用。若延误方对其他方的后续工作造成影响，并由此导致项目进度的延迟，按项目变更控制流程进行处理。

第二十六条　记录和统一管理项目关键问题，分析问题范围、影响及程度，协调相关人员确定可能的解决方案，推动问题的解决。

第二十七条　项目实施过程中的通知、协商和决定均采取书面记录的方式，且由相关负责人签字。

医院信息化项目监理服务制度

第一章　总则

第一条　为医院信息化监理服务能够按照"四控制、三管理、一协调"的原则，保证建设项目在规定的时间内安全、高质地完成，实现项目建设的目标，提升医院信息化服务和管理水平，制定本制度。

第二条　监理服务依据。

（一）国家工业和信息化部和省、市有关信息系统项目建设的文件和监理规范。

（二）监理单位与医院签订的服务合同。

（三）承建单位与监理单位签订的服务合同。

（四）国家、省、市有关技术规范和标准。

第二章　医院信息化项目监理服务内容

第三条　医院信息化项目监理服务的范围包括项目实施建设过程，应用软件开发和系统集成，设备和系统软件购置、安装调试，系统单元测试，集成测试，培训，试运行和系统验收，系统移交，相关各类项目会议的组织与记录，项目文件的起草、归档、移交等管理工作。

第四条　监理服务内容包括项目质量控制、系统集成质量控制、应用软件开发质量控制、软件应用培训质量控制、项目进度控制、项目成本控制、项目变更控制、项目合同管理，以及信息和项目文档管理、纠纷协调管理、项目安全管理、项目知识产权管理等。

第五条　针对项目建设情况，向医院提出合理化的改进改良建议，全面负责项目各方的工作协调、督办等。提供"7×24小时"现场全程监理服务，协助医院完成上级各部门对本项目的检查、考核、验收等工作。

第三章　医院信息化项目监理服务准则

第六条　监理服务以"守法、诚信、公正、科学"的准则执业，维护医院与承建单位的合法权益。

第七条　遵守国家法律和政府有关条例、规定和办法等，执行有关项目建设的法律、法规、规范、标准和制度，履行监理合同规定的义务和职责。

第八条 不收受被监理单位的任何礼金，不泄漏所监理项目各方认为需要保密的事项。

第九条 坚持公正的立场，独立、公正地处理有关各方的争议，坚持科学的态度和实事求是的原则。

第十条 按照监理合同的约定，向医院提供技术服务，帮助承建单位完成其担负的建设任务。

第四章 医院信息化项目监理服务要求

第十一条 审核项目组织及技术总体方案。

（一）审核和确认承建单位的总体设计方案、集成方案和各子系统方案。

（二）审核和确认项目建设过程中的各种关键技术方案。

（三）审核和确认承建单位项目的组织方案、实施方案和项目计划。

（四）审核和确认承建单位的项目进度和控制节点。

（五）审核和确认承建单位项目的质量保证计划和质量控制体系，含质量控制的关键性节点。

（六）审核和确认承建单位的源代码管理方案。

（七）审核和确认承建单位的测试计划。

第十二条 建立质量管理系统，完善职责分工及有关质量监督制度，落实质量控制责任，对系统集成进行质量控制。

（一）审核关键设备、系统软件选型方案，协助系统集成商和建设方进行选型。

（二）监督审查提供货物的型号、数量、到货时间、合格证及相关产品资料等。

（三）对采购系统软件的调试、预上线、上线进行质量管理和验收。

（四）对采购的硬件设备、项目实施进行质量检验、测试和验收。

（五）参与制订项目验收大纲和项目验收。

第十三条 控制应用软件开发的质量。

（一）协助审查并确认软件开发商制订的软件开发实施计划。

（二）对软件开发的需求分析、概要设计、详细设计、编码测试、应用测试阶段的质量进行控制。

（三）审核开发质量、质量记录及阶段性测试文档。

（四）参与制订并审核软件开发验收大纲。

（五）对最终提交的源代码等开发资料进行移交验收。

第十四条 人员培训的质量控制。

（一）审查和确认培训计划、培训大纲，并征求医院的意见反馈。

（二）监督承建单位实施培训计划，评估培训效果。

第十五条 实施过程中审查所有相关文件是否标准、完整和规范，对文档和资料实施质量控制。在验收时监督各项目的承建单位，提交符合规定的成套项目资料，包括印刷本和电子版等。

第十六条 项目进度控制。

（一）组织建立进度控制协调制度，落实进度控制责任。

（二）按各子系统实际情况编制项目控制进度计划，包括项目建设开工、设备的采购、设备的安装调试、软件开发、试运行等各方面内容。项目控制进度计划要做到既要保证各子系统、各阶段目标的顺利实现，又要保证项目间和阶段间的衔接、统一和协调。

（三）审核承建单位的进度分解计划，确认分解计划可以实现总体计划目标。分析系统建设进度计划是否满足合同工期及系统建设总进度计划的要求，特别要对照上阶段计划项目量的完成情况，审查要完成系统建设进度计划所采取的措施是否恰当、设备能否满足要求、管理上有无缺陷等。根据承建单位所能提供的人员情况、设备性能、管理要求等，分析判断计划是否能落实。如发现计划未落实，应及时报告医院，要求承建单位采取应急措施，满足项目建设的需求。

（四）现场检查项目建设的进度，随时或定期对进度计划的执行情况进行跟踪检查，发现问题及时采取有效措施加以解决。在项目或部分工序实施前，检查项目建设的准备工作，检查设备、人员、各项措施的落实情况，确保准备工作符合要求，不影响后续项目的进行。

（五）分析与调整进度计划，保证建设进度与计划进度一致。经常对计划进度和实际进度进行比较分析，发现实际进度与计划进度不符时（即出现进度偏差时），首先分析原因和偏差对后续工作的影响程度，及时通知承建单位采取措施，向承建单位提出修改计划等要求。

第十七条 项目成本控制。

（一）组织建立健全项目成本控制制度，落实成本控制的责任。

（二）审查设计图纸、文件和各项措施，深入了解设计意图，在保证项目建设质量和安全的前提下，尽可能优化设计，对项目建设不可预见费用的开支使用情况进行技术性审核并提出意见，确保成本控制在预算之内或达到节约项目建设成本的目的。

（三）全面复核项目的工程量，保证设计项目工程量的准确。

（四）监督承建单位完成工作量的测量和复核。

（五）督促承建单位严格按照合同实施，控制合同外项目的增加，协助医院严格控制设计变更。及时了解系统的建设情况，协调解决各方矛盾，减少索赔事件的发生。对发生的索赔事件严格按照合同及法律条款进行处理。

第十八条　项目变更控制。

（一）协助医院建立变更控制委员会，建立项目配置管理体系。

（二）与医院确定项目变更流程，并通知承建单位。

（三）评估项目变更风险，执行制定的变更流程，对医院和承建单位的变更申请快速响应，撰写项目备忘录。

（四）界定变更范围，评估和处理变更，选择影响程度最小的方案，严格控制变更，防止变更扩大化，并征得医院同意。

（五）确认变更后，以书面形式向干系人公布变更信息，督促承建单位按照项目配置管理制度要求，调整项目相关文件，检查变更的执行效果。

（六）主持医院与承建单位关于项目变更、索赔等而进行的谈判。

第十九条　管理项目合同，督促承建单位在项目各阶段按照合同实施，保证设备和人员的配备及投入，控制项目建设的质量和成本。

（一）以合同为依据，本着"实事求是、公平公正"的原则，合情合理地处理合同执行过程中的各种争议。

（二）分析、跟踪和检查合同的执行情况，确保各项目承建单位按时保质履约。

（三）控制和管理合同约定的工期进度，主持协调合同变更、索赔等事宜，对于不符合实际情况的合同条款，要及时向医院报告，尽早处理，以免造成损失。

（四）根据合同约定，审核项目承建单位的结算申请、合同价款的增减要有依据，在合同以外增加项目要执行严格的审批制度。

（五）建立合同目录，对合同进行信息化、标准化管理，对设计变更、延期、索赔等情况，按照规定要求出具固定格式的报表，具有全过程日志记录和相关提示提醒信息。

（六）处理重大合同管理问题时，如有重大变更、索赔、复杂技术问题等，要组成专门的专家项目组进行研究。

第二十条 监理方负责收集、整理各种有用的信息，包括医院文件、设计图纸和文件、承建单位的文件、建设现场的记录、项目管理日志、会议记录、验收资料和备忘录等。

第二十一条 记录、汇总整理和归档项目管理日志，项目管理日志主要包括当天的工作项目和工作内容，投入的人力、设备及设备的运行情况，计划的完成情况及进度情况，停工、返工和窝工情况。

（一）指定专人负责项目建设信息的收集、分类、整理、储存和传递工作。信息传递以文字为主，统一编号，使用信息化系统进行管理。

（二）在项目实施过程中做好项目监理日记和项目大事记，对双方合同、技术建设方案、测试文档、验收报告和各类往来文件进行存档。

（三）建立必要的例会制度，整理好会议纪要，监督会议决定事项的执行。

（四）立足于建设现场，加强动态信息管理，对现场的信息进行详细记录和分析，做到以文字为基础、以数据说明问题。根据收集到的信息，与合同进行比较，督促承建单位的人员和设备到位，促使承建单位按照合同完成各项目标，控制项目进度、质量和成本。

（五）建立完整的各项报表制度，规范适合本项目的各种报表，定期对各种报表和信息进行分类汇总，及时向医院及有关各方报送。

（六）验收监理项目时，按照规范提交符合要求的项目成套资料的印刷本和电子版。项目成套资料主要包括项目周报、监理建议书、监理通知单、各种会议纪要、阶段性项目总结、各承建方提交的技术文档等。

第二十二条 负责协调本项目所涉及的各承建单位之间的工作关系，协调解决项目建设过程中的各类纠纷。监理单位通过必要的会议来实施协调工作，主要包括现场会、监理交底会、周例会、监理协调会、专题讨论会、专家论证会、阶段工作总结会、问题通报会、阶段及最终验收会。

第二十三条 项目安全管理。

（一）负责保护项目建设过程中所涉及的医院机密数据和资料。

（二）负责项目建设施工过程中的安全控制，确保不出现安全事故。

第二十四条 项目知识产权管理。

（一）负责保护项目建设过程中所产生成果的知识产权。

（二）负责审核项目建设过程中涉及知识产权的产品和系统的使用，确保在项目建设中不出现侵犯他人知识产权的行为。

第五章 对监理服务人员的要求

第二十五条 在医院开展监理服务的人员至少包括总监理师 1 名和监理工程师 3 名，需取得信息系统工程监理工程师证书。

第二十六条 监理单位提供在医院服务人员近三个月缴纳社保的证明。

第二十七条 项目的总监理工程师和监理工程师未经医院同意不得更换。

医院信息化测试管理制度

第一章 总则

第一条 为规范医院信息化项目测试管理工作，统一医院信息化项目测试标准流程，提高测试工作的效率和质量，保证医院信息化安全、标准和高速发展，制定本制度。

第二条 医院信息化测试管理对象包括在医院实施的信息化软件、硬件和信息化物理环境建设。

第三条 参与医院信息化测试的机构有信息化实施方、医院信息化管理和使用部门、第三方安全测评机构。第三方安全测评机构为经中国信息安全测评中心或公安部信息安全等级保护评估中心认证的信息安全测评机构。

第四条 项目测试分为安全自检测试、医院运行测试和委托第三方安全测试。安全自检测试由信息化实施方在项目预上线前完成，医院运行测试由信息科、医院管理和使用科室在项目验收前完成。根据项目要求，委托第三方安全测评机构完成测评验收。

第五条 本管理制度适用于医院信息化采购、外包、自行研制的项目，新功能版本的发布和缺陷修正版本的发布。

第二章　测试人员管理

第六条　职责分工。

（一）项目经理负责协调和管理软件、硬件、人力等测试相关资源，控制风险、进度和质量。

（二）测试组长负责制定测试计划和测试方案，编写测试用例和筛选模块用例，组织测试员执行测试，确认、汇总和跟踪缺陷问题，形成测试分析报告、性能测试报告和项目总结。

（三）测试员负责按照测试计划和测试方案，进行用例测试和回归测试，将缺陷问题提交至缺陷管理系统中，指派对应的开发人员进行修复。

（四）开发人员负责修改缺陷，修改完的缺陷问题经测试人员测试通过，则关闭缺陷，提交缺陷修改后的程序代码和必要的测试数据。如果测试未通过，则继续修改。

（五）配置管理人员负责版本和配置管理，建立代码基线，配合开发人员和测试员进行配置检查。

第七条　根据项目人员情况，可以一个人担任多个角色职责，按照职责要求输出测试结果，产出测试文档。

第八条　参与测试的人员要与技术资格和等级相匹配，能够接受为保证工作进度而采取的加班和增加工作量等工作方式。

第九条　参与测试的人员要监测需求的变化，及时调整测试用例。

第三章　测试缺陷管理

第十条　测试结果与预期结果不符，则被确认为存在缺陷。测试人员应及时提交缺陷报告并持续跟踪直至关闭。测试组长审核缺陷报告，确保缺陷信息描述得准确、清晰。

第十一条　缺陷分为A、B、C、D、E五个级别，缺陷A级别是不能完全满足系统的运行要求，基本功能未完全实现，危及人身安全、导致系统崩溃，或挂起等导致系统不能继续运行。

（一）由于程序所引起的死机或非正常退出。

（二）关键业务数据丢失。

（三）系统、数据库崩溃。

（四）进入死循环。

（五）数据库发生死锁。

（六）因错误操作导致程序中断。

（七）重大功能错误。

（八）与数据库连接错误。

（九）数据通信错误。

（十）硬盘无剩余空间。

（十一）非冗余部件故障。

第十二条 缺陷 B 级别是严重影响系统运行要求或基本功能的实现，在常规操作中经常发生或非常规操作中不可避免出现的系统不稳定、数据破坏、产生错误结果、部分功能无法实现等没有更正办法的问题。

（一）程序接口错误。

（二）基本的操作功能受限。

（三）平台进程运行不稳定。

（四）冗余部件丧失功能。

（五）因错误操作迫使程序中断。

（六）系统可被执行，但操作功能无法执行。

（七）单项操作功能可被执行，但在此功能中某些功能无法被执行，无法执行对系统造成非崩溃或挂起等严重影响。

（八）功能项中的某些项目（选项）使用无效，且不会对系统造成崩溃或挂起等严重影响。

（九）业务流程不正确。

（十）功能实现不完整，如删除时没有考虑关联数据的删除。

（十一）功能的实现不正确，如在系统的界面上，一些可接受输入的控件点击后无作用，对数据库的操作不能正确实现等。

（十二）报表格式及打印内容错误，如显示行列不完整、不正确等显示结果错误。

第十三条 缺陷 C 级别是严重影响系统运行要求或基本功能的实现，导致系统性能或响应时间变慢、产生错误的中间结果但不影响最终结果等影响有限但存在合理更正办法的问题。

（一）操作界面错误，包括数据窗口内列名定义、含义不一致。

（二）打印内容和格式错误，只影响报表的格式或外观，不影响数据显示结果的错误。

（三）无法进行日常备份。

（四）简单的输入限制未放在前台进行控制。

（五）删除操作未给出提示。

（六）虽然正确性不受影响，但系统性能和响应时间受到影响。

（七）不能定位焦点或定位有误，影响功能的实现。

（八）显示不正确但输出正确。

（九）增、删、改、查功能在同一个界面不能实现，但在另一界面可以补充实现。

第十四条 缺陷 D 级别是使操作者感到不方便或麻烦，但不影响执行工作功能或重要功能，如界面拼写错误或用户使用不方便等小问题或需要完善的问题。

（一）界面不规范。

（二）辅助说明描述不清楚。

（三）输入输出不规范。

（四）长时间操作未给用户提示。

（五）提示窗口文字未采用行业术语。

（六）可输入区域和只读区域没有明显的区分标志。

（七）没有区分必填项和非必填项。

（八）滚动条无效。

（九）键盘支持不好，如在可输入多行的字段中，不支持回车换行，或对相同字段在不同界面支持不同的快捷方式。

（十）界面不能及时刷新，影响功能的实现。

第十五条 缺陷 E 级别是在测试过程中站在用户角度提出一些易用性和人性化等更利于系统优化的建议，如光标跳转设置不好，鼠标（光标）定位错误和一些建议性的问题。

第十六条 缺陷状态为新建、进行中、已解决、反馈、已关闭、重新打开、复测通过、已投产。

（一）新建：新发现的缺陷等待解决。

（二）进行中：正在修复中。

（三）已解决：已经修改过的缺陷等待测试。

（四）反馈：经开发人员、测试人员和项目经理等一致同意不需要修复的缺陷。

（五）已关闭：由于各种原因不再需要进行任何操作的缺陷。

（六）重新打开：根据实际情况需要，将修复过的缺陷再次打开，重新进行修改和测试。

（七）复测通过：开发修改后经测试人员测试通过。

（八）已投产：已经更新到生产环境，即已上线。

第十七条　缺陷测试处理结果分为测试结果无差异、测试结果大部分正确、测试结果有较大的错误、由于各种原因本次无法测试。

第十八条　项目经理应检查所有的缺陷状态，除经业务需求部门和项目组确认可以作为残留缺陷外，其他缺陷的最终记录均应为"关闭"。

第十九条　残留缺陷为项目实施方明确回复在补丁中或以后版本中修改的非严重缺陷记录。非本项目问题属于其他项目或其他因素造成的，本项目周期内不能闭环解决的缺陷记录。

第四章　测试通过管理

第二十条　达到测试基本标准要求。

（一）分别通过冒烟测试和功能测试。

（二）能够兼容操作系统、浏览器和运行环境。

（三）准备测试机，搭建测试环境，在测试环境下正常有效完成调试、运行和使用。

（四）测试页面上的静态页面、动态获取、色差、像素值、图标、图片、文字、符号、背景、链接、留白等都正常。

（五）测试脚本和其他插件兼容操作系统和运行环境，基本的弹出窗口正常。

（六）通过界面测试，完成多窗体、单窗体及资源管理器测试。

（七）将测试结果及时录入缺陷管理系统，完成文档记录。

（八）完成缺陷分类，图文并茂地描述缺陷，语言简洁、准确，内容较复杂时使用排序方式描述。

（九）已经修复的缺陷及时回归，完成集成回归测试。

第二十一条 项目测试通过需满足项目没有 D 级以上的缺陷，测试用例通过率达到 100%，全部通过集成回归测试，具有测试报告。

第二十二条 项目测试通过后完成负载、强度、容量的性能测试，创建和执行测试场景，对响应时间、吞吐量、日访问量、资源利用等性能指标测试的达标情况出具性能测试报告。

第五章 医院信息化实施方自查测试

第二十三条 医院信息化实施方依据项目实施方案、招标文件、业务需求说明书、系统规格说明书，编写测试方案和项目测试计划。测试计划应考虑测试的目标、风险、范围、进度、性能、人力资源安排等。测试方案应明确测试功能、内容、测试重点、数据准备和测试方法等。

第二十四条 在项目预上线前，信息化实施方根据项目性质，对项目的功能性、容错性、可用性、完整性、安全性和使用性能进行单元测试和冒烟测试，对自查出的缺陷进行修复。在正式环境中通过预上线测试，出具测试报告和性能测试报告，测试报告内容至少包括项目名称和编号、测试过程简述、测试结果和结论等。

第二十五条 测试执行完成后，测试组长负责收集整理各项测试资料和操作手册，交给项目经理。

第六章 医院运行测试

第二十六条 参与医院运行测试的人员要熟悉项目业务流程，对医院预上线、试运行和正在运行的项目进行测试。参与医院运行测试的人员包括信息科、医院需求部门、医院使用科室和实施方项目组成员。

第二十七条 医院信息科参与项目的需求评审和数据库评审，根据项目在医院的实际运行和使用情况，评审测试报告和性能报告。

第七章 测试文档管理

第二十八条 各类测试文档的管理是对测试全过程文档资料的收集、整理、分类和归档，管理过程符合信息安全保密要求。

第二十九条 测试文档包括测试计划、测试方案、测试计划评审表、测试用例、项目测试报告、性能测试报告、操作手册、业务来往文件、会议纪要等。

测试文档由项目经理管理，项目通过验收后以纸质和电子的形式，将测试文档交给医院信息科归档。

医院信息化验收管理制度

第一章 总则

第一条 为统一和加强医院信息化验收管理，规范医院信息化验收流程和工作内容，确保医院信息化项目建设的质量和安全，制定本制度。

第二条 本制度适用于医院信息化系统、网络、服务器、机房、终端、工程项目等验收，包括医院统一建设的信息化项目和各科室自行建设的信息化项目。

第三条 本制度规定了医院信息化建设项目的验收流程和方法，只适用于医院信息化建设项目实施完毕后的最终验收。

第四条 信息科参与医院信息化项目的验收工作。

第二章 验收成员

第五条 医院管理项目实施方的负责人主持和组织项目验收工作。

第六条 验收成员包括监理方、项目使用科室、信息科和特邀专家组等。

第七条 特邀专家必须是行业信息领域的权威，熟悉国内外该领域技术的发展状况。

第八条 验收成员至少3名（奇数，不能为4、6、8双数）以上，验收成员最好由有职务或中级以上职称的人员担任。

第三章 项目验收资料

第九条 根据项目类型和实际项目情况，提供验收项目的产品资料。

（一）软件业务流程文档、系统功能文档、数据库设计文档、软件程序代码、数据库的代码和脚本。

（二）需求规格说明书、系统架构设计、系统设计说明书、配置文件、开发代码说明书、开发部署说明、系统测试报告、数据测试报告、性能测试报告、著作权证书或产品合格证。

（三）系统安装部署说明、服务配置文档、终端配置文档、设备配置文档、硬件拓扑结构说明、容灾备份机制说明、数据容量变化说明。

第十条 项目实施资料包括项目调研报告、项目开工报告、材料与设备清单、项目设计、项目实施、进度方案、项目实施报告、项目实施质量与安全检查记录、项目竣工图纸、项目竣工报告、售后服务保证文件、项目周报及会议纪要、用户培训计划、培训文档、项目维护文档、用户使用手册、运维手册和常见问题说明。有监理参与的项目，项目实施资料应由监理签字审核。

第十一条 项目实施完成后要产生已审核的测试报告、信息安全测评报告、项目监理报告和使用用户满意度调查表。

第十二条 验收资料中的内容要使用规范的书写格式和表格，资料齐全、完整和准确。

第四章 项目验收流程

第十三条 项目实施方在项目完成后，向医院项目管理部门提出项目验收申请，提交项目验收资料。

第十四条 医院项目管理部门审核项目验收申请和资料后，组织召开验收会，会议上首先介绍项目的基本情况。

第十五条 项目实施方分别介绍项目建设情况、运行情况、医院审核的测试情况和竣工完成情况。

第十六条 监理单位对项目的监理内容、监理情况及项目竣工意见进行说明。

第十七条 信息安全测评机构报告项目的测评情况。

第十八条 验收组对项目资料进行检查和验收，检查项目文档是否齐全，是否符合国家或有关部门的要求。

第十九条 验收组全体人员进行现场检查，根据合同、招投标文件、承诺书、技术标准和建设规范，检查项目是否达到目标，是否符合国家或有关部门的标准、规范和技术要求，运行期间是否正常，运行管理人员和操作使用人员的技术培训是否达到熟练操作的程度，满意度是否达到要求。

第二十条　验收组对关键问题进行抽样复核和资料评审。

第二十一条　验收组对项目进行全面评价，给出验收意见和验收结论并签字。

第五章　验收通过的必要条件

第二十二条　项目实施方按照招投标文件、合同和合同附件的要求，完成项目各项工程内容，达到技术和性能要求。

第二十三条　项目中的各种设备已加电使用，各种系统已在使用科室正常运行，且稳定使用运行达到三个月并有实际三个月的业务真实数据，用户满意度达到 90% 以上。

第二十四条　按照医院信息化测试管理制度，完成医院信息化实施方自查测试和医院运行测试，测试报告和性能测试报告通过医院和监理单位审核，监理单位出具该项目的监理报告。

第二十五条　医院信息化实施方整理所有项目技术文档和工程实施管理资料，文档和资料的纸质版和电子版交给医院相关科室。

第二十六条　达到招标文件、合同和合同附件中的验收要求。

医院信息化系统交付管理制度

第一章　总则

第一条　为保证医院信息化系统、设备和服务持续运行，降低信息化开发商倒闭或与医院合作中止给医院带来的风险和安全隐患，提高医院自身信息化服务能力和水平，保护医院知识产权和数据安全，制定此制度。

第二条　信息科负责信息化项目的交付管理工作，按照要求完成项目的交付管理。

第二章　交付准备

第三条　申请交付前完成对信息科人员相应的技能培训，培训内容包括项目操作规程、运维注意事项等，信息科保存培训记录，详细记录培训内容、培训时间和参与人员等内容。

第四条 完成项目验收至少 30 天后，项目均可正常、稳定运行使用，项目实施方已准备好交付内容，完成了相关培训，达到合同约定的交付条件，可向信息科提出交付申请。信息科在五个工作日内回复交付申请，确认交付时间或回复拒收交付的原因。

第五条 申请交付时，项目实施方提供交付清单，信息科根据交付清单清点所交接的设备、系统和文档等，建立项目交付核查清单，分类说明项目交付的核查情况。

第六条 由公安部认证的信息化安全检测公司完成对交付应用系统、设备的安全检测，向医院提交安全检测报告。

第七条 信息科组织医院相关人员参加项目交付会议，确定交付时间和地点，进行会议准备，通知相关参会人员。

第三章 交付内容

第八条 交付项目产品的设计、实现过程和最终成果，阐明软件开发的语言、平台、环境和使用的工具等，协助医院搭建开发环境和平台，熟悉开发工具，讲解编程习惯，说明代码及数据库结构含义和目的等。

（一）交付需求规格说明书、系统架构设计、接口设计、数据库设计和数据字典说明等。需求规格说明书主要描述系统的业务流程、功能、角色及相关业务规则。数据字典说明主要是针对关键数据字典属性进行的描述说明。

（二）交付系统程序和数据库的全部源代码、接口源代码、数据库脚本，以及系统开发说明和部署说明等。接口源代码是指所有与第三方系统接口的源代码及程序。系统开发说明是指对系统模块、工程和逻辑进行的概要说明。

（三）交付项目产品、业务流程文档、功能描述文档、功能用途文档、基础数据说明、业务表单说明、配置文件、系统安装部署说明、硬件拓扑结构说明、容灾备份机制说明、数据容量变化说明等。基础数据说明主要针对需要导入系统的基础资料进行详细说明。业务表单说明主要针对系统所涉及的相关统计表单进行整理说明。

第九条 交付项目启动、实施、测试和验收等管理过程中的实施文档、注意事项和常见问题。

第十条 根据真实运行着的硬件、软件和网络环境，对整体项目的安装、部署等进行详细说明，可使医院信息科人员自主部署系统项目运行的所有环境。

第十一条 交付的内容都是医院正在稳定运行和使用着的产品和资料，交付内容真实、有效和完整。

第十二条 交付的资料、文档、代码、程序、数据库、字典等内容的汉字都是简体中文。

第四章 交付审核

第十三条 信息科主任主持项目交付会议，说明项目简介和交付物准备情况，进行交付物核对分工和进度要求。项目相关科室和技术人员按照职责分工，与项目实施方共同完成交付内容真实、规范、有效和完整性的核实工作，产出交付核审结果，最多不超过 7 日。

第十四条 在交付期间和交付通过 180 天内，项目实施方有义务对交付内容的流程、功能、使用方式和习惯向医院相关人员进行积极讲解和帮助。

第十五条 对交付不通过的项目，项目实施方要积极整改、反馈和再次提交交付申请。

第五章 交付物保存

第十六条 将核审通过的交付物汇总整理成交付物清单，由信息科负责对所有交付物分类编号标识和归档保存，并保存交付过程记录。

第十七条 交付物的查阅、借用按照医院信息化资产安全管理制度执行。

医院信息化测评管理制度

第一章 总则

第一条 为有效保障医院信息化测评工作顺利进行和通过，加强常态化、标准化质量管理，防止测评时发生最大缺项和异常，确保高质量一次性通过，达到以评促建、以评促改、以评促管、以评促发展的目的，制定本制度。

第二章 组织职责

第二条 成立测评领导小组，成员为院领导，明确主要职责。

（一）全面领导和组织医院信息化测评工作，监督和考核测评日常内容的执行情况。

（二）审批中长期测评计划和年度测评计划。

（三）统筹安排测评工作所需的各项资源，确保每项测评工作顺利完成。

（四）根据测评报告或测评过程反馈的问题，协调、监督测评工作小组积极整改落实。

（五）主持测评异议问题的申诉，处理测评工作中发现的医院违法、违规、违纪问题，做出惩罚决定。

（六）审批测评过程中商品或服务采购、合同签订和费用支出等事宜。

第三条 成立测评工作小组，成员为信息科、院办、党办、纪检监察室、财务部等相关业务部门成员，明确工作职责。

（一）制订测评中长期计划和年度计划，注重计划的准确性和可操作性，把测评工作计划纳入绩效考核中。

（二）将测评内容纳入医院信息化质量管理体系，进行日常管理和控制。

（三）配合测评机构进行医院信息化测评工作，按照要求执行测评活动内容，完成整改内容。

（四）定期向测评领导小组汇报测评自查情况，提出改进建议。

（五）调研、论证测评过程中的商品、服务需求，评估费用预算，向测评领导小组递交论证报告。

（六）遵守医院信息安全保密制度，接受信息安全意识培训和保密教育，签署保密协议。

（七）统筹对测评电脑设备、应用系统、汇报材料等物资材料进行保管、使用和维护管理，保证物资材料的完整、有效和安全。

（八）负责收集、整理、标识和归档测评会议、日常测评检查和监督考核等资料信息。

第三章 测评自查和申报

第四条 动态掌握测评标准和申报流程，按照最新权威的测评文件要求，测评工作小组制订测评计划、建设和自检方案、人员分工计划，开展项目建设和自检自纠工作，推进项目工程进度，监督项目质量，总结缺项、漏项和不足项，召开总结会议，形成自检报告。定期向测评领导小组汇报自检情况，根据测评领导小组的批复，按照 PDCA 进行质量管理和整改落实。

第五条 持续跟进了解测评申报的时间、方式和流程等，测评工作小组按照要求准备系统截图、验收报告、营业执照、管理制度、实时指标数据等申报材料，经测评领导小组批准申报后，需在截止申报日的前三日完成提交和材料报送，关注申请申报结果，积极了解申报建议，完善申报内容。

第四章 测评汇报和准备

第六条 测评工作小组应提前准备测评汇报的文档、检查材料和现场查阅的资料，确定汇报的人员，测试验证文档资料的正确性、真实性、业务逻辑性、适宜性和有效性。汇报材料包括医疗机构基本情况、测评建设情况、基础设施建设情况、项目改造情况、应用实施效果等。检查材料包括申报材料、数据指标、证明材料、补充材料、技术方案、实施方案、验收资料、相关合同和相关制度等。

第七条 测评工作小组提前安排好测评场所、会议场所、测评物资、测评业务终端、业务连接的正式网络、测试网络和互联网。测评业务终端至少准备三台，两台接入正式网络，一台接入测试网络。测评业务终端全部安装测评的业务系统，调试运行环境，桌面设置系统访问方式，准备好系统登录的用户名和口令，演练系统使用操作和功能流程的介绍。

第八条 测评工作小组制定和演练测评专家团队走访的科室、路线、到访时间、停留时间、演示内容和演示操作，预备讲解答疑人员、陪同人员和记录人员等，测评领导小组协调医院各科室积极响应和配合。

第九条 测评工作小组组建由医院软件、硬件、安全等服务商和外聘专家构成的技术保障团队，技术保障团队成员需熟悉测评医院的信息化项目建设情况，具备实际操作和解决突发问题的技术和能力。信息科负责与技术保障团队对接和管理，确认技术保障团队人员的联系方式，协调安排技术保障团队的办公地点、保障时间和保障内容，进行安全保密意识培训，签署保密协议。

第十条 信息科检查服务器、存储、网络、终端、业务和管理系统，做好巡检记录和应急演练。

第五章　迎接测评

第十一条　测评工作小组关注和确定测评专家团队来院测评时间，安排迎接人员，积极配合测评专家对业务、数据和管理等方面的现场测评，测评工作小组安排系统项目、机房网络、业务数据、终端管理等方面的负责人与测评专家对接，介绍医院测评内容的建设情况，提供测评所需的相关内容，协调和回复测评专家的问题，记录测评过程。

第十二条　测评工作小组配合测评专家团队完成文件测评审查、现场定量审查和现场定性审查环节，记录测评专家团队提出的意见和建议，组织技术保障团队积极整改和落实，积极向测评专家团队反馈整改落实情况。测评领导小组组织和参与现场测评项目动员会、启动会、报告会和总结会。

第十三条　信息科负责维护、检查测评设备，建立测评设备清单、检查计划、设备登记卡、维修记录等，确保测评设备运行正常、测评数据准确。测评设备的日常维护和检测包括系统版本升级、校对和维修。当发现测评设备不符合要求时，对照之前的检查记录进行有效评价、分析和记录，对该设备和所有受影响的测评项目采取补救措施。测评工作小组监督管理测评设备的日常检查情况，审核各项文档记录。

第十四条　测评工作小组保障测评过程中的测评和办公环境、测评物资、测评业务终端、测评网络、人员对接等重点环节的正常、完整、稳定。

第六章　测评总结

第十五条　测评工作小组总结测评过程中的经验和教训，整理专家团队的意见和建议，研究分析整改方案和服务需求，评估费用预算。根据测评领导小组对整改方案的批复，修改信息化质量控制内容，制订整改计划，完成整改工作。

第十六条　测评领导小组审批整改方案、商品或服务采购、合同签订和费用支出等事宜，协调、监督测评工作小组积极落实整改。

第十七条　测评工作小组收集、整理、归档测评计划、申报、审批等过程中的文件、影音资料，并在收到国家相关测评机构出具测评报告的两周内，提交医院档案室进行信息归档。

信息安全等级定级和备案管理制度

第一章 总则

第一条 为严格遵守国家法律法规，落实工信部、网信办、公安部、国家保密局和卫生健康委员会的标准要求，充分发挥等级定级和备案的监管作用，规范医院信息化建设和管理，保证医疗信息化质量和安全，推动医院持续健康发展，制定本制度。

第二章 组织职责

第二条 成立信息安全等级定级和备案领导小组，成员为医院领导，明确主要职责。

（一）负责信息安全等级定级和备案的领导、组织、协调、审核、监督和检查。

（二）决议批复聘请等保测评机构或专家评审的申请。

第三条 成立信息安全等级定级和备案工作小组，成员为信息科和各信息系统使用部门，明确工作职责。

（一）按照信息安全等级定级和备案领导小组的要求，协助等保测评机构或专家评审开展医院信息安全等级定级和备案工作。

（二）按照工信部、网信办、公安部、国家保密局等信息安全监管部门的要求，主动按期、保质完成备案材料的准备，审核备案材料的完整性、符合性、一致性和准确性。

（三）在接到整改通知时，立刻在责令限期内开展整改工作，重新定级评审和备案，及时向领导小组报告。

（四）在信息化规划设计时，对新建系统明确信息系统安全保护等级，根据安全保护等级进行详细设计。

（五）评估和论证聘请等保测评机构或专家评审的可行性，起草聘请申请，向领导小组递交申请和论证报告。

（六）记录评审和备案过程，对评审和备案材料进行归档、保存、登记和管理。

第三章　信息安全等级定级工作

第四条　工作小组对医院信息系统摸底调查，特别是云计算、物联网、区块链、5G、大数据等新技术的基本应用情况，并根据网络的功能、服务范围、服务对象和处理数据等情况进行全面梳理。

第五条　对新建网络，应在规划和申报阶段确定网络安全保护等级，上线运行前完成安全性测试。

第六条　确定定级对象。

（一）业务系统：对用于医院服务、运营、医疗、管理等各类传统关键业务系统和新技术新应用的现代系统，按照不同业务类别单独确定定级对象。移动互联技术的系统要将所有移动技术整合，作为一个整体的定级对象。

（二）互联网网站：医院网站、网站上运行的信息系统和后台数据库管理作为定级对象。

（三）信息网络：从安全管理和安全责任的角度，按照最小安全域或最小单元将支撑和传输作用的医院信息网络（如互联网、医疗内部网等）作为定级对象。物联网以应用系统为单位，将所有边缘设备和应用统一起来作为一个定级对象。

（四）云计算平台：将云服务商提供的 SaaS、PaaS、IaaS 和大型云计算平台的基础设施、辅助服务系统，以及云上租户分别作为单独的定级对象。

（五）配套的设备：按照系统应用的目标和范围，将服务器、终端、网络设备等有形配套的设备和系统组件作为定级对象。

（六）数据资源：将大数据、大数据平台安全责任主体相同的作为一个定级对象。

第七条　拟定信息系统等级。

（一）信息安全等级定级和备案工作小组是信息系统定级的责任主体，负责拟定和申请信息安全等级。

（二）医院自建且未与其他机构联网互通的信息对象，由医院自主定级。根据等级保护对象受到破坏时所侵害的客体和对客体造成侵害的程度，将受到破坏后会对社会秩序、公共利益、医疗卫生秩序造成严重损害或者对国家安全造成一般损害的，确定等级为第三级。

（三）由医疗行业相关部门统一规划、统一建设、统一安全策略保护的全国联网信息系统，由省卫生健康委员会确定等级。

（四）由医疗行业相关部门统一规划、分级建设、全国联网的信息系统，由国家和省卫生健康委员会分别确定系统等级。

第八条　等保测评机构和评审专家依据相关标准科学确定网络的安全保护等级，对拟定和申请的信息系统等级进行评审，出具评审意见，上报领导小组审批。

第九条　领导小组参考定级评审意见，最终确定信息系统等级，形成定级报告。对全国联网的信息系统或省卫生健康委员会使用的信息系统，需经过省卫生健康委员会的审批。

第十条　工作小组根据审批意见，按照公安机关等部门的要求，准备和提交备案材料，配合公安机关等部门对备案材料进行审核。

第四章　信息系统备案工作的内容

第十一条　工作小组按照公安机关指定的网址下载并填写信息系统安全等级保护备案表，准备好备案材料，第二级以上的网络应在网络安全保护等级确定后 10 个工作日内向公安机关备案，并将备案情况报省卫生健康委员会。因网络撤销或变更安全保护等级的，应在 10 个工作日内向原备案公安机关撤销或变更，同步上报省卫生健康委员会。

第十二条　记录公安机关反馈告知的时间、内容和要求，反馈备案材料不齐全时，要在限期内提交补全材料。反馈定级不准确时，工作小组立即再次组织重新定级评审，并报领导小组审批。

第十三条　对已定级备案网络的安全性进行检测评估，第三级或第四级的网络应委托等级保护测评机构，每年至少开展一次网络安全等级测评。第二级的网络应委托等级保护测评机构定期开展网络安全等级测评，其中涉及 10 万人以上个人信息的网络应至少三年开展一次网络安全等级测评，其他的网络至少五年开展一次网络安全等级测评。

第十四条　针对等级测评中发现的问题隐患，要结合外在的威胁风险，按照法律法规、政策和标准要求，制定网络安全整改方案，有针对性地开展整改，及时消除风险隐患，补强管理和技术短板，提升安全防护能力。

第十五条　收集、整理和归档信息安全等级定级和备案调研、整改、申报、审批等过程中的文件和影音资料，在收到公安机关出具的信息系统安全等级保护备案证明后的两周内，提交医院档案室完成全部资料归档。

第二篇

建设管理表单

建设管理表单如表 4-7 至表 4-49 所示。

表 4-7　信息技术硬件与软件资源存量情况

序号	设备及软件名称	主要性能指标	品牌及型号	数量	购置时间、运行状况
一	网络系统				
(一)	网络设备				
1					
……					
二	数据处理和存储系统				
(一)	服务器设备				
1					
……					
(二)	数据处理软件				
1					
……					
(三)	存储设备				
1					
……					
(四)	存储软件				
1					
……					
三	应用支撑系统				
(一)					
……					
四	应用系统				
(一)					
……					
五	数据库系统				

续表

序号	设备及软件名称	主要性能指标	品牌及型号	数量	购置时间、运行状况
（一）	数据库服务器				
1					
……					
（二）	数据库软件				
1					
……					
六	终端系统				
（一）	终端设备				
1					
……					
（二）	终端软件				
1					
……					
七	安全系统				
（一）	安全设备				
1					
……					
（二）	安全软件				
1					
……					
八	备份系统				
（一）	备份设备				
1					
……					
（二）	备份软件				
1					
……					
九	标准规范及其他				
（一）					
……					

表 4-8 云平台资源需求和软件配置汇总清单

序号	服务需求类型及软件名称	数量	说明
一	云平台资源需求		
（一）	机柜资源服务		
1	整机柜服务		
2	机柜机位服务（1U）		
3	机柜机位服务（2U）		
4	机柜机位服务（4U）		
（二）	网络资源服务		
1	公网 IP 地址服务（1 个）		
2	公网访问带宽服务（1Mbps）		
3	专线服务（1G）		
4	负载均衡服务（1 个）		
（三）	基础硬件服务		
1	VCPU（1 核）		
2	内存（1G）		
3	物理服务器（4 路 32 核，256G+600G）		
4	物理服务器（2 路 12 核，64G+600G）		
（四）	云存储服务		
1	SAN 存储（1G）		
2	分布式存储（1G）		
3	备份存储（1G）		
（五）	云安全服务		
1	基础安全防护服务		
1.1	防火墙		
1.2	入侵检测		
1.3	网络审计		
1.4	抗 DDOS		
1.5	WAF		
1.6	数据库审计		
2	云安全防护增值服务		

续表

序号	服务需求类型及软件名称	数量	说明
2.1	云主机防病毒		
2.2	虚拟防火墙		
2.3	虚拟 IPS		
2.4	云主机隔离		
2.5	虚拟 WAF		
2.6	虚拟防篡改		
3	安全运维增值服务		
3.1	应用系统负载均衡		
3.2	SSL VPN		
3.3	运维审计		
3.4	主机日志分析		
3.5	失陷主机发现		
3.6	安全态势感知		
3.7	主机漏洞扫描		
3.8	脆弱性检查		
3.9	云主机监控		
3.10	业务监控		
3.11	操作系统部署、维护、优化服务		
3.12	中间件部署、维护、优化服务		
3.13	数据库部署、维护、优化服务		
4	数据安全增值服务		
4.1	CA 认证服务		
4.2	数据库加密		
4.3	数据库漏洞扫描及验证		
4.4	数据脱敏		
4.5	数据水印		
5	其他增值服务		
5.1	安全专家业务咨询、培训		
5.2	安全值守服务		
(六)	应用迁移服务		

续表

序号	服务需求类型及软件名称	数量	说明
1	应用迁移		
（七）	数据层服务		
1	基础资源库服务		
2	大数据共享交换服务		
3	大数据运营服务		
4	大数据处理平台服务		
5	大数据服务管理		
6	大数据示范应用服务		
……			
二	软件配置		
（一）	数据处理和存储系统		
1	数据处理软件		
1.1			
……			
2	存储软件		
2.1			
……			
（二）	应用支撑系统		
1			
……			
（三）	应用系统		
1			
……			
（四）	数据库系统		
1			
……			
（五）	标准规范及其他		
1			
……			

表 4-9 信息化项目数据资源情况

项目名称			建设单位	
联系人		联系方式	填报时间	
建设内容				
数据采集方式	□新建系统人工填报 □数据共享交换平台获取 □主动爬取 □系统对接 □传感器采集 □其他			
数据采集详细描述	（主要描述本项目涉及的所有采集方式主要采集哪些数据）			
数据共享	需通过共享交换平台获取的基础或专题信息			
	可提供给共享交换平台的基础或专题信息			
基础库				
专题库	（主要描述是否形成相关行业或业务的专题数据信息库，并列明专题库名称、主要内容，主要用途）			
数据分析	（主要描述是否涉及大数据分析功能，并详细描述主要分析内容）			

表 4-10　项目总预算表

序号	名称及类别	金额 / 元	备注
	合计		
一	软件产品购置费		
（一）	基础软件		
（二）	支撑软件		
（三）	应用软件		
二	软件开发费		
（一）	业务处理、信息管理系统软件开发		
（二）	基于统一平台业务软件开发		
（三）	综合管理支撑平台、应用集成等软件开发		
（四）	决策分析、大数据、云计算、区块链、物联网等软件开发		
（五）	其他		
三	系统集成费		
四	其他费用		
（一）	设计费		
（二）	工程监理费		
（三）	等级保护测评费		
（四）	第三方软件测试费		
（五）	其他		

表 4-11　软件产品购置分项预算表

序号	名称	单位	数量	单价/元	金额/元	备注
合计						
一	基础软件					
（一）	服务器操作系统					
（二）	数据库系统					
1	普通					
2	大中型					
二	支撑软件					
（一）	中间件					
（二）	虚拟化					
三	应用软件					
（一）	工具软件					
（二）	安全软件					
（三）	产品软件					

表 4-12　软件开发分项预算表（工作量估算方式）

序号	名称	需求描述	工作量 / 人每月					单价 / 元	金额 / 元
			需求分析	设计开发	测试	部署	小计		
合计									
一	属于业务处理、信息管理系统软件开发								
（一）	软件模块 1								
	……								
二	属于基于统一平台业务软件开发								
（一）	软件模块 1								
	……								
三	属于综合管理支撑平台、应用集成等软件开发								
（一）	软件模块 1								
	……								
四	属于决策分析、大数据、云计算、区块链、物联网等软件开发								
（一）	软件模块 1								
	……								

表 4-13 软件开发分项预算表（功能点估算方式）

序号	名称	功能点数量 / 个	单价 / 元	金额 / 元	备注
	合计				
一	属于业务处理、信息管理系统软件开发				
（一）	软件模块 1				
	……				
二	属于基于统一平台业务软件开发				
（一）	软件模块 1				
	……				
三	属于综合管理支撑平台、应用集成等软件开发				
（一）	软件模块 1				
	……				
四	属于决策分析、大数据、云计算、区块链、物联网等软件开发				
（一）	软件模块 1				
	……				

表 4-14　功能点数量明细

序号	名称	详细功能描述	功能点计数项数量 / 个	调整因子	复用系数	调整后功能点数量 / 个
	合计					
一	属于业务处理、信息管理系统软件开发					
（一）	软件模块 1					
1	功能点计数项类别					
	……					
二	属于基于统一平台业务软件开发					
（一）	软件模块 1					
1	功能点计数项类别					
	……					
三	属于综合管理支撑平台、应用集成等软件开发					
（一）	软件模块 1					
1	功能点计数项类别					
	……					
四	属于决策分析、大数据、云计算、区块链、物联网等软件开发					
（一）	软件模块 1					
1	功能点计数项类别					
	……					

表 4-15 其他费用分项预算

序号	名称		取费基数	费率（数量）	调整系数	金额／元	备注
一	设计费		项目直接建设费				
二	工程监理费		项目直接建设费				
三	安全等级测评费	等保三级					
		等保四级					
四	第三方软件测试费		软件开发费				
	总计						

表 4-16 项目支出绩效目标申报表

项目名称				
主管部门			实施单位	
项目属性			项目周期	
项目资金（万元）	项目资金总额		年度资金总额	
	中央财政资金		中央财政资金	
	省级财政资金		省级财政资金	
	市级财政资金		市级财政资金	
	县级财政资金		县级财政资金	
	其他资金		其他资金	
项目概况				
立项依据				
项目设立的必要性				
保证项目实施的制度和措施				
项目实施计划				
总体目标	实施期目标（202×年—202×＋n 年）		年度目标	
	目标 1： 目标 2： 目标 3： ……		目标 1： 目标 2： 目标 3： ……	

续表

一级指标	二级指标	三级指标	指标值	二级指标	三级指标	指标值
绩效指标 产出指标	数量指标	指标1：		数量指标	指标1：	
		指标2：			指标2：	
		……			……	
	质量指标	指标1：		质量指标	指标1：	
		指标2：			指标2：	
		……			……	
	时效指标	指标1：		时效指标	指标1：	
		指标2：			指标2：	
		……			……	
	成本指标	指标1：		成本指标	指标1：	
		指标2：			指标2：	
		……			……	
	……			……		
效益指标	经济效益指标	指标1：		经济效益指标	指标1：	
		指标2：			指标2：	
		……			……	
	社会效益指标	指标1：		社会效益指标	指标1：	
		指标2：			指标2：	
		……			……	
	生态效益指标	指标1：		生态效益指标	指标1：	
		指标2：			指标2：	
		……			……	
	可持续影响指标	指标1：		可持续影响指标	指标1：	
		指标2：			指标2：	
		……			……	
	……			……		
满意度指标	服务对象满意度指标	指标1：		服务对象满意度指标	指标1：	
		指标2：			指标2：	
		……			……	
	……			……		
负责人		经办人		联系电话	填报日期	

表 4-17 建设类信息化项目预算评审报审资料清单

通知项目单位时间	年 月 日	要求报送资料时间	年 月 日		收到资料
序号	资料名称		借用	留档	份数
一	基础资料				
（一）	相关部门批复文件				
（二）	资金申请文件				
（三）	部门信息化建设长期规划或五年发展规划				
（四）	相关行业技术标准规范				
二	技术资料				
（一）	建设方案（延续性项目需提供前三年的资料）				
……					
三	预算资料				
（一）	预算书				
（二）	预算测算依据				
四	其他资料				

表 4-18　物资采购申请单

所属院区				申请科室		
申请理由						
申购清单	新增物资			原有物资		
	名称	数量	单价/元	名称	现有数量	拟报废数量
	合计					
申请科室意见	申请人：　　　　　　　　　　　　　　　　科主任、护士长：					
信息科审批意见	院区工程师签字：　　　　　　　　　　　　科室负责人：					
院领导审批意见	申请科室分管院长：　　　　信息科分管院长：　　　　院长：					
备注：此表由申请科室电子版填写，手写无效						

表 4-19　招标采购备案表

管理科室			申请科室	
招标采购项目（规格、型号）				
采购数量			金额	
招标采购说明				
签名：			年　　月　　日	
监督部门意见				
备注：附专家评审论证意见、领导会议记录、招标公告				

表 4-20　评标、中标情况备案表

管理科室			申请科室	
招标采购项目（规格、型号）				
招标方式			招标代理公司	
投标单位			中标金额	
开标、评标过程意见：				
监督部门意见：				
签名：			年　　月　　日	

表 4-21　设计申请记录单

项目 / 产品			版本号		申请人	
开发目的						
背景						
标准						
总体设计						
需求内容						
系统功能						
系统性能	用户界面					
	维护性					
	扩展性					
	安全性					
	稳定性					
	数据完备性					
	输入输出要求					
	数据管理能力					
	故障处理要求	硬件故障				
		软件故障				
	其他要求					
运行环境	设备要求					
	支持软件					
	远程接口					
	控制					
处理流程	总体流程					
	功能处理流程					
	权限控制					
	数据模型					
功能结构						
接口设计	数据字典					
	外部接口	软件接口				
		硬件接口				
	内部接口					
运行设计	运行组合服务					
	运行控制					
	运行时间					

续表

系统数据结构	逻辑结构设计			
	物理结构设计			
系统出错处理设计	出错信息			
	补救措施			
	系统维护设计			
审核者		批准者		日期

表 4-22　设计评审记录单

设计名称		版本号		设计者	
技术评审方式		□正式评审　□走查　□其他＿＿＿＿＿＿＿＿			
评审时间			记录人		
评审地点					
参加技术评审的人员					
类别	名字	工作单位		职称、职务	
主持人					
评审小组成员					
评审结论与意见					
评审结论	□合格，无需修改或者需要轻微修改，但不必再审核 □基本合格，需要做少量的修改，之后通过审核即可 □不合格，需要做比较大的修改，之后必须重新对其评审				
评审意见					
评审签字					

评审问题跟踪情况									
问题描述	问题类型	严重性	提交者	提交日期	处理负责人	解决措施	问题解决状态	实际关闭日期	确认签字

表 4-23　数据迁移记录单

项目名称		迁移时间	
执行人及联系方式			
迁移的目的、目标			
迁移数据备份准备			
迁移测试清单及结果			
操作进度表			
操作及处理步骤	开始时间	结束时间	参加人员
数据核对内容			
应急预案及回退计划			
可能出现的情况	预防措施		具体操作步骤
应急处理人员			
培训计划			
项目负责人审批意见		日期	
信息科审批意见		日期	

表 4-24　数据迁移报告

项目名称		迁移时间	
迁移结果		迁移负责人	
数据迁移后数据核对过程和结论			
数据异常/差异处理			
问题和建议			
报告人		报告时间	

表 4-25　信息化网络布设点位申请表

申请原因		
需求描述	用途	□内网 □外网 □其他＿＿＿＿＿＿＿
	性质	□新增 □拆除 □迁移 □整理 □其他＿＿＿＿＿＿＿
	数量	
	位置	
	备注	
申请科室信息	科室	
	申报人	
	联系方式	
	提交日期	

表 4-26　信息化网络布设点位调研报告

申请描述				
网口现况	（说明内外网各有几个网口及每个网口的用途等现况）			
连接方式现况	（说明 HUB、墙上网线、跳线等连接方式等现况）			
线路现况	（说明有无网口、线路整齐或凌乱、备用线等现况）			
申请需求论证				
布线方案	信息科			
	施工队伍			
	其他说明			
审核签字	施工负责人		基础设施组长	
	安全组长		计算机主任	
	审核日期			

表 4-27　网络实施记录单

实施对象		对象名称	
位置		实施时间	
实施内容	□交换机插线　　□交换机换线　　□交换机拔线 □模块变更　　□寻线 □其他_____		
实施原因			
实施人员		陪同人员	
审核人员		审核时间	
实施过程	1.原始位置的记录 ……		
实施结果			

表 4-28　开箱验货报告

货物来源		合同编号	
项目名称		项目负责人	
设备名称		设备编号	
生产厂家		供应商	
出厂日期		出厂编号	
供货人		联系方式	
到货日期			
验收项目		验收记录	
1. 包装是否完好，是否为该仪器设备原包装			
2. 仪器设备完好程度（有无损伤、损坏或生锈等）			
3. 附件、备件是否齐全			
4. 使用说明书、技术资料是否齐全			
5. 仪器设备名称、型号规格配置是否符合要求			
6. 按合同和装箱单清点所到物品是否齐全一致（如果不一致，则要说明缺少的种类及数量）			
7. 其他（以上未注明的项目）			
实施方签名		验收方签名	
验货时间			

表 4-29　安装测试报告

项目名称		合同编号	
所有网络关键设备及其应用软件是否全部连通运行		□所有部件齐全且状态正常 □部件状态不正常 □部件不全，缺部件	
不正常部件名称及型号			
所缺部件名称及型号			
软件安装情况			
装机测试情况	□通过	□不通过	
遗留问题			
协商解决途径			
供货方签字		现场工程师签字	
测试日期			
备注说明			

表 4-30　网络设备安装调试记录表

交换机名称			交换机位置	
交换机编号			交换机 SN 号	
调试人			调试日期	

项目	子项	调测记录	
		要求	实际记录
硬件检查	通电前硬件安装检查，短路测试	硬件检查正常，测量无短路现象	
设备通电	通电顺序及情况记录	电源正常	
		观察电源及告警正常	
		观察端口状态正常	
主机软件安装	软件版本、日期	软件版本号和日期等正确	
加载调试	加载调试	程序数据加载请求正常，加载不超时	
		用默认数据运行和 Flash 保存正常	
整机功能业务调试	所有硬件开工正常	所有硬件正常	
	设置主机时间	设置主机准确时间	
	设置主机名	所设主机名可以在网内区分每一台主机	
	修改缺省用户密码	修改缺省用户密码为非出厂值	
	二层交换机链路调试	链路通信正常	
	VLAN 业务的调试	VLAN 用户可以正常上网	
		不同 VLAN ID 用户不能互通	
	接口通讯的调试	可以 PING 通上行接口的 IP 地址	
		可以 PING 通虚接口的 IP 地址	
	路由数据的调试	用 Display ip routing-table 查看所有路由信息与所设的是否一致	
	设备上行口与对端设备通信调试	可以 PING 通对端设备接口 IP	
		可以 PING 通 Web 服务器	

调试结果：

表 4-31 网络工程验收单

项目名称		
合同编号		
项目内容		
厂商名称		
验收内容	于　　　年　　月　　　日完成到货验收	□是　□否　□不涉及
	完成安装，并符合技术要求	□是　□否　□不涉及
	规格、位置、质量与合同符合	□是　□否　□不涉及
	各种螺丝紧固	□是　□否　□不涉及
	标志齐全	□是　□否　□不涉及
	缆线及管槽符合布放缆线技术要求	□是　□否　□不涉及
	缆线及管槽符合布放安装位置	□是　□否　□不涉及
	缆线及管槽符合布放完成标识	□是　□否　□不涉及
	信息墙座完成连通	□是　□否　□不涉及
	配线模块符合规范要求	□是　□否　□不涉及
	完成跳线连通	□是　□否　□不涉及
	技术文件符合设计要求，完成交接	□是　□否　□不涉及
验收确认		年　　　月　　　日

表4-32　网络工程检查表

工程名称			检查方式	□定期　□检查　□应急
检查人员			检查时间	
检查项目	工程立项	□调研　　□申请　　□审核　　□预算　　□合同 □其他_____		
	工程计划	□工程成员　□实施计划　□工程进度 □物料清单及时效 □其他_____		
	工程实施	□物料签收　□过程监督　□工程日志 □系统安装测试报告　　　□设备安装调试记录 □其他_____		
	工程验收	□工程文档　□验收报告　□审计报告 □其他_____		
	工程文档	□设备配置　□走线图纸　□线路标识 □会议记录　□沟通记录　□变更记录 □其他_____		
	备注说明			

表 4-33 网络工程日清单

工程名称			日期	
序号	工程内容	工程进度、质量要求	配合人	负责人
1				
2				
3				

表 4-34 项目组成员清单

项目名称		合同编号	
信息科项目组成员			
姓名	单位及职务	本项目职务	联系方式
公司项目组成员			
姓名	单位及职务	本项目职务	联系方式

表 4-35　项目计划进度表

项目阶段	任务	计划开始时间	计划完成时间	实际开始时间	实际完成时间	负责人	文档
立项	准备项目启动资源，确定人员						项目人员名单及职责
范围确认	确认项目需求						项目需求规格说明书
	确定实施计划						项目计划进度表
开发调试	软件开发及调试						程序代码、调试报告
	软件测试						程序测试报告
	接口开发及调试						程序代码、调试报告
	报表开发及调试						数据库表结构、SQL 记录
	报表测试						测试报告
维护	数据维护（准备、迁移、跟踪）						字典、数据库操作记录
硬件及网络环境	服务器部署						设计及实施报告
	搭建网络运行环境						
上线部署	终端调试						设计及实施报告
	上线模拟						
培训	实施培训						培训计划、培训实施记录
试运行	试点科室运行						试运行计划、试运行实施记录、问题处理记录
正式运行	全院科室运行						运行计划、运行实施记录、问题处理记录
项目验收	项目验收						验收报告

表 4-36 项目需求规格书

项目名称		项目负责人	
项目需求概况			
系统功能列表			
系统	功能模块	功能描述	窗体数据

表 4-37 信息系统项目签到表

项目名称		日期	
项目经理		院方确认签字	
姓名	工作内容、办公地点	来院时间	离院时间

表 4-38 项目上线问题记录表

程序名称		版本号	
问题类别		提出时间	
结果严重性			
详细描述			
发生原因			
解决方案			
解决状态			
项目负责人		问题记录人	
修改人		测试人	

表 4-39 信息系统需求申请表

需求概述						
申请科室			申请日期			
联系方式			联系人			
申请内容	现况描述					
	需求描述					
	相关政策依据（请列出具体条目）					
	协助科室及工作内容					
申请科室意见	主任或负责人确认签字		日期: 年 月 日			
主管科室意见	主管职能科室意见		日期: 年 月 日			
	分管院长意见		日期: 年 月 日			
信息化部门意见	信息科意见		日期: 年 月 日			
	分管院长意见		日期: 年 月 日			

表 4-40 信息系统需求论证报告

需求名称			
提出科室			
参会人员			
地点		时间	
论证内容			
论证意见		□同意　□不同意　□修订后同意	
		□同意　□不同意　□修订后同意	
		□同意　□不同意　□修订后同意	
		□同意　□不同意　□修订后同意	
		□同意　□不同意　□修订后同意	
		□同意　□不同意　□修订后同意	
		□同意　□不同意　□修订后同意	
		□同意　□不同意　□修订后同意	
		□同意　□不同意　□修订后同意	

表 4-41 需求处理记录单

需求内容			论证意见	
提出科室			提出时间	
需求接收	人员	科室： 院外： 其他：		
	追溯	该需求第_____次提出 该需求已处理_____次 相关记录单编号：_____		
需求处理	处理人	□信息科人员： □院外： □其他：		
	过程			
	结果	□完成 □转单（相关记录单编号：_____）		
	结果确认	执行人员签字： 日期： 年 月 日 监督人员签字： 日期： 年 月 日 申请人员签字及意见： 日期： 年 月 日		
过程附件：				

表 4-42　信息系统项目付款进度表

合同编号		合同名称	
合同起止时间			
厂商名称		付款经办人	
上次付款时间		上次付款金额	
预计下次付款时间		预计下次付款金额	
合同付款条件和进度			
付款条件	付款金额	项目状态	付款状态
签订合同	合同价 20%	已于　　年 月 日 签订合同支付＿＿元	□完成　□延迟 □进行中 □其他
			□完成　□延迟 □进行中 □其他
			□完成　□延迟 □进行中 □其他
附件、备注：			

表 4-43　信息系统验收单

项目名称			
合同编号			
项目内容			
厂商名称			
验收内容	于　　　年　　月　　日完成到货验收	□是　　　□否　　　□不涉及	
	完成设备硬件安装和软件调试	□是　　　□否　　　□不涉及	
	完成产品维护现场讲解及培训	□是　　　□否　　　□不涉及	
	完成业务上线、割接	□是　　　□否　　　□不涉及	
	项目文档、账号、密码已移交	□是　　　□否　　　□不涉及	
	科室在实施前已对项目实施方案确认	□是　　　□否　　　□不涉及	
	项目实施进度满足科室要求	□是　　　□否　　　□不涉及	
	软件功能满足科室要求	□是　　　□否　　　□不涉及	
		□是　　　□否　　　□不涉及	
		□是　　　□否　　　□不涉及	
		□是　　　□否　　　□不涉及	
验收结论	验收签字：　　　　　　　　　　　　　　　　　年　　　月　　　日		

表 4-44　项目移交单

项目名称		合同编号	
厂商名称		项目经理	
售后联系人			
售后联系方式			
项目上线时间		验收时间	
项目验收情况	自_____年___月___日项目实施以来，已于_____年___月___日完成全部合同任务，需求科室认可项目完成结果，并予以验收。		
项目文档移交情况			
招标文件、合同	□是　　　□否　　　□不涉及		
设计/实施方案、计划	□是　　　□否　　　□不涉及		
项目进度、变更、发布文档	□是　　　□否　　　□不涉及		
需求规格说明书	□是　　　□否　　　□不涉及		
业务流程文档	□是　　　□否　　　□不涉及		
功能文档	□是　　　□否　　　□不涉及		
数据库设计文档	□是　　　□否　　　□不涉及		
软件程序代码	□是　　　□否　　　□不涉及		
数据库代码、脚本	□是　　　□否　　　□不涉及		
系统架构设计、配置文件、开发代码说明书和开发部署说明	□是　　　□否　　　□不涉及		
系统安装部署说明	□是　　　□否　　　□不涉及		
硬件拓扑结构说明	□是　　　□否　　　□不涉及		
容灾安全备份机制说明	□是　　　□否　　　□不涉及		
数据容量变化说明	□是　　　□否　　　□不涉及		
测试报告	□是　　　□否　　　□不涉及		
测试验收方案	□是　　　□否　　　□不涉及		
测试用例	□是　　　□否　　　□不涉及		
使用手册	□是　　　□否　　　□不涉及		

续表

项目文档移交情况			
后台运维文档	□是	□否	□不涉及
运维注意事项	□是	□否	□不涉及
维护记录	□是	□否	□不涉及
培训记录	□是	□否	□不涉及
监理相关文档移交情况			
产品合格证	□是	□否	□不涉及
著作权证书	□是	□否	□不涉及
厂商资质	□是	□否	□不涉及
设计／实施方案和计划	□是	□否	□不涉及
项目进度、变更、发布文档	□是	□否	□不涉及
测试验收方案及计划	□是	□否	□不涉及
项目周报及会议纪要	□是	□否	□不涉及
验收方案和报告	□是	□否	□不涉及
使用手册	□是	□否	□不涉及
后台运维文档	□是	□否	□不涉及
产品移交情况			
硬件产品	□是	□否	□不涉及
软件产品	□是	□否	□不涉及
数据信息	□是	□否	□不涉及
其他	□是	□否	□不涉及
移交人		接收人	
移交时间			
存放位置			
备注说明			

表 4-45　项目满意度调查表

项目名称		科室	
姓名		联系方式	
对产品使用速度、稳定性的满意度	□非常满意　　□满意　　□基本满意　　□不满意		
对产品功能、流程的满意度	□非常满意　　□满意　　□基本满意　　□不满意		
对信息安全和隐私保护的满意度	□非常满意　　□满意　　□基本满意　　□不满意		
对项目服务质量的满意度	□非常满意　　□满意　　□基本满意　　□不满意		
对项目服务态度的满意度	□非常满意　　□满意　　□基本满意　　□不满意		
对项目服务技术水平的满意度	□非常满意　　□满意　　□基本满意　　□不满意		
对项目服务及时性的满意度	□非常满意　　□满意　　□基本满意　　□不满意		
对项目人员工作责任心的满意度	□非常满意　　□满意　　□基本满意　　□不满意		
对项目人员沟通能力的满意度	□非常满意　　□满意　　□基本满意　　□不满意		
您使用的产品，能达到您科室的业务需求，对此说法的满意度	□非常满意　　□满意　　□基本满意　　□不满意		
您使用的产品，提高了您的工作效率或处理数据的准确性，对此说法的满意度	□非常满意　　□满意　　□基本满意　　□不满意		
项目人员在帮助您解决故障的过程中，经常告知您故障的原因，以及如何避免的一些常识，对此说法的满意度	□非常满意　　□满意　　□基本满意　　□不满意		
项目人员按信息化制度、流程、模板等要求开展信息化工作，对此说法的满意度	□非常满意　　□满意　　□基本满意　　□不满意		
您建议我们加强哪个方面的信息化产品：			
您还有哪些评价或建议：			

表 4-46　信息系统项目检查表

项目名称			
检查人员		检查时间	
立项	□准备项目启动资源 □项目立项，确定项目组成员及职责 □其他_____		
范围确认	□确认项目需求 □项目里程碑确认 □项目例会 □项目实施计划 □其他_____		
开发调试	□软件开发及调试、测试 □接口开发及调试 □报表开发及调试 □报表测试 □其他_____		
后台维护	□数据维护（准备、迁移、跟踪） □其他_____		
硬件及网络环境	□服务器部署 □搭建网络运行环境 □其他_____		
上线部署	□终端调试 □上线模拟 □其他_____		
培训	□实施培训 □其他_____		
试运行	□试点科室运行 □其他_____		
正式运行	□正式运行 □其他_____		
验收	□项目验收 □项目过程文档 □其他_____		

表 4-47 系统项目测试申请表

项目名称			版本号		
项目负责人			项目延期		是 / 否
申请人			申请时间		
测试人员信息					
开始测试日期			结束测试日期		
测试环境要求					
测试设备要求					
项目进度 测试文档					
测试方案					
测试范围					
测试步骤					
系统功能	测试类型		测试内容及重点		预期结果
存在的风险：					
审核日期		审核人		审核结果	
审核意见：					

表 4-48　系统项目测试检查表

项目名称		测试申请表编号	
检查方式	□邮件　□会议　□现场　□远程　□其他		
检查时间		检查人员	
过程检查			
检查内容	检查情况		
测试培训			
测试人员安排			
测试环境准备			
测试方案			
测试设计			
测试执行			
测试总结			
检查结果			
测试进度	□延期　□提前　□正常　□其他		
测试结果	□通过　□不通过　□优化测试　□其他		
备注说明			

表 4-49　软件系统交付清单

文档类型	文档名称	份数
方案	项目实施方案	
	数据接口方案	
计划报告	测试计划	
	测试报告	
	测试案例	
说明书	需求说明书	
	整体实施架构说明书	
	概要设计说明书	
	详细设计说明书	
	数据库设计说明书	
手册	操作手册	
	安装手册	
	维护手册	
标准规范	功能规范截图	
	信息安全规范截图	
	应用接口规范截图	
	实施规范截图	
移交时间		
交付人		接收人
交付时间		交付地点

第三篇

建设管理流程

建设管理流程如图 4-1 至图 4-11 所示。

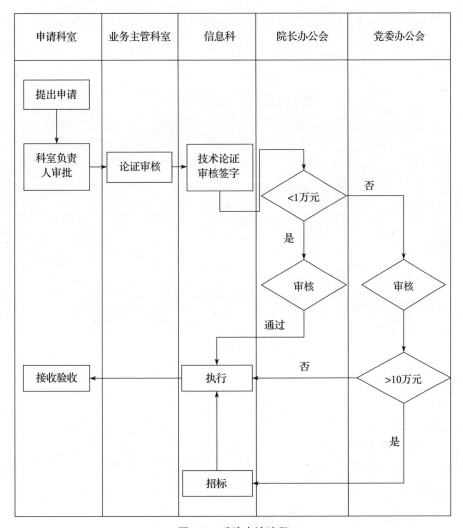

图 4-1　采购申请流程

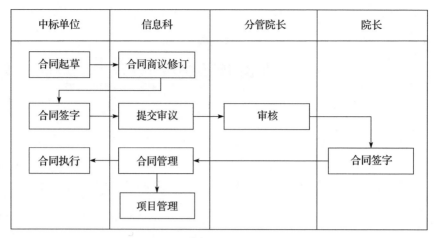

图 4-2　信息化相关合同办理流程

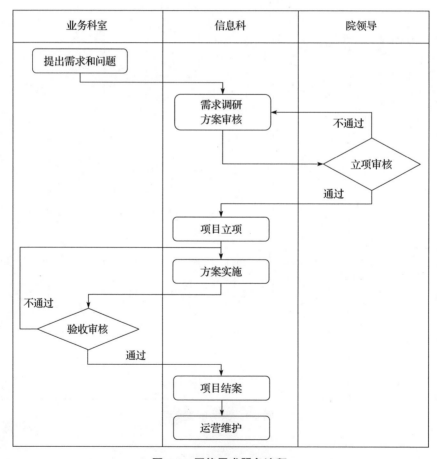

图 4-3　网络需求服务流程

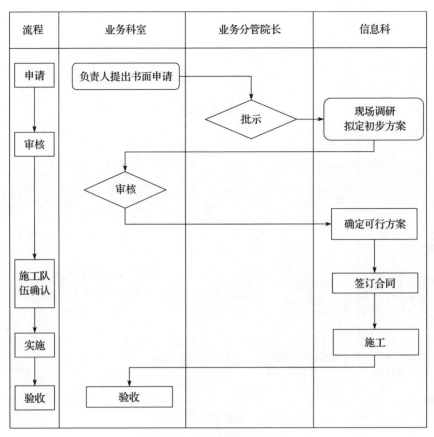

图 4-4　网络布线工作流程

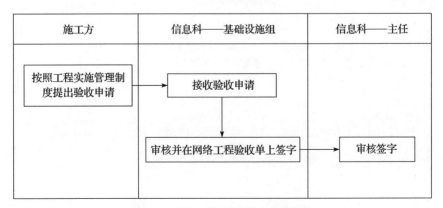

图 4-5　网络工程项目科室验收流程

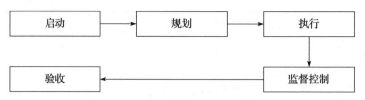

图 4-6　项目管理总体流程

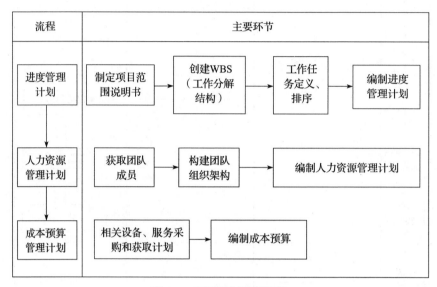

图 4-7　项目规划阶段流程

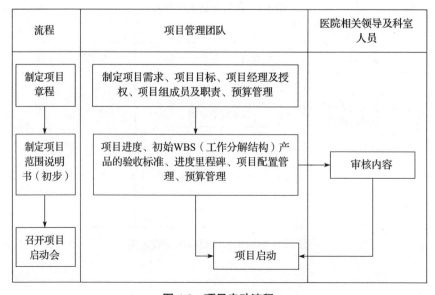

图 4-8　项目启动流程

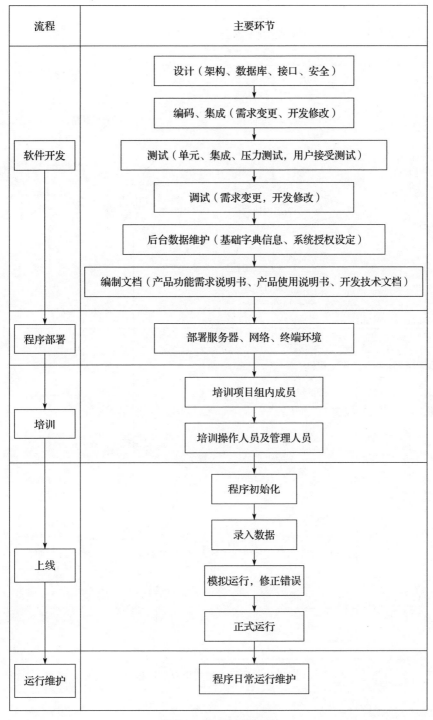

流程	主要环节
软件开发	设计（架构、数据库、接口、安全）
	编码、集成（需求变更、开发修改）
	测试（单元、集成、压力测试，用户接受测试）
	调试（需求变更，开发修改）
	后台数据维护（基础字典信息、系统授权设定）
	编制文档（产品功能需求说明书、产品使用说明书、开发技术文档）
程序部署	部署服务器、网络、终端环境
培训	培训项目组内成员
	培训操作人员及管理人员
上线	程序初始化
	录入数据
	模拟运行，修正错误
	正式运行
运行维护	程序日常运行维护

图4-9 执行阶段流程

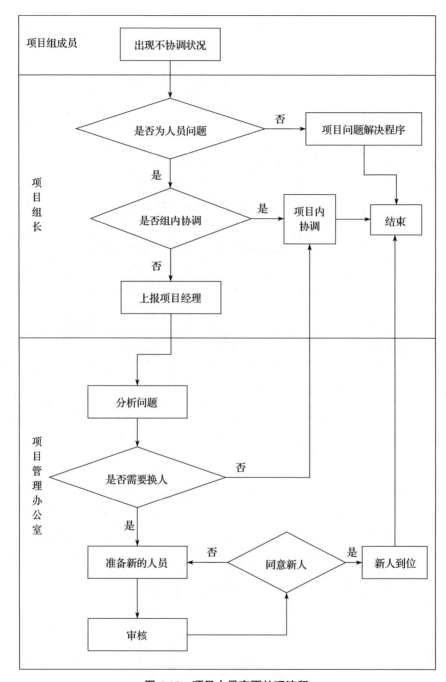

图 4-10　项目人员变更处理流程

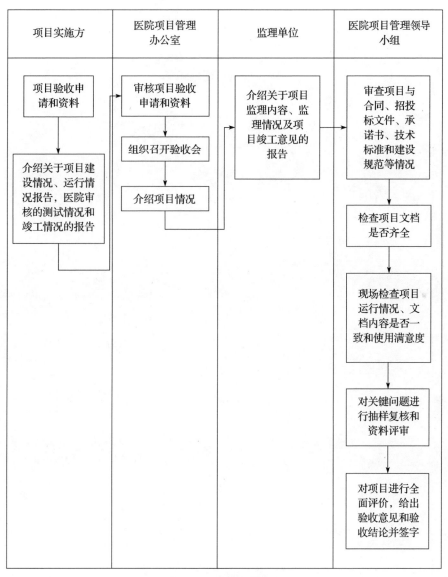

图 4-11 验收阶段流程

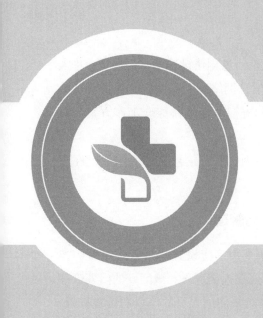

第五部分

运维管理

第一篇

运维管理制度

医院信息化环境管理制度

第一章　总则

第一条　为提供安全、稳定、节能的医院信息化建设环境，根据《中华人民共和国信息系统安全保护条例》《计算机信息网络国际联网安全保护管理办法》《互联网信息服务管理办法》及《"十四五"节能减排综合工作方案》有关规定，结合医院实际情况，制定本制度。

第二条　云计算基础设施要位于中国境内，医院信息化环境避免设在建筑物的顶层或地下室。

第二章　物理访问管理

第三条　医院信息化的重要区域（如机房等）应设置门禁管理系统，控制、鉴别、记录和统计进入的人员，防止未授权人员进入。该区域的门禁管理系统由信息科负责管理，由信息科专人审核门禁使用人员的信息和设置权限，办理、停用和管理门禁介质等通行信息。拥有门禁权限的人员要妥善保管自己的介质，禁止将介质外借和复制。

第四条　非信息科人员出入医院信息化重要区域应主动登记，并由信息科人员全程陪同出入。与医院信息化工作无关的人员，禁止直接或间接操作医院信息化重要区域中的任何设备，不得在医院信息化重要区域内随意摆放具有震动、噪声、磁场的设备和物体。

第五条　进入医院信息化重要区域时需穿专用鞋或戴鞋套。出入医院信息化重要区域应注意锁闭安全门，最后离开医院信息化重要区域的人员必须自觉检查和关闭所有门窗、锁定防盗装置，拒绝未审批人员进入医院信息化重要区域。

第六条　工作人员离开工作区域前，应保证工作区域内保存的重要文件、资料、设备、数据处于安全受保护状态，检查并关闭工作柜、锁定工作电脑、妥善保存桌面资料和信息数据等。

第七条　未经信息科主任批准，禁止将医院信息化重要区域内的物品外借或将信息透露给其他人员。任何人均有责任和义务对信息保密，发现物品遗失、信息泄露等情况要及时上报，积极主动采取措施保证安全。

第八条　医院信息化重要区域出现盗窃、破门、水浸、高温等严重事件，信息科人员应立即到达现场，了解现场情况后进行快速处置或应急响应，并向公安局、医院相关部门和领导报告，配合相关机构和部门处理相关的事件。

第九条　信息科要定期巡查和主动发现物理访问安全管理上的漏洞和不完善的地方，讨论并提出改善措施，积极组织整改。

第三章　门禁钥匙管理

第十条　医院信息化环境门禁钥匙只限持有人本人使用，按照上班前开门、下班后锁门的原则使用，不得随意在非正常工作时间里擅自开门。

第十一条　医院信息化环境内的所有钥匙需至少配制一把备用钥匙，统一保管至钥匙柜，以备应急之需。所有钥匙根据所对应的位置及用途进行标识和分类保管。因工作原因需要复制、配制门禁或钥匙时，需经科室主任签字审批同意，完成登记备案后，方可复制、配制。

第十二条　门禁钥匙发生遗失或损坏时，需向信息科报备，记录遗失或损坏的信息，联系相关科室及时更换。任何信息化环境锁具的增加、更换、移动需向信息科报备，经相关领导批准同意后，方可更换和移动。

第十三条　门禁钥匙持有人员在离职或调动时，需将持有的全部门禁钥匙交回本科室，并填写相应的归还清单，否则不予办理离职或调动手续。如员工自行离职且未交接相关工作和钥匙，本科室要对其相关的所有锁具锁芯重新更换并填写完整的记录。

第十四条　每半年检查一次领用、更换和保管钥匙的情况，检查内容包括数量、损坏、丢失、复制等信息，并填写相关的检查记录。

第四章　市电使用管理

第十五条　医院信息化环境选用有安全保证的供电、用电器材，应熟悉常规用电安全操作和理论知识，了解医院信息化环境供电和用电设施的操作规程。禁止随意对设备断电和更改设备供电线路，禁止随意串接、并接和搭接各种供电线路，禁止拆卸信息化设施和电源线。

第十六条 医院信息化环境应采用防静电地板、防静电工作台、静电消除剂或静电消除器等防静电措施。医院信息化环境的电源和插座仅为信息化设备专用，非信息化设备不得使用信息化环境的电源。

第十七条 医院信息化环境设备应进行接地，电源线和通信线缆隔离铺设，关键设备和磁介质应存放在具有电磁屏蔽功能的环境中，防止外界电磁干扰和设备寄生耦合干扰。禁止在医院信息化环境中使用高温、炽热、产生火花的用电设备和家用电器设备。

第十八条 信息科负责医院信息化环境的用电安全，其他人员需要在信息化环境用电时，得到信息科人员允许，采用对信息化设备影响最小的安全供电方式，节约节能用电。

第十九条 在使用功率较大的用电设备前，需确认医院信息化环境中允许最大电力功率的情况，在得到允许且保证安全的前提下使用。

第二十条 设备接通电源之前，要先检查线路、接头是否安全连接，设备是否已经就绪，人员是否已经具备安全保护措施。在用电危险性高的位置，张贴相应的安全操作方法、警示和指引，实际操作时应严格执行。

第二十一条 离开当前用电工作环境前，要检查工作环境下所有设备的用电安全，关闭长时间带电运作、可能会产生严重后果的用电设备。

第二十二条 如发现用电安全隐患，应及时采取措施，不能解决的需及时向相关负责人员汇报。在外部供电系统停电时，配合开展停电信息化应急工作。

第二十三条 定期组织演练信息化环境用电应急处理步骤、方法和措施，定期请拥有专业电力资质的人员检查供电、用电的设备和设施。

第五章　不间断电源管理

第二十四条 不间断电源是保证医院信息化环境内信息化设备正常运行和数据安全的重要设备，未经许可，不得随意触碰控制面板和实施开关机等操作。

第二十五条 正确区分使用不间断电源和市电电源的插座，不间断电源供电插座不得使用大功率和非必要的设备或工具。

第二十六条 当市电稳定不中断时，每三个月对不间断电源的电池组进行一次维护性放电和充电。

第二十七条 与不间断电源设备供应商的维护人员保持联系，得到维护人员必要的技术支持、培训、指导和应急处置。

第二十八条 定期检查不间断电源的运行情况，做好运行情况的记录，包括不间断电源的充放电时间、故障排除情况、维护维修情况等。

第二十九条 发现不间断电源有异常情况时，及时报告和排查故障，采取适当的应急处理措施，停电时要随时监控不间断电源的放电情况。

第六章 消防安全管理

第三十条 医院保卫科负责医院信息化消防设施和设备的维修保养和定期检测，信息科人员定期检查灭火器、温感探测器、烟感探测器等消防设备的工作状态和使用期限，未经许可，禁止擅自移动。

第三十一条 温感探测器、烟感探测器探头每年轮测一次，室内消火栓、喷淋泄水、消防喷淋水泵等每季度试开泵检测一次，正压送风、防排烟系统每半年检测一次，其他消防设备的测试和更换每年一次。

第三十二条 每月检查一次电源开关、插座、电器、气体灭火设备和线路，做好检查记录登记，如电器功率数、安装日期、插座安全时限、电闸标识和对应的插座等。一旦发现故障、老化、破损、绝缘不良等不安全因素，及时报修解决，消除安全隐患，做好记录备案。

第三十三条 定期检查灭火装置控制台，检查故障记录单及液晶显示屏故障提示，及时分析原因并协调解决，保障灭火系统正常运行。

第三十四条 医院信息化环境中要有避雷、防雷装置和火灾自动消防装置。禁止在医院信息化环境内存放易燃、易爆、具有腐蚀性的危险品，禁止在医院信息化环境中吸烟或使用明火，禁止堆放各种杂物和可燃物品，禁止使用易燃装修材料和可燃用具。

第三十五条 最后离开医院信息化环境的人员，要检查消防设备的工作状态，关闭非必要的电器和设备开关，保证离开时的消防安全。

第三十六条 熟悉消防安全设备的操作和使用，了解操作原理，掌握消防应急处理步骤、措施和要领。不得占用消防内线电话，不能随意更改消防系统的工作状态、设备位置，保护消防设备不被破坏。

第三十七条　定期组织和参与消防常识和消防设备使用的培训讲座，多次举行消防实地演示和演练。

第三十八条　发现火灾时，迅速按应急预案紧急处理，拨打火警电话119，并报告相关领导。

第七章　安全疏散管理

第三十九条　保持疏散通道和安全出口畅通，禁止占用疏散通道，禁止在安全出口或疏散通道上安装栅栏等影响疏散的障碍物，禁止将安全疏散指示标识关闭、遮挡或覆盖。

第四十条　设置符合国家规定的消防安全疏散指示标识和应急照明设施。保持防火门、消防安全疏散指示标识、应急照明、机械排烟送风、火灾事故广播等设施处于正常状态，定期组织检查、测试、维护和保养。

第八章　防水控温管理

第四十一条　禁止在医院信息化重要区域（如机房等）中安装供水管道和设施，每天检查空调冷凝水管，一旦发现水浸情况，立即采取堵漏排水等措施。

第四十二条　每天检查空调制冷除湿设备的运行情况和备用制冷除湿设备的待机情况，医院信息化重要区域（如机房等）内的温度保持在22℃～24℃，湿度保持在40%～55%，做好详细的记录。

第四十三条　在医院信息化重要区域（如机房等）中安装防水检测、自动报警功能的检测设备和系统，每天检查动力环境监控系统、防雷、防盗、防水和监控等设施，及时处理报警信息。

第九章　物品使用管理

第四十四条　医院信息化环境内的日常物品、设备、消耗品等有数量、型号等信息的登记记录，公共使用的物品和重要设备放置在监控下的固定柜子内，使用和归还时要进行登记。

第四十五条　按照规程安全使用医院信息化环境内的任何设备、仪器等物品，在使用完毕后，及时将物品归还并存放于原处，不随意摆放。

第四十六条　对使用过程中损坏、消耗、遗失的物品应汇报登记。未经审批同意，不允许向他人外借或提供医院信息化环境内的设备和物品。

第十章　卫生管理

第四十七条　凡进入医院信息化重要区域（如机房等）内的设备应预先做好清洁处理，未经清洁处理的设备不得进入。

第四十八条　在医院信息化环境内禁止吃东西、吸烟、堆放杂物、随地吐痰、乱扔纸屑等废弃物。

第四十九条　对于在信息化建设过程中产生的废弃物，施工人员应及时打扫。每周对医院信息化机房内的所有设备进行一次清洁，保持整齐和清洁。

第五十条　环境卫生打扫内容。

（一）避免影响正常办公，尽量每日 8：00 之前完成地面卫生清洁工作。如有特殊情况，则在该日 18：00 之后开始卫生清洁工作。

（二）保持环境地面、储物柜、洗手池干净整洁，无尘土、杂物、污渍及水迹。

（三）先用笤帚清理杂物，再用墩布拖地、抹布擦拭。所用抹布、墩布都应清洗干净后放回原位，保持干爽整洁。

第五十一条　个人办公环境打扫内容。

（一）办公区桌面由个人整理，桌面物品摆放有序，不得摆放与办公无关的物品。

（二）电脑、键盘、鼠标、显示屏保持无灰尘及无污渍。

第五十二条　不定期进行集体大扫除，要求全员参与，如有特殊情况无法参加大扫除的，需向信息科主任提前说明原因。

每月将卫生清扫情况在科内公示，汇总到科室绩效表中，并及时归档。

医院信息化资产安全管理制度

第一章　总则

第一条　为加强医院信息化资产管理，规范医院信息化资产管理行为，合理配置和有效使用医院信息化资产，防止医院信息化资产流失，确保医院信息化资产的安全与完整，保障和促进医院各项事业发展，结合医院实际情况，制定本制度。

第二条 本制度实行"统一领导、归口管理、分级负责、责任到人"的资产管理体制，适用于在医院使用的信息化资产管理，对外投资、出租、出借情况除外。

第三条 医院信息化资产管理活动应当坚持资产管理与预算管理相结合的原则，坚持资产管理与财务管理、实物管理与价值管理相结合的原则，坚持安全完整与注重绩效相结合的原则，坚持统一管理与授权管理相结合的原则。

第四条 根据资产的形态，将资产分为有形资产和无形资产。有形资产是指以具体物质产品形态存在的资产，无形资产是指没有实物形态可辨认的非货币性资产，如权利、技术等。

第五条 根据医院信息化资产的重要度和影响度，将资产分为机密级、内部级、非内部级。

（一）机密级：涉及重要业务活动的资产，如财务数据和报表、重大决策、人事数据、合同、程序源代码等。

（二）内部级：涉及主要业务活动，有一定保密要求的资产，如体系文件、项目资料、管理制度等。

（三）非内部级：除机密级和内部级以外的其他资产。

第六条 根据资产的价值，将资产分为信息与数据资产、工作设备资产、纸质文件和记录。

（一）信息与数据资产：主要以在工作过程中产生的电子数据为主，存储在相关介质中的数据和信息，包括源代码、数据库数据、系统文档、运行管理规程、计划报告、用户手册等。

（二）工作设备资产：主要指工作用的仪器、设备、工具和相关配件。

（三）纸制文件和记录：以纸质形式存放的文件和相关记录。

第七条 总务科管理有形的工作设备资产，科教科管理无形的资产。各科室管理各自有形纸质文件和记录资产，定期到档案室进行归档。信息科管理有形信息与数据资产，负责对医院信息化资产的验收、发放、使用、维护、报废进行全面监督。

第二章 信息化资产的购置

第八条 申请资产购置前，完成现有资产存量情况的调研，充分论证和纳入医院信息化预算统一管理，加强对现有信息化资产的有效利用，积极推进信息化资产的整合与共享共用，避免资产闲置浪费。

第九条 购置信息化项目需要的信息化资产时，根据信息化项目设计方案，与项目服务供应商确认有关技术要求，确认购置的信息化资产清单，并将信息化资产清单作为项目合同的附件。按照项目合同、设计方案和信息化资产清单购置信息化资产。

第十条 采取直接购置的方式进行信息化资产采购时，需按照医院信息化预算管理制度、医院信息化产品采购制度和医院相关采购管理办法，由申请人填写采购申请单，得到申请人所在科室确认后，提交采购科室及相关院领导审核和采购。

第十一条 对于纳入政府采购范围的医院信息化资产，购置时应当按照政府采购管理的有关规定执行。

第十二条 医院信息化资产配置应当符合国家规定的配置标准，国家没有规定配置标准的，应当科学论证、从严控制、厉行节约和合理配置。

第十三条 医院接受通过捐赠等方式形成的各类信息化资产，依法享有和使用通过医院各类信息化资产所产生的发明创造和产权专利。

第三章 资产的入库与标识

第十四条 购置或随项目引进的信息化资产，在投入信息化环境使用前，需要由信息科人员和使用科室人员进行验收入库。通过查验外观、型号、数量、资质，测试资产性能，核对所购或引进的资产是否与采购申请或项目合同一致，经验收确认合格后分类存放到医院信息化环境中，信息科安全管理员及时登记信息化资产信息并进行入库管理。

第十五条 医院信息化设备资产根据固定资产管理的相关规定，编制资产管理清单，清单信息主要包括资产责任部门、责任人、所处位置和重要程度等。根据资产类别、重要程度和用途功能，在资产的明显位置标明编号、使用时间、资产名称等信息，设备上的所有标记或编号只能由总务科和信息科统一进行标记和管理，任何人员不得随意涂改或撕毁标记。

第十六条 资产的使用科室要建立资产使用清单，详细记录资产的名称、规格、配置、重要程度、使用地点、使用部门、责任人等内容。

第十七条 纸质文件和记录需在文件首页的左上角标注其重要等级，分别在软件资产的安装介质、终端设备的显示器和主机上、服务器正面明显位置上张贴标识，配件、耗材、信息与数据资产只作登记不作标识。

第十八条　加强对医院信息化专利权、商标权、著作权、非专利技术等无形资产的入院审核、登记备案、有效管理、依法保护和合理利用，按照国家有关规定及时办理登记、注册和备案。

第四章　使用科室的资产管理

第十九条　使用科室根据医院信息化项目管理要求和实际业务需要，按照信息系统物资申请工作流程办理资产的领用、借用手续，妥善保管，合理使用。

第二十条　使用科室安排专人负责本科室的资产管理工作，规范、合理和正确使用信息化资产设备，做到物尽其用，充分发挥资产的使用效益，保障资产的安全完整，防止资产使用不当和闲置浪费。

第二十一条　信息化资产存放环境应满足各类资产的存放要求，机密级资产至少保存 30 年，内部级资产至少保存 20 年，非内部级资产至少保存 5 年。

第二十二条　借用、领用各信息化资产，以及保管人员在离职或岗位变动时，应提前 3 日办理信息化资产移交手续。发生信息化资产逾期不移交，移交资产与协议、合同、登记表上填写的信息不一致，造成外观损伤严重和人为损坏的，应由当事人赔偿或恢复原样。

第二十三条　科室工作交接时，要保证账目与实物相符，科室负责人定期审核。科室负责人到岗时要对科室固定资产进行核实确认。

第二十四条　信息科每年对数据资产进行全面梳理，在落实网络安全等级保护制度的基础上，依据数据的重要程度及遭到破坏后的危害程度建立医院数据分类分级标准。数据分类分级应遵循合法合规原则、可执行原则、时效性原则、自主性原则、差异性原则及客观性原则。

第二十五条　总务科、信息科每年年底会同财务科，对各科室资产实物和标识情况进行全面检查及盘点。对清查盘点中发现的问题，应在查明原因后立即整改，在资产检查报告中说明，并向院领导汇报。

第五章　资产的调拨

第二十六条　信息化固定资产在医院科室之间转移调拨，需填写固定资产转移申请单，经调出科室、调入科室、总务科和信息科签字审核后，将固定资产转移到调入科室，总务科应将固定资产转移登记情况以书面形式通知财务科，以便进行账务处理。

第二十七条 资产管理科室对医院长期闲置、低效运转的资产进行统一调拨，提高资产使用效益。

第二十八条 发生调拨的固定资产编号保持不变，只变更使用部门和使用人的信息，以便监督管理。

第六章 资产的维护与维修

第二十九条 维护和维修随项目引进的信息化资产时，需要根据合同等法律文书中确定的保修期和维护方式，确定维护和维修部门，制订资产检查和维护计划，按照计划检查与维护。

第三十条 各类借用、委托保管、科室申请领用的医院信息化资产出现故障时，资产借用或保管人以面对面、电话、微信等方式向资产发放科室报修，资产发放科室及时记录信息化资产报修内容，在一小时内完成故障类型的判断，视其具体情况确认维修方式，开展配件申请和维修维护工作。无法自行维修维护解决的问题，应当申请委托其他机构或部门维修维护。

第三十一条 资产发放科室在维修前应通过实地查看、网络监控、系统日志等方式判定故障发生的原因，如属人为因素、资产质量因素、其他因素等。资产发放科室在维修时应明确记录故障原因、故障类型、故障描述、处理结果等，维修申请人需签字确认，建立信息化资产维修台账。

第三十二条 各类信息化资产的维护由资产发放科室制订各类信息化资产维护年度计划，并分解至月、周计划中，建立信息化资产维护台账，按照计划进行维护，及时登记信息化资产的维护情况。

第七章 资产的处置

第三十三条 信息化资产处置是指医院对其占有、使用的信息化资产进行产权转让或注销的行为。资产处置的信息化资产范围包括报废、淘汰的，产权或使用权转移，盘亏、呆账、非正常损失，闲置、拟置换的，以及按照国家有关规定需要处置的。处置方式包括报废报损、无偿调拨、对外捐赠、置换、货币性资产损失核销等。

第三十四条 信息化资产处置应由信息化资产管理科室会同财务部门、技术部门评估鉴定，按审批权限进行审核、审批或报备。所有经报废、弃用、处理处置的信息化资产，由总务科和信息科登记备案。未按规定办理相关审批手续的，不得擅自处置。

第三十五条 医院处置的信息化资产应当权属清晰，权属关系不明确或存在权属纠纷的信息化资产，需待权属界定明确后方可处置。

第三十六条 医院自主处置已达到使用年限且应淘汰报废的固定资产，获得的收益归属医院，纳入预算统一管理。按照国家有关文件和规定，处置涉及科技成果转化的资产，符合下列条件之一的固定资产可申请报废。

（一）使用年限过长，功能丧失，完全失去使用价值或不能使用并无修复价值的。

（二）产品技术落后，质量差，耗能高，效率低，已属淘汰且不适合继续使用，技术指标已达不到使用要求的。

（三）严重损坏，无法修复，虽能修复但累计修理费已接近或超过资产本身市场价值的。

（四）主要配件损坏、无法修复，而主体尚可使用的，可作部分报废。

第三十七条 对于鉴定尚有使用价值但超过使用寿命的信息化资产，可报医院批准后延期使用、变更原功能使用和拆解零配件使用等。

第八章　资产管理信息系统建设与报告制度

第三十八条 建设医院信息化资产管理信息系统，建立医院信息化资产清单和数字资产安全管理策略，详细记录信息化资产责任部门、重要程度和所处位置等内容，根据信息化资产的价值执行相应的管理和保护策略，对信息化资产全生命周期进行规范化管理。

第三十九条 对数据资产进行分类分级登记，划分重要数据资产范围，对隐私保护数据实现自动脱敏。

第四十条 根据科室职责分配系统权限，审计人员定期通过系统对医院信息化资产进行审计评估、监督管理和质量控制。

第四十一条 资产管理科室应每年年终将本年度医院信息化资产的管理情况以书面形式向医院领导汇报，汇报的主要内容包括制度建设、资产使用管理、资产处置管理、存在的问题和建议等。

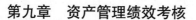

第九章 资产管理绩效考核

第四十二条 资产管理绩效考核是指利用医院资产年度决算报告、资产专项报告、财务会计报告、资产统计信息、资产管理信息化数据库等资料，运用一定的方法、指标及标准，科学考核和评价医院资产管理效益的行为。

第四十三条 按照社会效益和经济效益相结合的原则，建立医院信息化资产绩效考核评价体系，通过科学合理、客观公正、规范可行的方法、标准和程序，真实反映和评价医院信息化资产管理绩效。

第四十四条 加强对绩效考核评价结果的运用，将绩效评价的结果作为信息化资产配置、使用和处置的重要依据。

第十章 监督检查

第四十五条 纪检监察、审计等部门协作联动，对医院信息化资产管理进行监督检查，各科室主动接受监督，配合检查。

第四十六条 医院信息化资产监督检查采用单位内部监督与财政监督、审计监督、社会监督相结合，事前监督与事中监督、事后监督相结合，日常监督与专项检查相结合的方式。

医院信息化介质管理制度

第一章 总则

第一条 根据国家网络安全等级保护 2.0 标准体系的相关要求，为规范和加强医院信息化介质登记、使用、控制、保护、归档等安全管理，防止在医院信息化介质存储的涉密信息或重要信息的泄露或丢失，制定本制度。

第二条 适用于医院信息化介质在接入、使用、存储、携带、维护及废弃等方面的管理和介质的外部管理，也适用于第三方的介质在医院内部的使用控制。

第三条 医院信息化介质包括可移动硬盘、U 盘、光盘、磁盘、磁带、存储卡、笔记本电脑、可打印的介质和其他具有存储功能的介质。

第四条 医院信息化介质按涉密程度划分为涉密介质、内部介质、普通介质三类。涉密介质是指用于存储国家秘密信息的介质，内部介质是指用于存储不宜公开医院工作信息的介质，普通介质是指用于存储公开信息的介质。

第五条 信息科负责医院信息化介质在医院的使用、控制及处置管理。介质的使用人按照本制度的要求进行介质的使用，配合信息科对介质进行控制和管理。

第二章　介质的接入管理

第六条 在医院使用的各类介质需到信息科进行注册备案，注册信息时使用实名登记，自觉遵守国家相关的法律法规和医院的规章制度，配合阶段性审核，妥善保管已注册、已审核的介质和使用密码。

第七条 注册备案的介质由信息科统一编号，新购介质需完成保密标识和登记后再发放使用。发放的介质不得借于他人使用，若由于工作原因需借于他人使用时，要向信息科进行备案审批，详细登记借用原因、借还时间、借用人和审批人等信息。

第八条 在医院有效期内已注册的内部和普通介质，只能在院内指定的电脑中传输使用，无法在院内其他未指定设备上使用。初次注册的介质默认密码为12345678，第一次使用时必须更新密码，每次使用时必须输入正确密码。

第九条 禁止任何人将个人介质，如笔记本、移动硬盘等带入医院信息化环境内，禁止私自将个人介质接入医院设备中使用。

第十条 第三方带入的介质在得到信息科授权注册后，在医院的终端或服务器上使用前，需将介质在信息科指定的终端上完成两次杀毒，不允许直接在医院终端或服务器上使用，不允许带入信息化机房。

第三章　介质的使用管理

第十一条 涉密介质只能在本单位涉密计算机上和涉密信息系统内使用，高密级的存储介质不得在低密级的系统中使用，以及禁止在与互联网连接的计算机和个人计算机上使用。

第十二条 涉密和非涉密介质禁止交叉混用，即涉密介质不得在非涉密计算机中使用，非涉密介质不得在涉密计算机中使用。

第十三条　内部介质只能在医院办公场所使用，确因工作需要必须带出医院办公场所的，要经科室主任和信息科主任审核，履行相关手续，采取严格的保密措施后方可带离。

第十四条　普通介质用于存储公开信息，主要在医院互联网计算机上使用。

第十五条　新启用的涉密介质要完成安全检查和查杀病毒处理，使用介质转移、存储保密数据时，要在使用前后将介质格式化两遍，在使用后立即删除保密数据。

第十六条　纸质的技术文档实行借阅登记制度，未经相关领导批准，不得将技术文档转借、复制或对外公开。

第十七条　技术文档实行有效期管理，对超过有效期的技术文档降低保密级别，对已经失效的技术文档定期报废清理，并记录和监督销毁。

第十八条　当职工转岗、离职或介质使用期满时，要确保所有介质已交还相关科室，注销介质的注册信息和口令。如果是个人的普通介质在医院使用时，先将医院的信息和资料转移至其他安全有效的医院介质中，对介质完整格式化两遍，认真检查介质空间和状态后，再交还本人使用。

第十九条　经使用科室主任同意不再使用的普通介质，由使用者交还信息科，由信息科完成安全技术处理和备案登记后，作为普通介质再次发放使用。

第四章　介质的传递管理

第二十条　由于工作原因需要携带生产介质离开医院时，需得到医院领导审批同意，在信息科完成对介质的加密后，在信息科的监控管理下方可带离医院。

第二十一条　按照医院服务供应商选择管理制度要求，选定快递公司承担介质的传递工作。在双方合同中明确约定快递公司使用专用安全箱进行介质的包装，保障介质的送达时间和安全。

第二十二条　当对存有重要保密业务信息的介质进行异地传递时，医院可安排医院专人随快递公司共同传递，传递过程中保留相应的记录。

第五章　介质的维修管理

第二十三条　介质需要委托其他单位外送进行维修或数据恢复时，维修或恢复事宜必须在医院进行备案，由信息科专人全程陪同到指定有保密资质的维修单位进行维修，将介质中无法使用的配件、零件等收回，指定维修单位需与医院签订保密协议。

第二十四条　对送出维修的介质应尽量清除介质中的敏感数据，对关键或重要信息的存储介质在送出维修时，要完成多次的完整数据备份，并验证备份数据的可用性。

第六章　介质的存放管理

第二十五条　各科室指定科室专人负责本科室电脑、存储等介质的保存和管理工作，日常使用由使用人员保管，科室不再使用的介质及时交还给信息科管理。

第二十六条　医院信息化生产介质，如备份磁盘、磁带等由信息科专人负责保管，存放于防火、防震、防潮、防磁、防盗的信息化机房或介质专用柜中，每月进行检查盘点和记录。

第二十七条　作为重要用途的磁带、移动硬盘、光盘，应按照信息分类原则进行分类管理，做好信息标识，由安全管理员保管在安全的地方，不再用其作为信息交换的介质，加密存储重要介质中的数据。安全管理员每周进行检查、控制和保护，防止被盗、被毁、被修改及信息非法泄漏。

第二十八条　对备份用途的磁带、移动硬盘、光盘建立介质目录清单，安全管理员每周按照目录清单的内容，检查介质的使用现状、数据的完整性和可用性。

第七章　介质的报废管理

第二十九条　报废科室内部介质时，使用人在介质废弃前先检查、删除和格式化所有信息，确保没有敏感信息留存后，经科室主任同意和信息科鉴定后执行报废。

第三十条　报废包含关键及重要信息的介质时，需经科室主任同意后交给信息科，由信息科采用相关技术手段统一安排处理，处理时做好记录，确保信息安全。

第三十一条 数据销毁时应采用确保数据无法还原的销毁方式，重点关注数据残留风险及数据备份风险。

第三十二条 涉密介质的报废需在信息科两人的见证下，先完成消磁和粉碎等清除技术处理，再进行销毁报废。信息清除处理时所采取的清除技术、设备和措施，应符合国家保密工作部门的有关规定，严禁将涉密介质作为废品出售。

第三十三条 信息科统一登记和管理要销毁的涉密介质，经医院领导批准后，到市保密局指定的销毁点进行销毁，任何科室或个人不得擅自销毁。

第八章 附则

第三十四条 违反本制度、泄露国家秘密的，按照有关规定给予责任人行政或党纪处分；构成犯罪的，移交司法机关，依法追究刑事责任。

医院数字证书管理办法

第一章 总则

第一条 为规范医院数字证书的使用，促进医院信息体系建设，依据《中华人民共和国电子签名法》《电子认证服务管理办法》等有关规定，制定本办法。

第二条 本办法适用于在医院业务系统中使用数字证书的活动。本办法所称的数字证书是指由第三方认证机构发放的数字证书。

第三条 数字证书实行分级管理，医院信息科及第三方认证机构负责建立证书受理点，证书受理点是医院数字证书发放和管理的延伸，证书受理点设立于医院信息科。

第四条 证书受理点设置制证员，证书管理岗位人员需要各申请一套数字证书，为登录受理点系统使用，证书存放在 USB Key 中。

第五条 证书受理点负责受理数字证书的申请、发放、更新、吊销、重签发、解锁等工作。

第六条 数字证书管理遵循"谁使用、谁负责"的安全管理原则，个人数字证书的责任人是数字证书持有（使用）人，本办法所称系统用户是指医院业务系统的用户。

第七条 系统用户数字证书发放由第三方认证机构和医院证书受理点负责。数字证书一经发行，即由系统用户负责保管与使用，因系统用户保管不善导致数字证书泄漏或被盗用的后果，由系统用户负责，系统用户的数字证书存放在 USB Key 中。

第八条 医院个人数字证书有效期为 1 年，证书到期前需进行更新。

第九条 医院信息科负责系统内基于数字证书的电子认证服务体系的统筹规划和监督。

第二章　岗位职责

第十条 医院数字证书管理部门的职责（含医务科、护理部）为管理系统用户所有与证书相关业务的审核签证工作，确认系统用户是否有资格申领数字证书，出具系统用户可申请数字证书的证明文件。

第十一条 医院信息科受理点人员的职责为接收、记录和保存系统用户证书申请资料，制作系统用户证书，处理证书更新、补办、重签发、吊销、解锁等证书业务工作的申请及证书的回收工作，查询和统计证书信息，向用户发放数字证书。

第三章　证书管理办法

第十二条 系统用户证书的申领流程。

（一）初次申请数字证书的业务技术人员需填写数字证书申请表。

（二）管理部门审核申请人信息，出具批准申请证明。临床医师、医技人员的数字证书申请由医务科及相关科室负责审核，护理人员的数字证书申请由护理部负责审核。

（三）申请人携带相关申请证明及资料至证书受理点（信息科）申请数字证书。

（四）受理点证书管理员接收申请资料，并在受理点系统中进行录入，为系统用户制作数字证书。

（五）申请人申领签字后，证书受理点（信息科）发放数字证书。

第十三条 系统用户证书的更新流程。

（一）证书的有效期为一年，当证书过期时，需要更新证书。

（二）受理点证书管理员定期查看即将到期证书的人员名单。

（三）受理点证书管理员将确认后的电子版名单以电子邮件的形式发送给第三方认证机构，纸质版加盖信息科公章后邮寄给第三方认证机构。

（四）第三方认证机构接收名单并为用户授权。

（五）受理点证书管理员下发证书更新通知。

第十四条 系统用户证书的吊销流程。

（一）如果发生证书丢失、被盗用、证书持有人工作调动（离职）等情况，需要将证书吊销。

（二）系统用户到信息科受理点填写数字证书业务登记表。

（三）医院信息科受理点人员核实系统用户身份，确认吊销原因，在受理点系统中将用户吊销，并在应用系统中将用户删除，完成用户证书的吊销。

第十五条 系统用户重新签发补办流程。

（一）证书丢失或者损坏后可以申请证书重新签发补办，补办的证书有效期和实体标识不变，前一证书作废，证书非人为损坏，可以免费调换。一年中如人为损坏或丢失者，按照数字证书成本每次收取申请者工本费一百元，该费用从其科室的质量控制费用中扣除。

（二）系统用户至受理点（信息科）填写数字证书业务登记表。

（三）医院信息科受理点人员核实系统用户身份，确认重新签发原因。

（四）医院信息科受理点人员按照申请表所填信息，在受理点系统中为用户重新签发证书，旧证书同时被系统自动吊销。

第十六条 系统用户证书的解锁流程。

（一）如果连续 10 次输入错误密码导致被锁定，或者忘记证书密码，可以申请解锁。

（二）系统用户到证书受理点（信息科）填写数字证书业务登记表，将 USB Key 提交给证书受理点。

（三）医院信息科受理点人员核实系统用户身份，在受理点系统中进行解锁。

（四）系统用户从受理点获取新密码，并及时修改密码。

第十七条 证书持有人应妥善保管 USB Key，不得转借他人。证书持有人应妥善保管证书密码，不得泄露。

第十八条 受理点证书管理员的 USB Key 损坏或者丢失时，应立即上报第三方认证机构，并按证书管理员证书管理流程进行吊销或补发。

第十九条 系统用户证书密钥泄漏、数字证书文件损坏或者丢失时，应立即告知受理点，再由受理点按对应业务流程进行吊销或补发。

医院信息化设备维护管理制度

第一章 总则

第一条 为进一步加强和深化医院信息化设备维护管理工作，保障医院信息化设备可以随着医院业务的增长、改变做出相应的更新和调整，能够为医院业务提供持续、稳定的服务，保证医院信息化安全，结合医院实际情况，制定本制度。

第二条 医院信息化设备包括机房物理设备、服务器、存储、网络设备、安全设备、电脑、打印机、扫描仪、传真机、数码存储产品等。

第三条 信息科作为医院信息化设备运行维护的管理部门，负责运行维护的规划、建设和管理。熟知医院信息化设备操作和维护内容，对重点系统、重点岗位和重要时期实行 AB 岗运维管理。

第二章 医院信息化设备的物资管理

第四条 建立详细的医院信息化设备基本信息、维护和维修档案，粘贴印有设备编号、名称、类别、使用部门等内容的不易除去的标签，填写固定资产登记卡。

第五条 对各科室、部门及个人领用的医院信息化设备实行科室负责制，每台设备有专人负责管理和使用，未经许可一律不得挪用和外借，更不得交给无关人员使用。如有特殊情况，需办理借用手续并得到批准，在借用期间如有损坏，由借用单位或使用人员负责赔偿。

第六条 各科室间医院信息化设备的调配由申请部门填写固定资产转移

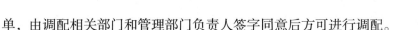

单，由调配相关部门和管理部门负责人签字同意后方可进行调配。

第七条　对于不再使用或长期闲置的医院信息化设备，各科室应及时还给信息科，信息科根据归还设备的使用价值统一调配管理。

第八条　各科室、部门及个人要安全、正确地使用医院信息化设备，对于使用过程中出现损坏、消耗、遗失的情况，及时登记上报。

第三章　医院信息化设备的维护管理

第九条　禁止在医院信息化设备上进行试验性质的维护配置操作，不允许任何人在医院信息化设备上进行与工作范围无关的任何操作。维护、配置医院信息化设备时，按照医院信息化配置管理制度要求，在其他可进行试验的医院信息化设备上测试通过和确认可行后，才能对医院信息化设备根据已测试的配置方案实施维护。

第十条　维护重大医院信息化设备时，维护部门需要提交详细的维护方案，经过讨论确定后，由具备资质的技术人员进行更改和调整，做好详细的更改操作记录。在对医院信息化设备进行更改、升级、配置等维护操作之前，应对更改、升级、配置所带来的负面后果做好充分的准备，必要时需要先准备好后备配件和应急措施。

第十一条　当医院信息化设备的更改、调试等维护操作对医院正常工作产生影响时，应主动与科室协商沟通，预先发布通知，准备应急方案，做好充分的实施准备，经医院领导和业务科室同意后，方可维护医院信息化设备。

第十二条　每日检查设备硬件的运行状态，根据设备硬件提示信息及时发现问题，防止影响扩大化，及时解决故障，恢复设备正常运行。提示信息包括面板指示灯、电源指示灯、网卡指示灯、磁盘指示灯，以及各种硬件故障提示和报警信息。

第十三条　每日检查 CPU、内存、硬盘、网卡、系统日志、交换分区、进程状态、存储交换机端口状态、存储传输情况等设备系统信息，通过监控数据对主机和存储系统的性能进行评估。

第十四条　主动发现医院信息化设备的安全隐患和问题，搜集、分析和监控异常信息数据，初步判断问题的原因。若属于一般应用系统问题，及时排除系统隐患，将该问题的解决方案加入工作手册中。若属于硬件性能瓶颈问题，监测设备相关数据整合报表，提出解决方案，经审批后及时排除隐患和解决问题，优化性能。

第十五条 信息科每半年盘点一次医院信息化设备，每月对医院信息化设备进行详细巡检和维护，建立设备维护记录。服务器、网络、存储、交换机等核心设备由网络终端管理员每周进行一次例行详细检查和维护。机房设备的供电、运行状态、报警等情况，由信息科值班人员每天进行检查和维护，详细记录故障发生的时间、现象、采取的措施和解决结果。

第十六条 建立医院信息化设备的维护和维修手册，详细记录设备厂商的联系人、联系电话、维护流程和维修方法等信息。使用各种信息化设备需要按照操作流程和使用说明进行操作使用，定期对硬件设备进行维护和保养，做到设备、物、卡相符，设备维护保养和使用状态记录完整。

第四章 医院信息化设备的维修管理

第十七条 设备发生故障时当事人联系信息科，由信息科指派专人检查损坏情况后进行维修。经信息科鉴定由于缺少硬件配件等原因无法当时维修好的设备，报修科室填写物资采购申请单或信息化设备外修申请表，经院领导批准后进行采购和维修，使用科室监督维修过程。

第十八条 信息科或维修单位需要将设备带离医院信息化环境进行维修维护处理时，要按照医院信息化资产安全管理制度和医院信息化介质管理制度的要求执行，经使用科室同意后，履行维修带离手续。

第十九条 非信息科指定维修人员不得私自拆卸电子设备，不得维修设备和更换零件，凡因此而造成的设备损坏或配件丢失由当事人负责赔偿。

第二十条 由信息科组织论证设备扩容和升级的必要性和可行性，经医院领导批准后，统一安排购买配件和实施升级，任何人不得擅自升级设备。

第二十一条 硬件设备发生人为损坏、丢失等安全事件时，按照信息安全事件报告和处置管理制度要求及时进行上报处置。

第五章 设备报废管理

第二十二条 严格按照报废申请、技术鉴定、报废处置的流程进行医院信息化设备的报废，并对申请报废的信息化设备有关账、卡与实物进行逐台逐件核实，做到账、卡、物相符。

第二十三条　成立医院信息化设备报废技术鉴定小组，成员由使用科室、管理科室、总务科、信息科的人员和外聘专家组成，及时对拟处置的信息化设备进行技术鉴定。

第二十四条　使用部门填写信息化设备报废申请单，提出报废申请，每份申请单只可记录单个设备的报废申请信息，附上该设备的维修记录、资产卡片，经申请部门负责人审核签字后，报送信息化设备报废技术鉴定小组。

第二十五条　有下列情形之一的信息化设备可提出报废申请。

（一）因过频使用、自然磨损，造成计算机设备、部件老化，发生硬件故障频繁，无法继续使用。

（二）因雷击、火烧、爆炸、水浸、腐蚀等事故造成信息化设备严重损坏，无法修复、无法继续使用或修复成本接近或超过目前市场同类同档次信息化设备报价的 50%。

（三）已过 5 年使用年限，技术性能落后且无法满足工作需要。

（四）因国家标准改变而不符合现在的使用要求，且不能改装利用的设备。

（五）国家规定应淘汰的技术性能落后、高能耗、低效率的设备。

第二十六条　对申请报废的信息化设备进行运行测试和故障损坏情况分析，确认可否进行修复、改装，估算修复或改装费用。

第二十七条　对折旧期未满、因人为事故造成严重损坏，或功能过低、技术落后的信息化设备，要查明原因并慎重处理。

第二十八条　合理确定报废信息化设备的残值，信息化设备报废技术鉴定小组在报废申请单上填写技术鉴定意见。对存有程序、数据或资料的信息化设备的存储介质，按照医院信息化介质管理制度的要求进行处置。

第二十九条　信息化设备需通过信息化设备报废技术鉴定小组的鉴定，经医院领导审核批准后，方可进行报废处置。未履行报废手续和未达到审批要求时，任何部门和个人不得擅自对信息化设备进行报废处置。

第三十条　已审核批准报废的信息化设备，总务科对申请单中登记的实物进行核实报废，清理账、卡和注销账目价值。涉密的报废设备，按照有关保密要求妥善处理。对已办理报废手续的信息化设备，信息科根据审批确定的残值和处理意见，提出处理方案，报医院领导批准后进行处置。

医疗大数据管理制度

第一章 总则

第一条 为加强对医疗大数据的安全保护和规范化管理,在推动开展临床科学研究的同时,确保安全、有序地使用医疗大数据,根据国家相关法律法规及医院实际情况,制定本制度。

第二条 坚持保障数据安全与发展并重,通过管理和技术手段保障数据安全和数据应用的有效平衡。

第三条 医疗大数据资源是指医院临床信息系统所存储的涉及患者健康的数据资料,即患者在医院就诊过程中记录的所有数据,包括门诊、住院、急诊、医疗技术等就诊过程中采集的数据资料,经患者唯一主索引进行关联后产生的高质量数据。数据范围包括就诊信息、诊断信息、医嘱信息、用药信息、诊疗信息、会诊信息、护理信息、转科信息、倒床信息、手术麻醉信息、用血信息、检查信息、检验信息、放化疗记录、病历信息和统计报表等相关内容。

第四条 隐私数据包括但不限于患者姓名、出生地、工作单位、工作单位地址、工作电话、身份证号、家庭电话、家庭住址、现住址、户口地址、联系人、联系人地址、联系人电话。

第五条 本制度适用于使用医疗大数据资源开展科学研究等相关工作,如开展临床课题研究、撰写研究论文等。医院相关职能科室根据主管部门要求上报医院数据的工作,不在本制度的适用范围内。

第六条 医院信息科和病案室均可检索到医疗大数据资源。用于科学研究的临床数据资源由医院病案室提供,信息科原则上不提供用于科研用途的数据查询服务。

第二章 数据的申请与审批

第七条 数据使用申请人应为医院人力资源管理系统中正式登记的本院在职职工,研究生申请使用时应由导师作为申请人发起申请。进修医生申请论文资料时,应由论文通讯作者发起申请,所在科室负责人进行审批通过。原则上数据所涉及患者的就诊或住院科室应与申请人所在科室一致,如果涉及其他科室的患者数据,需要获得相关的科室或医院管理部门的同意。

第八条　经过脱敏处理后的临床数据查询与浏览为初级权限，初级权限可以供申请人查询患者的科室分布情况，为进一步的数据检索和导出提供支持。申请人获得初级权限后，可以使用基于大数据平台的临床科研平台进行患者数据检索，检索到的信息不包括患者的个人隐私等基本信息。

第九条　授权范围内的临床数据导出为高级权限，申请人提交高级权限申请材料，获批准后，由信息科导出申请项目的详细信息，原则上导出数据应为脱敏数据，如包含患者敏感数据需明确标注原因，且均需得到医院领导审批同意。

第十条　初级权限的申请由申请人通过医院内部办公系统（OA）、医院科研数据管理系统等医院认可的方式申请临床科研平台账号。医院信息科建立使用者账号，账号对应权限的配置需根据具体数据使用需求的申请，经过申请人所在科室主任或医院管理部门批准后，予以配置。

第十一条　高级权限的申请除需要使用初级权限的申请流程外，还需要提供研究方案伦理批件、数据使用申请表和其他相关材料。如果与其他单位合作使用，应提供双方合作协议和信息安全保密协议。申请人准备以上所需材料后提出使用申请，经申请人所在科室主任同意后，由医院科研部门审核，科研部门通知涉及的其他科室主任审核。申请人将科研部门审核通过后的数据申请表和研究方案提交医院信息科审核和备案，信息科为申请人配置账号权限。

第十二条　授权原则为初级权限查阅到的数据均经过脱敏处理，初级查询权限的有效期默认为长期，如人员调离，需通知信息科停用账号。高级权限的有效期为天，批准权限到达截止期限后，系统自动终止其权限。

第十三条　医院信息科根据基于大数据平台的临床科研平台的日志，追溯查看账号的查询或导出记录。

第三章　使用人的权利和义务

第十四条　凡需使用平台数据者，必须严格遵守国家的有关法律法规和本制度的相关规定。使用人对于申请获得的数据有保密责任和义务，除获得医院书面授权或另有规定外，不能将医院医疗数据向第三方泄露或公开，上级行政部门有要求的除外。

第十五条　使用人只能将临床数据资源用于数据申请，不得有其他用途，如更改数据用途，必须重新申请。

第十六条 使用人在数据使用结束后，应向医院科研部门提交数据使用报告进行备案。

第十七条 数据的使用人在任何场合公开数据使用结果或发表署名文章、专著和论文时，需注明数据来源。

第十八条 数据的使用安全受法律保护，任何部门、机构或个人不得利用数据从事危害国家安全、社会公共利益和他人合法权益的活动。

第四章 知识产权

第十九条 对于单独使用医院大数据资源开展科学研究的，申请课题应以医院为第一承担单位，发表论文应以医院为第一作者单位。

第二十条 对于多家单位利用共同数据资源进行整合研究的，其知识产权按以下原则处理。

（一）合作申请课题，课题承担单位和人员排序由双方通过协议约定。

（二）合作发表论文，论文作者排序由双方根据贡献大小协商确定。

（三）合作研究产生的其他科技成果，其使用权、转让权和利益分享办法由双方通过合作协议约定。协议没有约定好的，双方都有使用的权利，但向第三方转让需经双方同意，所获得的利益按双方的贡献大小分配。

第二十一条 有关人类遗传资源的国际合作项目应当遵循平等互利、诚实守信、共同参与、共享成果的原则，明确各方应享有的权利和承担的义务，充分、有效地保护知识产权。

第五章 惩罚

第二十二条 有下列行为之一者，将其列入医院大数据资源限制使用名单，限制或拒绝向其提供数据申请服务。

（一）擅自更改数据用途。

（二）擅自传播或转让数据。

（三）公开数据使用结果或者发表署名文章、专著和论文时，未声明数据来源。

（四）歪曲使用数据结果。

（五）使用后未向科研部门备案。

第二十三条 对违反以上条款者，医院有权追究其法律责任。

医院网络管理制度

第一章 总则

第一条 为保证医院信息化网络安全运行,根据《基本医疗卫生与健康促进法》《网络安全法》《密码法》《数据安全法》《个人信息保护法》《关键信息基础设施安全保护条例》《网络安全审查办法》及网络安全等级保护制度等有关法律法规标准,制定本制度。

第二条 本制度所称的网络是指由计算机或者其他信息终端及相关设备组成的,并按照一定的规则和程序对信息进行收集、存储、传输、交换、处理的系统。

第二章 医院信息化网络管理

第三条 医院信息化网络建设必须遵守行业和医院的标准规范,由信息科统一规划设计、组织实施、配置管理、验收运营、维修维护、建设和监督网络资源信息共享和安全隔离,每日对医院信息化网络的运行情况进行巡检和记录,定期备份设备的配置信息并检查运行日志。

第四条 接入医院信息化网络运行的各种设备,如路由器、交换机、集线器、网线、网卡等,必须拥有国家相关部门颁发的质量检测报告和合格证,具备良好的接地、防火、防雷、防静电和漏电保护等安全防护能力,按照信息科统一分配的 IP 地址进行系统配置。

第五条 网络设备按照医院信息化产品采购和使用制度要求,以招标、自主采购和医院同意的捐赠等方式采购和使用,任何网络设备不得擅自开关、挪动、更改配置和拆装,发现异常情况要及时通知信息科。

第六条 按照医院信息化环境管理制度的要求,医院网络设备放置在医院信息化机房、竖井、使用科室等医院信息化环境内,任何人不得擅自拆卸、迁移和挪作他用。

第七条 未经医院授权和批准,不得私自接入医院信息化网络或将设备放置在医院网络场所。申请获准的设备正常联网后,严禁自行加设和更改口令,严禁擅自变更接入方式和配置。

第八条 使用科室需要更改网络及网络设备的位置、连接、权限等信息时，需向信息科申请，审批同意后在信息科的协助和监控下完成。

第九条　非专业授权的维修和维护人员不得对交换机、路由器、光纤、网线及各种网络设施进行任何调试。需要维护医院网络使用的通信设备和线路时，专业授权的维护部门要提前通知信息科，若发生故障要及时告知，并立即修复。

第三章　医院网络终端管理

第十条　接入医院网络的终端设备需经过申请授权，由信息科统一登记编号、张贴标识、维修、维护和管理，标准化设定终端设备的名称命名、接入地址等信息，并对登录账号、配置等信息严格保密。

第十一条　医院网络终端设备安装和使用统一的内网管理软件、网络版病毒软件和安全配置，对终端的网络情况、存储介质、设备性能、应用程序、硬件变更、账号安全、资产管理、远程协助、消息分发、共享审计、软件分发等进行一体化统一管理，及时更新病毒库并修补漏洞。

第十二条　对于信息科已安装的办公软件、杀毒软件等，严禁以任何形式卸载，不得私自更改终端设备上的任何配置。禁止私自下载和安装任何软件，如确有工作需要，需向信息科申请，检测审核同意后予以解决。

第十三条　禁止私自通过光盘、移动硬盘及其他介质设备，将与工作无关的文件信息带入医院并在医院网络上传播。因工作需要时，应使用信息科指定的传输通信途径，通过对传输内容检测确认无威胁后，方可传输使用。

第十四条　按照正常程序开关主机、显示器、打印机及其他外部设备，正常关闭所有设备后需将电源插座开关关闭。及时处置发现的终端病毒，若发现终端有任何异常情况，及时与信息科联系。

第四章　医院网络安全及保密管理

第十五条　充分利用人工智能、大数据分析等技术，强化安全监测、态势感知、通报预警和应急处置等重点工作，落实网络安全保护"实战化、体系化、常态化"和"动态防御、主动防御、纵深防御、精准防护、整体防控、联防联控"的"三化六防"措施。

第十六条　医院计算机信息网络安全及保密管理工作在医院网络安全和信息化领导小组的指导下进行，按照"管业务就要管安全""谁主管谁负责、谁运营谁负责、谁使用谁负责"的原则，落实网络安全责任制，明确各方责任。

第十七条 各科室负责人为本科室信息网络安全及保密责任人，负责本科室内网络的信息安全及保密管理工作。使用医院信息化网络的单位和个人，应严格遵守保密工作规则，保守网络信息秘密，不得擅自向未经允许的人员泄露网络的任何信息，不得非法占有和使用网络信息资源，应配合医院信息化网络管理工作，接受医院和相关部门的监督检查。

第十八条 全面梳理和分析网络安全保护需求，按照"一个中心（安全管理中心）、三重防护（安全通信网络、安全区域边界、安全计算环境）"的要求，制订符合网络安全保护等级要求的整体规划和建设方案，加强信息系统自行开发或外包开发过程中的安全管理，认真开展网络安全建设，全面落实安全保护措施。

第十九条 在医院信息化网络中严禁以下行为。

（一）查阅、复制或传播有碍社会治安、淫秽、色情的信息。

（二）查阅、复制或传播煽动抗拒、破坏宪法和国家法律、行政法规实施的信息，煽动分裂国家、破坏国家统一和民族团结，捏造或者歪曲事实，散布谣言扰乱社会秩序。

（三）侮辱他人或者捏造事实诽谤他人。

（四）宣扬封建迷信、暴力、凶杀、恐怖等信息。

（五）破坏、盗用计算机网络中的信息资源，危害计算机网络安全。

（六）盗用他人账号或盗用他人 IP 地址。

（七）私自转借、转让用户账号并造成严重后果。

（八）故意制作、传播计算机病毒等破坏性程序。

（九）不遵守国家和医院有关规定，擅自开设二级代理接纳网络用户。

（十）以端口扫描等方式破坏网络正常运行。

（十一）使用股票行情、交易等软件进行娱乐、下载、投资等。

第二十条 严禁利用网络扩散传播属于医院内部工作的文件资料，主要包括正在研究、尚未出台的改革方针、政策性文件，组织人事、纪检监察资料，发展规划、科研项目计划，试题试卷、各类统计报表、财务预决算及职工工资资料，未公开的科技成果、教学成果、医院重大改革举措等信息。

第二十一条 使用医院信息化网络的单位和个人不得在未采取保密措施

的互联网计算机中存储、处理和传递医院内部工作的文件资料和信息数据，重点涉密部门存放重要资料的网络和终端设备要单独组网使用，不得接入医院信息化网络。

第二十二条 信息科要对使用信息化网络的数据信息进行审查，配合相关部门调查涉及泄漏传播国家秘密、医院工作秘密、患者隐私信息等安全事件。

医院系统安全管理制度

第一章　总则

第一条 为保障医院信息系统安全、稳定地运行，规范系统操作和日常应用，符合国家和行业要求，结合医院信息系统建设的实际情况，制定本制度。

第二条 本制度适用于医院所有使用信息化系统的部门和人员。

第二章　职责分工

第三条 设立信息化系统的信息安全管理员、系统管理员和信息安全审计员，明确各自工作职责，分别由不同的人员担任。信息安全管理员由信息化安全管理员岗位的人员承任，系统管理员由信息化网络终端管理员、项目管理员和数据库管理员岗位的人员承任，信息安全审计员由信息化数据管理员岗位的人员承任。

第四条 信息安全管理员的职责。

（一）对医院信息系统的安全问题负责，查处危害医院信息系统安全的违规行为，监督、检查、指导信息系统安全工作。

（二）负责审核医院信息系统的安全计划、策略和事件处置流程。

（三）负责审核医院信息系统的安全建设和运营方案。

（四）负责医院信息系统的安全事件处理。

（五）负责信息系统安全培训，发现医院信息系统安全隐患，采取各种有效措施予以排除。

第五条 系统管理员的职责。

（一）在信息系统安全员的组织管理下，与信息化工作人员配合协作，对医院信息化系统实施常态化安全管理，及时对故障进行有效的隔离、排除和恢复。

（二）制订医院信息系统安全管理计划、策略和事件处理流程。

（三）制订医院信息系统安全建设和运营方案。

（四）处理医院信息系统安全事件。

第六条 信息安全审计员的职责。

（一）负责对医院信息系统进行安全审计，在安全审计过程中，详细记录安全异常的现象、时间和处理方式等，并及时上报。

（二）监督医院系统安全管理制度的执行，协助安全管理员排查安全隐患，制定配置策略。

（三）负责对审计事项编写内部审计报告，提出处理意见和建议，上报信息科主任审核。

（四）参与医院系统安全事故调查，按照要求保守秘密并保护当事人合法权益。

（五）负责对信息系统审计信息进行调查、收集、整理和建档等。

第七条 系统管理员、信息安全管理员、信息安全审计员的任命应遵循"任期有限、权限分散"的原则，签订保密协议书，任期可根据系统的安全性要求而定，最长为一年，期满通过考核后可以续任。

第八条 当系统管理员、信息安全管理员、信息安全审计员发生变更时，应及时更改账号信息，严禁将账号和口令提供给其他人员使用。

第九条 信息科每月召开安全例会，由信息科主任主持，传达上级信息化安全管理文件和信息，对上月信息化安全工作进行分析总结，提出存在的问题和安全隐患。部署当月信息化安全工作，研究落实可行的安全预防控制措施，推广信息化安全管理的典型经验和先进事迹，从已发生的安全事故中吸取教训。

第三章　数据中心管理

第十条 数据中心满足存储双活冗余且可单独容灾运行，实现超融合应用负载均衡，达到虚拟化系统架构的双活冗余。

第十一条 所有服务器应用通过防火墙控制端口访问，各虚拟化模板定期完成安全加固，加固前完成副本快照，加固后完成测试再使用。

第十二条 建立院区应急网络，设置专用测试 VLAN，主要的系统都要有与在用系统架构一致的测试系统，新建的系统需先在测试区部署，测试通过后再迁移到业务区。

第十三条 按照有关法规标准，选择合适的数据存储架构和介质在中国境内存储医院数据，采取备份、加密等措施加强数据的存储安全。涉及在云上存储数据时，应当评估可能带来的风险。数据存储周期不应超出数据使用规则确定的保存期限。加强存储过程中访问控制安全、数据副本安全、数据归档安全管控。

第十四条 统一监控数据中心的服务器、存储、交换机、数据库、中间件、系统应用等，按照系统应用展现设定的监控指标信息。

第四章　操作系统管理

第十五条 信息化系统管理员进行操作系统的安装、维护和管理，保持系统的正常运行，如系统安装、权限设置、参数配置、账号管理、有效期管理、软件备份等。

第十六条 按照账号密码管理制度的要求，对操作系统的所有账号进行管理，更改默认的系统管理员账号和具有特殊权限的账号，关闭不使用的账号，禁止将操作系统内的账号、密码、权限等信息告知其他人员。

第十七条 按照医院信息化配置管理制度的要求，对操作系统进行配置和维护，备份配置参数和相关文件，当配置发生变更时及时重新备份，详细记录系统异常和故障的时间、现象、应急处理的方法及结果等。

第十八条 对操作系统的安装介质、资料和许可证进行登记，登记内容包括软件名称和版本、软件出版商、许可证授权信息、介质编号和数量、软件文档名称和数量、购买日期等。

第十九条 信息安全管理员定期检查操作系统的安全配置，特别是在新软件安装和系统更新后，要及时消除存在的风险和漏洞。

第二十条 信息安全审计员应定期查看操作系统的运行日志和审计日志，及时发现问题。

第五章　数据库系统管理

第二十一条　医院数据库账号的授权需经信息安全管理员审批后，由系统管理员进行设置。合作单位或其他机构需要使用本单位数据库系统时，在经过医院网络安全和信息化工作领导小组同意，完成信息化备案后，由系统管理员按照备案的权限和时限设置专门的账号。按照账号密码管理制度的要求，设置和管理数据库系统的权限策略。

第二十二条　按照医院信息化配置管理制度的要求，系统管理员对数据库系统进行配置、维护和管理，如系统安装、配置更改、表结构变更、数据对象变更、数据库备份等，备份数据库系统的配置参数及相关文件。

第二十三条　按照备份与恢复管理制度的要求，制定和完善数据库系统的完整、增量和异地备份策略，实施数据快照、离线存储、异地备份与恢复和数据持续保护。使用备份系统进行数据备份，15 分钟内可将数据恢复至 15 分钟前的状态，可以查询和监控数据备份、还原的情况。

第二十四条　按照医院信息化介质管理制度的要求，妥善存放和保管备份介质，做好备份介质的标识，防止非法访问。

第二十五条　检查和记录数据库系统的运行情况，及时处置数据库的异常和故障，优化数据库性能，详细记录异常、故障和优化的时间、现象，处理的方法及结果。

第二十六条　信息安全管理员定期检查数据库系统的安全配置，确保符合安全配置要求。信息安全审计员定期查看数据库系统的运行日志和审计日志，及时发现安全问题。

第六章　医院业务系统管理

第二十七条　科室业务系统的操作人员按照医院信息化授权和审批管理制度的要求，申请账号权限，保管好分配的账号，及时修改密码，离职或调职前需停止系统权限。

第二十八条　科室业务系统的操作人员应按照操作规范，认真、准确、及时地做好业务范围内的各项数据信息的录入、核对、确认、执行、汇集、打印等工作。不得随意操作系统配置和改动程序，不使用业务系统时，立即退出或注销业务系统。

第二十九条　科室业务系统的操作人员要落实医院信息安全的责任和义务，遵守信息保密协议，在使用过程遇到操作和技术性问题，及时与信息科联系。

第三十条　不得私自带领外单位人员参观、演示和操作业务系统，外单位人员参观的事宜需按照外部人员访问管理制度执行。

第三十一条　系统管理员确保科室业务系统正常运行和使用，根据信息化运维标准，定期检查系统的安装位置、版本和配置等，记录检查的情况。

第三十二条　系统管理员根据业务系统操作人员的使用情况，进行系统业务培训，及时解答、维护和解决科室遇到的问题。当业务系统出现故障时，系统管理员和科室操作人员应密切配合协作，及时排查和解决问题。

第三十三条　系统管理员对不能维修的故障，要及时上报信息安全管理员，联系有关技术部门协助处理。

账号密码管理制度

第一章　总则

第一条　为加强医院信息化相关账号、密码管理，强化医院信息化风险管理和保密工作，提高医院信息化安全性，保障信息系统的正常运行及业务数据的安全，保护公民和组织的合法权益，维护国家的安全和利益，防止黑客攻击、用户越权访问，以及防止医院遭到信息丢失、泄漏、篡改和破坏，制定本制度。

第二条　按照《密码法》等有关法律法规和密码应用相关标准规范，在医院信息化建设过程中同步规划、同步建设、同步运行密码保护措施，使用符合相关要求的密码产品和服务。

第三条　制度中所指账号和密码包括以下几种类型。

（一）医院所有业务系统和设备的账号和密码，包括电脑开机、电脑锁屏、HIS 系统、CIS 系统、LIS 系统、OA 系统、文件传输系统等。

（二）系统管理员的账号和密码，包括电脑 BIOS 密码、操作后台系统、安全审计系统、备份系统、虚拟化系统、防病毒安全系统、数据库系统、存储系统等。

（三）服务器账号和密码，包括运行业务应用服务器、数据库服务器、备份系统服务器、虚拟化系统服务器、防病毒安全系统服务器、存储设备等。

（四）机房、网络及其他设备账号和密码，包括机房空调、UPS、路由器、交换机、上网行为、VPN 等账号和密码。

第四条 医院引进、购买或者自主开发的信息化所有系统、设备，均按照本制度要求，完善密码管理功能模块，并进行账号密码管理。

第二章 密码设置

第五条 密码的使用应符合国家密码管理规定，按以下原则设置密码。

（一）密码必须包含大小写字母、数字及特殊符号。

（二）密码长度不得少于 8 位。

（三）密码避开有规律、易破译的数字或字符组合。

（四）与曾用密码之间没有直接联系。

（五）尽量减少新旧两个密码之间的相同部分。

（六）账号密码不应当取有意义的词语或其他符号，如使用者的姓名、生日或容易猜测的信息。

（七）每 3 个月更换一次，新密码不得与原密码相同。

第六条 使用软件、硬件和系统功能控制密码设置规范。

（一）提醒和控制密码的有效期，强行让用户定期修改密码。

（二）强行让输入的密码符合长度和复杂性要求。

（三）第一次登录后必须马上更改初始密码。

（四）设置用户密码输入错误的次数，在输入三次错误密码后，系统锁定登录用户，由信息科核对用户信息，完成登记后解除锁定。

第七条 发生以下情况时，需立即修改密码。

（一）超过规定周期的密码。

（二）怀疑系统被破坏、被非法登录或者密码被公开。

（三）在账号责任人调离本岗位时，接替人员必须立即修改账号密码，检查系统中是否还存在其他同类用户。

（四）使用科室人员第一次登录业务系统账号时。

第八条 信息科统一商定、管理和定期组织更换信息化设备和系统相关的账号密码，由信息安全管理员记录封存，创建和设置账号密码时必须由两人同时在场共同见证实施。

第三章 密码保存

第九条 妥善保管 USB key、密钥、动态口令卡等密码，不得将密码泄露给他人，如有遗失立即与信息安全管理员联系，进行密码重置、注销、补办，由于密码泄露造成的损失由本人负责。

第十条 医院业务系统和终端设备的管理账号和密码由系统管理员统一管理保存，系统管理、服务器、机房、网络及其他设备的账号和密码由安全管理员统一管理保存，并在此基础上，由安全管理员核查、登记造册和归档管理，严禁将密码转告他人。

第十一条 因工作需要必须转告他人使用时，应得到安全管理员和信息科主任同意，非本岗位管理人员使用账号密码后，要及时更换密码，密码更换后信息科岗位管理人员、安全管理员分别对新密码进行验证，将验证成功的密码记录在指定的安全介质内加密保存。

第十二条 禁止将用户的账号密码编写在程序或脚本中，系统中的账号密码不得以明文方式传输和保存。

第十三条 如发现密码有泄密迹象或被黑客入侵，要立刻报告安全管理员，安全管理员应及时与各岗位管理人员和安全厂商商定修改密码，严查泄密源头，立即修补系统漏洞，将详细情况以书面形式上报信息科主任。

第四章 账号管理

第十四条 账号依其重要程度分为重要账号和普通账号，重要账号包括以下内容。

（一）医院信息化核心设备和拥有管理员权限的业务系统中的账号，如操作系统管理员账号、数据库管理员账号等。

（二）具有修改医院信息化核心设备、系统业务数据权限的账号。

（三）具有读取涉及秘密业务数据权限的账号。

（四）其他制度、管理办法等文件中规定的重要账号。

第十五条 账号依其生存周期分为永久账号和临时账号，临时账号严格按照其生存周期进行管理，到期注销。

第十六条 账号注册时核实申请用户本人的真实身份，与用户的唯一 ID

信息对应，使其拥有独立的唯一账号。根据所承担的工作职责分配用户权限，检查所赋予的系统权限是否与业务实际相匹配，合理划分操作分组，防止出现错误或过度授权。

第十七条 系统管理员账号、系统维护账号应保证信息科每人都拥有独立且唯一的账号，由系统日志可追溯到执行操作的账号，查询到操作者的信息和操作的时间、内容等。严格控制系统超级账号的使用范围，禁止在低级别账号可操作的范围内，采用超级账号实施操作。

第十八条 账号的增加、注销和权限变更按照医院信息化授权和审批管理制度的要求，在得到所在科室批准后由相应主管科室负责实施。人员离职或调离工作岗位后，应及时对其账号进行注销停用。主管科室定期审核账号信息和分配情况，发现问题及时整改，并详细记录审核情况。

第十九条 分配账号时必须同时生成相应的初始密码，并且与账号一起告知用户，不得创建没有密码的账号。

第二十条 已分配账号的使用权限和系统功能的调整和变更，由医院相关管理部门进行审批、统一管理和设置维护，信息科负责技术支持。

第二十一条 由于操作系统、数据库平台等限制而必须使用共享账号时，使用此共享账号的任一人员发生变更，必须及时更改密码，保留密码变更记录。

第二十二条 供应商远程维护人员和系统开发人员不得拥有运行系统账号，若因系统维护或升级需要，应事先向信息科安全管理员和主任书面申请，方可授予临时账号，紧急状态下可通过口头申请，事后补交书面申请。使用临时账号进行系统操作时，需由信息科全程监管，使用操作完成后，信息科人员负责对临时账号进行删除或禁止。供应商远程维护人员和系统开发人员对系统的所有操作，均通过日志记录或审计系统予以监控记录和保存，安全管理员定期对远程协助内容进行重点审核。

医院信息化配置管理制度

第一章 总则

第一条 为规范医院信息化配置流程，保证信息安全和正常运行，制定本制度。

第二条 医院信息化配置管理范围包括业务数据库配置、应用软件配置、信息化终端设备配置、核心设备配置，如服务器硬件变更、服务器操作系统配置、各级交换机配置等。

第三条 医院信息化设施是指医院信息化硬件、软件、机房环境和信息数据。

第二章 配置计划和申请

第四条 对于新上线的医院信息化设施，应根据实际需要制订配置和实施计划，确保医院信息化设施能安全顺利投入使用。

第五条 对于已上线应用的医院信息化设施，因管理工作需要变更的，要调研变更的涉及范围和实施过程中可能出现的风险，涉及面广、影响较大的需求变更需填写申请表，制订需求变更实施计划。

第六条 对于在用的医院信息化设施，科室因业务工作需要，要求对医院信息化设施进行设施缺陷修改或完善的，要填写相关变更申请表。

第三章 配置审批

第七条 对于科室提交的医院信息化设施修改变更申请，先由所属的主管职能部门审批，再由信息科主任审批，如涉及费用需先由所属主管职能部门的主管院长审批。

第八条 审批数据库等涉及数据配置申请时，需要申请人与信息科的数据库管理员、安全管理员一起在测试库通过验证后，信息科主任再进行审批。

第九条 涉及面小且影响轻微的或必须立刻实施的医院信息化设施变更，由信息科主任审批。

第十条 涉及面广且影响较大的医院信息化设施变更，经信息科主任审批后，上报主管院长审批。

第四章 实施和发布

第十一条 对于新上线的医院信息化设施，按照制订的计划方案实施。对于新安装的医院信息化设施，在完成初次配置投入使用前，应由所涉及的科室完成检查和测试后，再进行上线使用。

第十二条 对于在用的医院信息化设施，信息科需细化实施方案，必要时制订风险应对计划，通知本次变更所涉及的科室和人员做好相应的准备工作，按照实施方案进行具体的变更。

第十三条 执行数据库等涉及数据配置操作时，需由申请人与信息科的数据库管理员共同分步执行，每次配置时，必须保留配置前数据、配置项内容、执行过程和脚本、执行结果。

第十四条 医院信息化设施的发布，按照医院信息化制度制定和发布制度的有关规定执行。

医院信息化变更管理制度

第一章 总则

第一条 为规范医院信息化变更管理，消除或减少由于医院信息化变更引起的潜在事故隐患，明确工作职责和工作流程，保证医院信息安全，制定本制度。

第二条 医院信息化变更是指对医院信息化需求的增补、修改、替换或删减等操作，所做操作可能会影响生产环境的稳定性。变更包括硬件、系统软件、应用软件、网络、环境及服务文件等，变更又分为计划变更和应急变更。

第三条 常见的医院信息化变更包括系统版本升级或修订，系统服务变更，数据库变更，操作系统升级，新增、修改或删减软件或补丁，设备软件安装补丁、更新，硬件和网络设备变更，增加、移动、变更服务端硬件配置等。

第二章 职责

第四条 信息科是医院信息化变更的管理部门，主要负责确认变更申请信息的完整性和准确性，审核执行计划和回退计划，对变更申请予以批复，监督变更申请的执行和根据变化情况修订相关文件、记录。

第五条 信息科安全管理组、项目运营组、基础设施组、数据研发组要监督变更期间生产系统、平台的正常服务情况，参与变更方案的审核，监督变更执行情况，评估变更执行后的运行情况，持续关注变更后的预期效果，记录变更操作日志。出现无法解决的问题、超出变更申请范围和影响服务时，立即让执行者采取回退措施，确保实施的回退措施足以恢复正常服务，并通知相关业务科室。

第六条　医院信息化变更申请和执行人为医院信息化合同内或合作厂商、医院工作人员，要与医院签署信息化安全保密协议，确保申请的变更方案可执行，执行已获批准的变更申请，变更失败时采取回退措施。

第三章　变更申请

第七条　变更申请人要明确变更的内容，履行变更申请、审批及验收程序，填写变更申请表，提交信息科审批。对变更过程及变更所产生的风险进行分析评价，提交申请前完成变更测试，实施日期应预留必要的准备时间。

第八条　变更申请表中需要描述以下内容。

（一）变更内容、变更原因、实施时间和期限、执行人及联络方式。

（二）对相关业务科室、用户、系统、平台的影响。

（三）特殊变更说明，变更前的准备工作。

（四）变更执行步骤和保证变更成功的测试方法。

（五）变更失败时应采取的回退措施。

第九条　变更申请人在提出变更申请的同时，要对变更过程及变更所产生的风险进行分析，制定必要的控制和应对措施。

第十条　应急变更属于特殊的变更申请，由于问题紧迫而需要取得特别批准，一般在变更申请批准后 24 小时内完成实施。应急变更申请人应在实施完毕后，提交正式书面变更申请，补充相应的测试及审批文档。

第四章　变更审批

第十一条　对有计划的变更申请进行审批，变更前应预留一定的时间通知变更相关方，通知时限取决于变更的影响程度。

第十二条　指定测试文档（包含测试用例）由实施方和相关科室进行测试，确认测试结果，如未通过规定的测试，变更申请不能审批。开展规定测试前，必须先通过在独立于生产环境下的测试。

第十三条　至少要在计划变更执行日期的前三天完成对提交变更申请的

批复，通知申请者批复的结果，对于批准的变更申请予以存档。

第五章 变更实施

第十四条 相关变更实施人员和涉及的科室按照通知要求已准备就绪，信息科和执行人确认已完成所有变更实施准备工作，保证变更实施的安全。

第十五条 变更执行人按照批准和通过测试的变更内容，在信息科人员的监管下实施变更，详细核对和记录实施变更的内容。

第十六条 发现对正常业务造成影响时，信息科应通知执行人中止变更，如果是因变更导致的影响，变更执行人应立即对问题进行排查解决。问题严重时变更执行人应采取应急措施或回退措施，相关变更实施人员、保障人员和涉及科室配合执行人完成相关操作。

第十七条 变更执行人完成变更操作后，测试变更结果并验证变更是否成功。如果验证结果不成功，变更执行人应采取回退措施，将变更回退至正确状态并进行测试，保证回退成功。

第六章 变更验收

第十八条 成功完成变更后，变更执行人要通知信息科和相关科室进行变更验收，审查变更实施结果、现场恢复的现状和业务正常运行的情况等，确保相关变更内容、操作文档和文件记录已完整更新，形成变更验收报告并签字确认。

第十九条 变更执行人需对操作人员及相关人员进行培训，完成变更验收且确定变更成功后，方可离开。

第二十条 对信息系统、应用程序、设备配置变更成功结束后，信息科要及时发布版本更新信息。

备份与恢复管理制度

第一章 总则

第一条 医院信息化备份与恢复关系到整个医院信息化正常运转，影响到全院正常的医疗秩序，为保障医院信息化安全，在医院信息化失效、数据丢失时，能够使用备份文件、数据和系统，保证关键应用、数据和网络的安全，制定本制度。

第二条 对涉及医院信息化的网络设备、网络线路、加密设备、终端设备、应用系统、数据库、数据文件、维护人员和工具采取备份措施，确保在需要时有备用资源可供调配和恢复。

第三条 本制度中涉及的设备主要指运行的医院信息化机房设备、网络设备、加密设备及终端设备等。

第四条 医院信息数据的备份包括定期备份和临时备份两种。定期备份指按照规定的周期频率对数据进行备份，临时备份指在特殊情况下，如软件升级、设备更换、感染病毒等，随机对信息数据进行单次备份。

第五条 根据备份内容、设备性能和业务应用情况，信息数据可以采取以下四种备份方式。

（一）完全备份：对备份的内容进行整体完整备份。

（二）增量备份：仅备份相对于上一次备份后新增加和修改过的数据。

（三）差异备份：仅备份相对于上一次完全备份之后新增加和修改过的数据。

（四）按需备份：仅备份应用系统需要的部分数据。

第二章 备份原则

第六条 信息科负责医院信息化的备份与恢复管理，根据软件、硬件和数据的重要程度、恢复时间及相关标准要求，为配置信息、操作系统、应用系统、数据库和数据文件等，选择备份方式制订备份计划，对备份的时间、内容、周期、级别、人员、保存期限、异地存取和销毁手续等进行明确规定。

第七条 对于重要设备和数据的备份周期及保存期限应遵循以下原则。

（一）至少要保留一份完整的备份文件，关键的信息要在每月月末、半年末和年末分别进行一次完整备份，每小时做一次增量备份。

（二）生产系统的数据库、服务程序、运行环境、权限配置等要定期备份，每月至少做一次。

（三）对系统程序、系统服务、数据库、权限配置等更新操作时，应在更新前后进行备份，对核心重要内容要备份两次，并检查备份内容的完整性和可用性。每次更新完成后，要对更新时的操作文档、使用工具和使用数据等进行备份。

（四）开展报表统计和数据调取时，要对原始数据、统计方式和调取情况进行备份，按要求的保留期限进行保存，未要求保留期的按照五年期限进行保存。

（五）按照要求向上级机关、检查部门、医院临床科室、患者等单位或个人提供的文件或数据应有备份，默认保留期为五年。

（六）定期将生产系统的数据进行删减、压缩和归档，并将删减、压缩和归档前的数据备份在磁带上，永久保留。

（七）以上未明确保存期限的各项备份至少应保存三个月。

第三章 设备备份管理

第八条 核心和重要设备要有冗余备份，每套设备都采用两套独立的电源系统进行供电。对核心和重要设备维护时，特别是磁盘、磁带等设备，要在事前完成信息备份，确认备份信息的完整性和可用性。

第九条 关键通信线路和网络通信线路采用双通信线路，网络的运行线路和备份线路选用不同的网络服务供应商，且线路路径不同。

第十条 核心设备采用双机热备模式、负载均衡模式、分布式集群模式、云端备份模式和其他冗余、容错方式。重要设备配有备机，备机设备配置要求与主机配置对称一致，在出现故障时备机设备尽可能实现自动接管。

第十一条 医院信息平台具有离线存储能力、虚拟化能力和连续数据保护（CDP）能力，采用分布式存储或多台存储同步写入架构，开展本地数据备份和恢复、异地数据备份和恢复、数据快照和云端备份。

第十二条 终端设备预先准备好备用机，重要系统的备用机单独配套对应使用，其他系统的备用机可在多套备用机上复用。每月检查一次所有的备机，保证备机系统处于最新可用状态，每半年进行一次切换测试和应急演练。

第十三条 建立医院信息化设备清单，详细记录设备供应商及设备信息，根据采购合同中有关备份、灾难恢复和技术支持等条款，要求供应商提供备机、备份恢复方案、技术和人员支持等。

第四章　应用系统、配置和数据的备份管理

第十四条　业务系统的数据库和文件分别在两套存储设备上建立实时镜像，实现本地存储备份、容灾机房的磁盘备份和异地容灾机房的磁带备份。存储磁盘上的备份周期为每日做一次完全备份，每日做 12 次差异备份，保留时间至少为七天。磁带上的备份周期为每季度做一次完全备份，保留时间为永久。

第十五条　操作系统和虚拟化系统按照每月一次的周期进行完全备份，保留在异地容灾机房的磁盘上，保留至少最近两次的完全备份数据。

第十六条　每周对软硬件配置信息、日志信息、系统服务、应用策略进行一次完全备份，分别在本地存储和异地容灾机房各保留一份，保留至少最近三次的完全备份数据。日志信息要集中统一收集、分析和备份。

第十七条　医院办公电子文件和信息化相关的图纸、招投标文件、合同、申请批示、项目文档、管理文档等电子文档，每周做一次按需备份，备份数据分别保留在内部介质上和异地容灾机房的磁带上，保留时间为永久。

第十八条　文件传输平台发送和接受的文件、医院传达的文件、统计报表、调取数据和监控数据，每月做一次增量备份，备份数据保留在备份服务器的磁盘上，保留时间为五年。

第十九条　充分合理地利用设备和信息系统提供的各种备份机制，实现应用操作系统的备份，备份的应用操作系统在构成和配置上应与生产系统尽量保持一致。使用有效、稳定、可靠的备份系统切换机制，确保在生产系统出现故障时能迅速接管和承载业务运行。

第二十条　软硬件部署、升级和运维查检时，要首先检查备份环境、备份文件、备份策略的完整性和可用性，首次部署和配置更改时要对目前的运行环境进行一次完全备份，升级成功后要同时对备机进行同步升级。

第二十一条　执行有关数据修改和变更时，要事先做好充分的备份准备和风险评估，预防临时变故的发生，数据变更后注意跟踪系统运行情况，如发生异常则启用变更操作前的备份数据进行恢复。

第五章　备份数据的存放、借阅和处置管理

第二十二条　备份数据要妥善保存和严格管理，归档的备份数据存储于磁带或脱机介质中。备份数据与原数据拥有同样的密级，严格遵守医院信息保

密协议要求。

第二十三条 整理和更新备份数据清单，每周检查各类备份数据的完整性和可用性，及时更新或销毁过期的数据信息，做好检查和操作记录。网络终端管理员制订磁盘、磁带等存储空间用量计划，每天检查存储空间的使用情况、备份执行情况，备份设备和系统功能运行情况，对磁带中的备份数据定期进行数据还原、数据检测，及时对磁带库和磁带机进行维护检修。

第二十四条 备份介质按照医院信息化介质管理制度的要求进行管理，根据备份对象的类型进行分类存放，不得混放、混用。所有的备份介质都要有清晰的标识，包括编号、备份内容、备份日期、保留期限等，分类存放在医院信息化环境内。按照制造厂商确定的介质寿命，对需要长期保存的数据定期在介质有效期内进行转存，防止备份介质因故障失效。

第二十五条 备份介质要做到双备份，一份放置在中心机房进行快速维护、恢复和管理，另一份放置在非同一建筑物的异地容灾机房内进行容灾备份，容灾备份要保存至少 24 小时内的生产数据。

第二十六条 对生产和备份介质的借阅需执行严格的审批制度，填写文档、介质借阅登记表，未经许可不许带出信息化环境，任何人员不得擅自取用。任何人未经授权，不得随意导入和导出备份介质中的信息数据，所有生产和备份介质一律不准外借。借用人员使用完后需立即归还，安全管理人员要检查借用介质并确认归还。

第二十七条 对过期、过量和达到备份保存期限的备份介质、数据和资料，按照医院信息化介质管理制度中报废管理的要求，在得到信息科主任批准后，由安全管理员和数据库管理员在指定地点共同集中处置、报废和销毁。

第六章 数据恢复管理

第二十八条 每天对备份的数据进行一次恢复试验，备份的应用系统每周进行一次恢复试验，备份的软件、文件等数据每月进行一次安装试验，并做好试验记录。

第二十九条 针对系统应用、信息网络、安全事件等应急场景，每半年组织一次恢复演练，每季度组织医院信息化工作人员进行一次数据恢复培训和操作演练，保证相关人员都能正确进行恢复操作。

第三十条　能够区分系统恢复、应用恢复、配置和数据恢复，制定不同的恢复策略，建立容灾备用系统。在系统崩溃或特殊情况下能够正确选择应对策略，及时启用容灾备用系统进行数据恢复。当设备和线路出现故障时，通过判断启用备用线缆和设备，配置备份信息进行恢复操作。

第三十一条　完整恢复一般应用在发生意外灾难导致数据全部丢失、系统崩溃、系统重组和生产数据无法使用等情况。局部恢复一般用于按需恢复受损的个别数据，或是增量或差异恢复故障区间的变更数据。

第三十二条　当本地数据中心完全瘫痪时，启用同城容灾机房的备份数据进行恢复操作。当本地数据中心和同城容灾机房都无法运行时，启动异地容灾机房的备份数据进行恢复操作。

第七章　人员备份管理

第三十三条　信息化岗位人员的设置要做到职责分明和相互配合，执行岗位人员备份机制，设置 AB 角色，防止岗位缺失。

医院信息化监控管理和安全管理中心制度

第一章　总则

第一条　为适应互联网医院和多院区信息化发展要求，加强对机房环境、服务器、存储、网络、安全设备、安全软件、虚拟化系统、操作系统、数据库、业务服务、应用软件、集成平台、终端设备的监控和安全管理，充分发挥集中统一监控、巡查、预警、实时控制、审计、安全运行和管理的作用，保证医院信息化安全，制定本制度。

第二章　信息化监控环境管理

第二条　监控室要保持通风、干燥和环境清洁，做好防火、防静电、防潮、防尘、防高温和防盗工作，设备、物品和线路应合理、整齐地摆放和排列。

第三条　严禁携带易燃、易爆、有毒的物品进入监控室。严禁在监控室内使用干扰仪器或设备，如电炉、电饭煲等电器。严禁在监控室内吸烟、用餐或使用明火，不得将食品或有异味的物品带入监控室。

第四条 除消防、信息安全等检查部门，非信息科人员进入信息化监控室时需经信息科主任或院领导批准，否则一律不准进入，不准擅自向非信息科人员介绍监控范围和效果。

第五条 严禁将监控室钥匙或门禁介质移交他人使用、配制和保管。

第六条 保持信息化监控环境内的通信联络畅通，保证科室电话、个人手机等通信设备始终处于良好的工作状态，不占用监控室电话处理与工作无关的事情。

第三章 信息化监控管理

第七条 使用现代化设备和技术手段，24小时不间断地对医院信息化的环境、硬件、软件等进行安全防范监控，视频监控画面要对准主要区域、特定区域和重点区域。信息科人员要熟悉信息化监控的设备、线路和控制情况，了解各监控点的布局及其监控范围，设置重点监控点、特定区域和重点监控区域，能熟练操作、维护和保养监控设备，排除常见故障，积极参加信息化监控的培训和考核。

第八条 使用监控设施发现安全隐患或可疑情况，及时通过日志查看、信息搜索、信息回放、询问咨询、现场排查等方式进行信息复核。经复核或巡查确认后，及时取证并立即处置，若发生治安、火灾等案件或无法处置的问题，根据事件类型联系保卫科、安全机关（公安110、消防119、急救120等）、信息化服务厂商、安全管理员、信息科主任前往现场处置，接受指挥处置。

第九条 不随意调整和改变监控设施的各种开关、配置、位置和用途，严禁删改、破坏监控设施的原始数据记录，严禁无故中断监控设施和擅自修改加密方案，不得擅自开发、修改、升级、删除、安装影响监控设施正常安全运作的软件。

第十条 通过监控系统检查监控指标，回放监控内容，发现有事故隐患和安全事件时要及时备份存入固定介质中，进行标识保存。对医院信息化环境内发生的治安案件、重大违纪违规事件、上级机关和医院领导要求保存的监控信息，要标识和备份保存到专门的介质中，必要时制作光盘或存入磁带中长期存档。

第十一条 遵守保密制度，不传播监控中发现的信息，特别是个人隐私，不损害他人声誉。无公安机关出具的破案需要证明或非经医院领导批准，不谈论监控过程，不泄露监控内容信息，不外借或转录监控资料，不能擅自翻看和检索监控资料。

第十二条 对监控设备、系统和配件进行清单管理，每天进行安全检查，定期进行备份和清洁保养，记录检查维护和保养备份的情况，发现故障及时排除，不能排除的及时报修。

第四章 安全中心管理

第十三条 对物理资源和虚拟资源按照策略进行统一管理调度和分配。对网络链路、安全设备、网络设备、服务设备、终端设备和应用软件的运行状况、网络流量、用户行为等进行集中管控、集中监测和报警，对分散在各个设备上的设备状态、恶意代码、补丁升级、安全审计等安全相关事项进行集中识别、收集汇总和集中分析，保证审计记录的留存时间符合法律法规要求。

第十四条 根据云服务商和云服务客户的职责，分配各自管理、控制、监测和审计内容的权限，如虚拟化网络、虚拟机、虚拟化安全设备等，进行集中和属地安全管理、业务流量分离。

第十五条 由唯一确定的时钟服务器将分散在各地的设备时间进行统一，保证各种监控、管理和分析信息在时间上的一致。

第十六条 对安全管理中心系统管理角色、安全管理角色、审计管理角色进行身份鉴别，只允许其通过特定的命令或操作界面进行相应权限操作，审计操作内容。

（一）系统管理角色是在安全管理中心对系统的资源和运行权限进行配置、控制和管理，包括用户身份、系统资源配置、系统加载和启动、系统运行的异常处理、数据和设备的备份与恢复等。

（二）安全管理角色是对安全管理中心的安全策略进行配置，包括安全参数的设置，主体、客体进行统一安全标记，对主体进行授权，配置可信验证策略等。

（三）审计管理员的角色是制定安全审计策略，分析安全管理中心审计记录，根据分析结果进行问题处置，存储、管理和查询审计记录。

医院信息化恶意代码防御管理

第一章　总则

第一条　为加强对医院信息化恶意代码防御和治理，保证医院信息化安全，保障医院业务正常运行，构建以预防为主、防杀结合的恶意代码防御管理，全面落实"早发现、早报告、早隔离、早防杀"的防御和治理原则，提高快速反应和处理能力，根据《信息安全技术—网络安全等级保护基本要求》制定本制度。

第二条　恶意代码防御管理是指预防、阻止和管理对医院信息化进行的攻击和病毒危害。攻击和病毒是指在信息化软硬件和网络中插入具有破坏系统功能、窃取或毁坏数据，影响硬件、软件和网络使用的计算机指令、程序代码或行为。

第三条　在医院使用的信息化硬件、软件、基础设施必须是官方渠道授权获得的，严禁安装和使用与工作无关的软件。禁止以任何名义制造、传播、复制、收集恶意代码，如故意输入恶意代码，向他人提供含有恶意代码的文件、软件、介质，销售、出租、附赠含有信息化恶意代码的介质等行为。

第四条　医院任何个人严禁私自发布信息化恶意代码信息，自觉接受有关部门组织的信息化恶意代码防御教育和培训。

第二章　工作职责

第五条　建立多层次的恶意代码防御体系，制定、下发和落实恶意代码防御总体策略，定期开展恶意代码防御工作的检查。

第六条　了解常见的恶意代码的信息和种类，熟练掌握恶意代码防御措施，参加专业的技能培训和考核，帮助和监督医院工作人员理解和执行恶意代码防御制度。

第七条　在医院服务器、网络和终端上安装、配置和管理防御恶意代码的软硬件，每天检查运行情况，每周完成一次完整安全扫描，在扫描完成后修复漏洞，审计操作行为。

第八条　每周到官方网站上查看恶意代码的相关信息，如系统、网络最新的漏洞、补丁和防御措施等。根据官方网站的信息进行自查自纠，下载补丁或更新文件，经测试无误后，及时进行安装更新。

第九条　一旦发现可能由恶意代码导致异常的系统行为，立即启动医院信息化病毒攻击预案。异常的系统行为包括系统运行速度与平时比明显变慢，有打印或显示异常现象，文件夹下有不明的文件自动生成，磁盘空间自动产生坏簇或磁盘空间无故减少，系统文件无故丢失等。

第三章　医院工作人员防御恶意代码行为规范

第十条　确保在医院使用的计算机上安装和启用了防御恶意代码的软件，不得擅自更改所用的操作系统、应用软件、硬件和网络设备。

第十一条　使用通过互联网下载、共享网络传输下载和从介质上拷贝的文件、数据和应用程序时，需要先通过网络版杀毒软件进行扫描，确认安全后才可以使用。

第十二条　把对自己工作重要的数据备份到非系统盘符下或其他介质上，发现可能由恶意代码导致异常的系统行为，立即通知信息科工作人员。

第四章　安全使用的防御设置

第十三条　对登录设备和系统的用户进行身份鉴别，对同一用户通过两种或两种以上组合的鉴别技术来进行身份鉴别。为使用和管理人员创建独立唯一的实名账号，默认超级管理员账号只用于执行特权程序或必须使用的情况，关闭除当前用户之外的一切其他用户，如 GUEST 账号。

第十四条　使用本地安全策略限定更改密码期限，限定输入密码错误的次数，关闭自动播放功能。实现登录失败处理功能，如结束会话、限制非法登录次数，当登录连接超时时，自动退出或锁定。

第十五条　使用 NTFS（标准文件系统）格式分区，设置文件夹的访问权限及文件的运行权限，安装系统备份还原软件。

第十六条　安装和强制运行网络版杀毒软件，启用防火墙，实时进行安全防御和恶意监控，定期更新病毒库，及时更新系统和应用程序补丁。

第十七条　关闭默认共享，包括 C$、D$、E$ 等，为必须使用的共享文件设置用户访问权限。关闭一些不必要的端口，如 139 端口、445 端口、3389 端口等。

第十八条　禁用不必要的服务，如 Terminal Services（终端服务）、IIS（信息服务器）等。修改 Internet Explorer 的安全设置，调高安全等级。

第十九条　在注册表中关闭不安全的服务和抢占系统资源的后台启动项，将隐藏文件的注册表项全部打开，备份关键注册表项。

第五章　安全管理的防御设置

第二十条　统一管理恶意代码防御设备，设备的业务处理能力具有冗余空间，规划绘制安全防御图和网络拓扑结构图，对设备张贴唯一标识。限制设备管理员的登录地点，及时升级和更新设备版本和恶意代码库。

第二十一条　根据各部门信息化覆盖情况、使用情况和工作职能等因素，划分不同的子网或隔离区域，按照统一规划、安全控制的原则为各子网和区域分配地址。

第二十二条　重要区域采取设备端口与网络层地址、数据链路层地址绑定的措施，防止地址欺骗和任一终端接入。

第二十三条　在业务终端与服务器之间建立安全访问路径，强化在网络边界及核心业务网络区域对恶意代码的检测、阻断和清除。

第二十四条　根据信息化业务服务器对医院的重要程度和影响力度，合理设计和分配带宽优先级别，保证在网络发生拥堵的时候，优先保证重要业务数据可以安全、稳定地运行。

第二十五条　主动监视网络中发生的入侵攻击行为，如端口扫描、强力攻击、木马后门攻击、拒绝服务攻击、缓冲区溢出攻击、IP 碎片攻击、网络蠕虫攻击等。当攻击行为发生时完整记录入侵的源 IP、攻击的类型、攻击的目的、攻击的时间等信息，并发出报警。

第六章　访问控制

第二十六条　实时监控和记录数据包的源地址、目的地址、源端口号、目的端口号、协议、出入的接口、会话序列号、发出信息的主机名等信息。根据会话状态信息为数据流分配明确的允许或拒绝访问的权限，在会话结束或超过设定的非活跃时间后终止访问连接。

第二十七条　对进出网络的信息内容进行过滤，控制应用层 HTTP、FTP、TELNET、SMTP、POP3 等协议命令级。控制访问权限的用户数量、网络最大流量数及网络连接数，根据安全策略限制便携式和移动式设备的访问接入。

第二十八条　远程用户在完成安全评估，得到授权允许进行系统访问后，根据用户和系统之间的允许访问规则，控制单个用户对受控系统进行资源访问使用。

第二十九条　自动识别非授权设备擅自接入医院网络的行为，准确定位位置，对其进行有效阻断。

第七章　安全审计

第三十条　对信息化设备的运行状况、使用流量、用户行为等进行全面的监测、审计和记录。每个事件的审计记录包括事件的时间、用户信息、事件类型、事件是否成功及其他与审计相关的内容。

第三十一条　分离设备特权用户的权限，将管理与审计的权限分别分配给不同工作人员。

第三十二条　对安全审计特定事件按照指定方式进行实时报警，根据记录的数据进行审计分析，生成审计报表。保护审计记录和报表，避免受到未预期的删除、修改或覆盖等。

信息化外包运维管理制度

第一章　总则

第一条　为规范信息化外包运维工作，确保医院信息化稳定、高效运行，保证信息化安全，降低信息化外包运维引发的风险，制定本制度。

第二条　对医院信息化全链条第三方参与者实施安全管理，包括设计、建设、运行、维护等环节，采购安全的网络产品和服务，防止发生第三方安全事件。

第二章　术语和定义

第三条　外包运维的管理单位是指对医院信息化外包运维厂商进行管理的单位，信息科是医院信息化外包运维的具体管理部门。

第四条　外包运维厂商是指为医院提供信息化服务的软件开发商、产品供应商、系统集成商、设备维护商和安全服务提供商等。

第五条 信息化外包运维服务是指为医院信息化提供安装、配置、运行维护及安全服务等。

第三章 外包运维服务合同的管理要求

第六条 综合评估引入外包运维厂商的可行性和必要性，识别出重要业务所涉及的外包运维服务商和资源，明确引入外包运维服务商前医院需要提前做的准备和维护的资源，有针对性地完善外包运维服务管理计划。

第七条 外包运维的管理单位在实施信息化外包运维服务前，与外包运维厂商签订运维服务合同。根据外包运维服务需求、风险评估和资质审查结果，在外包运维合同或协议中至少要协商和确定运维服务的以下内容。

（一）服务范围、服务内容、工作时限及安排、责任分配、交付物要求及后续合作中的相关限定条件。

（二）法律法规、政府行业政策、监管测评部门的要求、医院制度、质量控制措施的遵从性。

（三）外包运维服务的连续性要求应当满足医院信息化业务连续性的目标要求。

（四）发生政策或环境等变化导致合同变更或终止时，外包运维厂商在过渡期间应该履行主要职责，进行过渡安排，包括信息、资料、技术的交接和协助实施处置等。

（五）信息化外包运维服务过程中产生、加工、交互的信息和知识产权的归属权，允许外包运维厂商使用的内容及范围，对外包运维厂商使用授权合法软、硬件产品的要求。

（六）明确信息化外包运维服务的关键要素、服务时效性和可用性、变更控制的流程、技术支持的程度，数据机密性和完整性、安全标准及业务连续性等服务要求和服务水平。

第八条 明确外包运维厂商在安全和保密方面的责任，以及针对安全及保密要求所采取的具体措施。

（一）禁止外包运维厂商在合同范围外使用或者披露医院任何信息化数据信息和非授权使用医院相关信息。

（二）在合同或协议中约定外包运维厂商不得以医院名义展开投标、宣传等活动。

（三）外包运维厂商在其发生信息安全事件时必须及时向医院信息科报告事件的影响以处置和纠正措施。

第四章 信息化外包运维服务安全管理

第九条 制定和落实信息安全管控措施，防范由外包运维服务引起的信息泄露、信息篡改、信息无法使用、非法入侵、物理环境或设施遭受破坏等风险。

第十条 明确信息化外包运维服务需要使用的信息资产，包括场地、办公设施、计算机、服务器、软件、数据、信息、物理访问控制设备、账号、网络带宽、网络端口等，按最小使用原则进行隔离，经审批后进行最小授权。

第十一条 对重要或核心的信息系统开发交付物进行源代码检查和安全扫描，定期对外包运维厂商进行安全检查、获取外包运维厂商自评或第三方评估报告，将信息化外包运维服务纳入应急演练范围。

第五章 对信息化外包运维服务的监控与评价

第十二条 根据医院信息化外包运维服务合同、协议、需求等建立明确的服务监控指标，要求外包运维厂商建立阶段性服务目标及任务，跟踪任务的执行情况并持续监控，及时发现和纠正服务过程中存在的各类异常情况。常见指标包含但不限于以下内容。

（一）故障次数、故障解决率、响应时间。

（二）运维服务次数和医院科室满意度。

（三）各阶段需求的完成率、缺陷数、需求变更率。

（四）外包运维服务内容的故障率、发生安全事件数量和安全事件等级。

（五）运维服务考核的合格率。

第十三条 外包运维的管理单位每季度对外包运维厂商及人员的季度目标完成情况、服务水平、服务质量、用户满意度、合同和质量标准符合情况等进行综合考核和评估。

第六章 信息化外包运维服务的中断与终止

第十四条 服务中断的事件场景是指外包运维厂商中重要人员流失导致

运维服务无法持续，外包运维厂商主动退出，因资质变更、被收购、兼并或破产等原因导致的外包运维厂商被动退出等情况。

第十五条　针对重要信息化外包运维服务中断的场景，评估服务中断影响因素，拟定相应的应急计划，定期进行演练。服务中断影响因素至少包含以下内容。

（一）事件持续时间和恢复可能性。

（二）事件影响范围和可能的应急措施。

（三）外包运维厂商自行恢复服务的可能性和时间。

（四）备选的外包运维厂商及信息化外包运维服务迁徙方案。

（五）信息化外包运维服务移交给医院独立运作的可能性、时效性及资源需求。

第十六条　在信息化外包运维服务过程中发生服务中断的事件场景或无法满足医院运维服务要求时，外包运维的管理单位要充分评估影响因素，制订终止服务实施方案，依据合同协商中断或终止信息化外包运维服务事宜。

第七章　运维服务人员管理

第十七条　运维服务人员应服从医院管理，按照合同约定严格落实运维要求，做好项目实施和日常运维工作，保障网络、业务系统、基础服务等高效、稳定、安全运行。

第十八条　医院对驻场运维服务人员实行上下班指纹签到或其他考勤管理方式，驻场运维服务人员按照医院要求的工作时间在指定地点工作，做到7×24小时响应和值守，做好交接班记录。

第十九条　运维服务人员考勤绩效管理。

（一）运维服务人员在医院规定的工作时间内发生迟到、早退的，每发生1人/次，将扣除外包运维厂商年度运维的费用或项目尾款（下同）300元。发生迟到、早退、脱岗时间超过5个小时的，每人/次扣除1000元，旷工每人/次/天扣除1000元，凡发现弄虚作假、替代打卡等情况的，每人/次扣除1000元。

（二）发现从事与运维服务无关工作的，每人/次扣除1000元。

（三）运维服务人员在工作中，由于自身原因被患者及临床人员投诉的，每人/次扣除500元。

（四）医院每月汇总运维服务人员的出勤情况，提交给外包运维厂商。费用结款时，将根据考核情况在应付费用中直接扣除应扣款项。

第二十条 运维服务人员的请销假管理。

（一）运维服务人员需要请假时需向医院事前申请，请假时间不得超过4个小时。凡请假时间超过4个小时的，需要由外包运维厂商调剂一位临时人员作为替补，做好交接班手续。所在外包运维厂商未派出替补人员造成岗位缺失时，视为脱岗或旷工。

（二）运维服务人员请假时，要填写运维服务人员请假登记表并到信息科进行报备，返回工作岗位后，要及时销假。凡超出请假时间未进行销假的，根据时间长短分别认定为迟到、早退、脱岗或旷工。

第二十一条 运维服务人员原则上不得随意更换，如有特殊原因确需变更的，运维服务人员所在外包运维厂商要出具书面函，报备给医院具体项目负责人及相关领导，双方协商同意后方可变更。变更后的人员应具备承担此项工作的能力，如变更人员无法胜任运维工作，医院有权要求外包运维厂商随时更换运维服务人员。

第二十二条 按照医院信息化外部人员访问管理制度的要求，对外包运维厂商人员进行管理和信息安全意识培训，提高风险管理意识，确保信息安全管控措施在信息化外包运维服务过程中有效落实。

第八章 第三方人员管理

第二十三条 为加强与医院信息化软件公司、信息安全公司、产品供应商、业界专家、委员会组织等的沟通、合作或应急响应，建立详细的外联单位联系表，内容至少包括外联单位的名称、联系人、地址、联系方式等。

第二十四条 选择具有公安部门、保密部门、密码管理等部门资质认证的第三方公司进行信息安全合作，保障医院信息安全。

第二十五条 第三方人员对医院信息资产进行访问前，要提供与医院签订的正式合同和保密协议等，明确工作范围和安全责任，自觉遵守医院信息化安全要求，接受违反要求的处罚等，明确其允许访问的区域、系统、设备、信息等内容。

第二十六条 第三方人员需要接入医院信息化网络开展信息化相关工作时，需经过相关部门和领导的许可和授权，严格限制访问权限，使用的工具要经过信息科的安全检查，检查是否存在木马、漏洞等。

第二十七条　第三方人员进出医院信息化场所时要遵守外部人员访问管理制度，接入医院信息化网络时要登记入网信息，包含 IP 地址、MAC 地址、设备信息、接入交换机端口、物理位置、使用人或管理人等。

第二十八条　第三方人员应按照医院信息化环境管理制度和医院信息化项目实施管理制度的相关要求，安全、规范地开展项目实施。信息科人员要全程监管和陪同，在实施结束后，要及时收回相关物品、资料，并终止其访问权限。

第二十九条　加强远程运维管理，第三方人员因业务确需通过互联网远程运维的，应进行评估论证，并采取相应的安全管控措施，严格鉴定访问者的身份，确保访问者为已授权人员，防止远程端口暴露引发安全事件。

信息安全事件报告和处置管理制度

第一章　总则

第一条　为提高处置医院信息安全事件的能力，保持信息安全事件信息的准确性和一致性，形成科学、及时、有效的应急处置机制，确保医院信息系统的实体安全、运行安全和数据安全，最大限度地减轻网络与信息安全事件的危害，保障国家和人民生命财产的安全，保护公众利益，维护正常的政治、经济和社会秩序，制定本制度。

第二条　本制度适用于预防和应对医院网络与信息安全事件。

第二章　对信息安全事件的识别

第三条　信息安全事件是由于自然或者人为及软硬件本身缺陷或故障原因，对信息系统造成危害或对社会造成负面影响的事件。

第四条　信息安全事件分为有害程序事件、网络攻击事件、信息破坏事件、信息内容安全事件、设备设施故障、灾害性事件及其他事件等。

（一）有害程序事件包括计算机病毒、蠕虫、特洛伊木马、僵尸网络、混合程序攻击、网页内嵌恶意代码和其他有害程序事件。

（二）网络攻击事件包括拒绝服务攻击、后门攻击、漏洞攻击、网络扫描窃听、网络钓鱼、干扰和其他网络攻击事件。

（三）信息破坏事件包括信息篡改、信息假冒、信息泄露、信息窃取、信息丢失和其他信息破坏事件。

（四）信息内容安全事件包括通过网络传播法律法规禁止的信息，组织非法串联、煽动集会游行或炒作敏感问题并危害国家安全、社会稳定和公众利益的事件。

（五）设备设施故障包括软硬件自身、外围保障设施、人为破坏事故和其他设备设施故障。

（六）灾害性事件包括由自然灾害等其他突发事件导致的网络与信息安全事件。

（七）其他事件包括不能归为以上六个基本分类的信息安全事件。

第五条　根据信息数据丢失、窃取、篡改、假冒时，对国家安全和社会稳定构成威胁的严重程度或造成的经济损失，以及信息系统中断的时间长短和影响范围，对安全事件进行等级划分。

第六条　根据信息安全技术信息安全事件分类分级指南，将医院信息安全事件分为特别重大安全事件（Ⅰ级）、重大安全事件（Ⅱ级）、较大安全事件（Ⅲ级）、一般安全事件（Ⅳ级）。

（一）特别重大安全事件（Ⅰ级）是指导致特别严重影响或破坏的信息安全事件，包括使特别重要的信息系统遭受特别严重的系统损失，全院业务应用系统中断服务 24 小时以上，数据丢失、泄漏、篡改严重，数据无法恢复，造成重大社会影响等。

（二）重大安全事件（Ⅱ级）是指导致严重影响或破坏的信息安全事件，包括使特别重要的信息系统遭受严重的系统损失，或使重要的信息系统遭受特别严重的系统损失，全院业务应用系统中断服务 1 小时以上，发生数据丢失、泄漏、篡改的事件，数据无法在短期内恢复，造成较大的社会影响等。

（三）较大安全事件（Ⅲ级）是指导致较严重影响或破坏的信息安全事件，包括使特别重要的信息系统遭受较大的系统损失，或使重要的信息系统遭受严重的系统损失、一般信息系统遭受特别严重的系统损失，全院业务应用系统中断服务 1 小时以内，存在少量数据丢失、泄漏、篡改情况，数据无法在 1 小时以内恢复，造成社会影响等。

（四）一般安全事件（Ⅳ级）是指不满足以上条件的信息安全事件，包括使信息系统遭受或可能遭受较小的系统或数据损失，发生全院业务应用系统中断30分钟以内，存在少量不重要数据丢失、窃取、篡改的事件或隐患，没有备份数据或备份数据不完整、不正确、没按制度、规范、要求操作和工作造成或可能造成影响等。

第三章　信息安全事件处置原则

第七条　重点保护基础医院信息网络和医院重要 HIS、CIS、LIS 等信息系统，立足安全防护，加强预警，在制度规范、管理、技术、人才等方面采取多种措施，充分发挥预防、监控、应急处理、应急保障等作用，共同构筑信息安全事件处置保障体系。

第八条　按照"谁主管谁负责、谁运营谁负责、谁使用谁负责"及"条块结合，以条为主"的原则，建立和完善安全责任制及联动工作机制。根据科室和小组职能，各司其职，加强院区间、科室间、小组间的协调与配合，形成合力，共同履行安全事件处置职责。

第九条　医院信息安全事件发生时要及时获取充分而准确的信息，把保障公共利益及公民、医院合法权益的安全作为首要任务，快速反应、跟踪研判、果断决策、采取措施、迅速处置，最大限度地保证医疗安全，避免财产遭受损失，减少危害和影响。

第十条　规范处置措施与操作流程，加强技术储备，定期进行预案演练，确保安全事件处置预案切实有效，实现处置管理的科学化、程序化与规范化。

第四章　信息安全事件报告和发布管理

第十一条　成立医院信息安全事件指挥处置小组，统一指挥医院信息安全事件处置工作，与公安局、网监局等部门保持联系。组长为党委书记和医院院长，副组长为党委副书记、各分管院长，其中信息化分管院长为执行组长，组员为各科室主任、副主任，信息科为日常处置信息安全事件的科室，负责事件处置的信息收集、动态监测、实施处置、评估分析和信息报告等工作。

第十二条　发生医院信息安全事件时，事件发生科室要立即采取措施控制安全事件继续发展的态势，同时向信息科和医院信息安全事件指挥处置小组报告，配合处置小组和相关部门对事件进行调查和处置，保存相关证据材料。

第十三条 信息科在接到科室报告的医院信息安全事件或安全隐患后，判断医院信息安全事件的级别和类别，属于一级、二级的医院信息安全事件，立即报告医院信息安全事件指挥处置小组，启动应急处置预案。属于三级、四级的医院信息安全事件，由信息科组织进行应急处置和恢复工作。对有可能演变为一级或二级的医院信息安全事件，要为指挥处置小组提出建议方案，做好启动应急预案的各项准备工作，加强与事发科室的联系沟通，掌握最新发展态势。

第十四条 发生网络安全事件时，根据安全事件的级别，及时向省卫生健康委员会、公安机关报告，做好现场保护，留存相关记录，为公安机关等监管部门依法维护国家安全和开展侦查调查等活动提供技术支持和协助。

第十五条 根据安全事件的级别及时做好信息发布工作，按照国家新闻发布的相关要求，通过医院 OA 网、微信工作群、医院微信公众号、新闻报道等方式，发布医院信息安全事件处置的相关信息，通知医院科室和社会各界做好应急准备及预防措施，增强医院职工和公众的信心。

第十六条 指挥处置小组要明确信息采集、编辑、分析、审核、签发的责任人，责任人将事件的性质、危害程度、损失情况、事件调查情况、处置和恢复整改情况等及时向指挥处置小组报告。

第十七条 发现有瞒报、缓报、谎报和漏报重大信息安全事件情况时，任何人员有权直接向指挥处置小组或医院网络安全和信息化工作领导小组举报，视情节追究责任领导和责任人的行政责任，并通报批评。构成违法犯罪的，由有关部门依法追究其法律责任。

第五章　信息安全事件处置管理

第十八条 一级、二级的医院信息安全事件应急启动后，根据指挥处置小组组长的部署，担任各院区指挥的领导和参与指挥的领导应迅速赶赴医院现场进行现场指挥，相关科室和部门按照医院信息化应急预案确定的职责立即开展工作。

第十九条 当现场情况需要成立现场指挥部时，指挥处置小组立即组织安排在现场开设指挥部，协调落实现场指挥运作的相关保障。现场指挥部在指挥处置小组组长的领导下全权负责现场的应急处置工作，根据事件性质迅速组建各类应急工作组，开展应急处置工作。参加现场处置的所有人员要在现场指挥部统一指挥下开展处置工作。

第二十条　指挥处置小组根据事态的发展和处置工作的需要，及时增派专家小组和应急支援单位，调动必需的物资、设备、人员支援应急工作。指挥处置小组成员根据医院信息安全事件的发展态势，视情况决定赶赴现场指导、组织派遣应急支援力量，使科室人员有效开展应急处置工作。

第二十一条　医院信息安全事件应急处置得到有效控制后，信息科和相关科室、单位要迅速采取措施，抓紧组织抢修受损的设施，尽快恢复重建。认真制订恢复、整改或重建方案，报医院网络安全和信息化工作领导小组审核后，迅速组织实施。

第二十二条　在应急处置工作结束后，指挥处置小组应立即组织有关人员和专家组成事件调查组。在公安机关及有关部门的配合下，对事件发生及处置过程进行全面的调查，对事件造成的损失和影响进行分析评估和数据统计，查清事件发生的原因，总结经验教训。

第二十三条　医院信息安全事件在应急处置得到有效控制，事件调查组出具了事件调查认定报告，恢复、整改或重建项目完成实施后，由指挥处置小组审定结束信息安全事件的处置。

医院信息化应急预案管理制度

第一章　总则

第一条　为防止因医院信息化出现故障而影响全院正常医疗秩序，建立医院信息化应急体系，确保患者在特殊情况下能够得到及时、有效的治疗，结合医院实际，制定本制度。

第二条　按照统一领导、分级负责、明确职责、相互帮助、相互监督、反应及时、平战结合、常备不懈的工作原则，组建应急队伍，开展应急演练。

第三条　应急响应事件分类。

（一）应急一类响应事件：医院机房、服务器、存储、系统程序、数据库、核心交换设备、路由设备、院区间线缆等出现故障造成全院信息系统无法使用。

（二）应急二类响应事件：某个服务器或系统应用、院区楼宇、楼层间交换设备、路由设备、线缆和重要单点终端等出现故障造成局域信息系统无法使用。

（三）应急三类响应事件：由于单一终端、网络故障、网线等出现故障或由于各终端操作不熟练、使用不当造成的错误、中病毒、遭受攻击等造成单点系统无法使用。

第四条　本制度适用于因为各种原因导致的医院信息系统无法使用的情况。

第二章　应急组织体系及职责

第五条　成立应急领导小组负责统一指挥各科室医院信息化应急演练和处置工作，审批医院信息化应急预案和演练方案。组长为党委书记和医院院长，副组长为党委副书记、各分管院长，其中信息化分管院长为执行组长。

第六条　信息科为应急领导办公室，负责编写、修订医院信息化应急预案和演练方案，每年至少组织开展一次全院应急演练。组织人员迅速查找故障发生的原因，初步研判业务恢复所需的时间，如超过半小时需要启用应急预案，立即向应急领导小组请示汇报，由执行组长决策。

第七条　应急工作成员由各科室主任和副主任组成，负责指导、制定、检查和开展科室信息系统故障应急预案和流程，准备医院信息化相关的应急物资。

第三章　职责分工

第八条　医务科负责在一类应急响应期间住院室、检验室、药剂室、医技科室进行组织人工登记、部门协调和检查故障恢复后的补录工作。出现二类应急响应事件时，负责协调科室到其他正常区域使用信息系统。提前梳理常用药物名称和规格，打印常用化验检查项目名称进行备案查询，定期检查所有科室抽屉内的纸质病历单、处方、检验申请单、检查申请单、入院通知单等的存放情况，督促相关人员及时补充。

第九条　门诊部负责在一类应急响应期间组织分诊护士接诊患者，人工登记分诊登记本，向就诊者做好解释安抚等工作，协调门诊区域科室。出现二类应急响应事件时，负责协调科室到其他正常区域使用信息系统。定期检查所有诊室抽屉内的纸质病历单、处方、检验申请单、检查申请单、入院通知单等的存放情况，定期导出医院药品、检验、检查明细表并保存在各诊室电脑桌面上。

第十条 护理部负责在一类应急响应期间组织护士人工登记和协调全院护理工作。出现二类应急响应事件时，负责协调科室到其他正常区域使用信息系统。定期检查所有科室抽屉内的纸质体温单、护理记录单等的存放情况，督促相关人员及时补充。

第十一条 收费科负责在一类应急响应期间组织科室人员使用应急收费程序进行挂号收费，待系统恢复正常后检查收费信息上传工作。出现二类应急响应事件时，负责协调科室到其他正常区域使用信息系统。定期导出医院收费项目明细并保存到本科室的电脑桌面上。

第十二条 药剂科负责在一类应急响应期间组织科室人员划价和人工发药工作，出现二类应急响应事件时，负责协调科室到其他正常区域使用信息系统或人工发药。定期导出医院药品明细表并保存到本科室的电脑桌面上。

第十三条 检验、超声、影像等医技科室负责在一类应急响应期间组织科室人员人工划价、人工登记、人工发报告及故障恢复后的补录工作。出现应急二类响应事件时，负责在其他正常区域使用信息系统或人工登记和发报告。定期导出医院检查明细表并保存到本科室电脑桌面上。

第十四条 院办室负责在非工作日时间内一类应急响应的启动和对全院的总协调，通知临床二三线医师、护理二线到现场参加应急疏导。出现应急二类响应事件时，负责协调科室到其他正常区域使用信息系统。根据具体情况，必要时通知医务科、护理部、门诊部派人到现场支援。

第十五条 信息科负责信息系统故障的排查及处理工作。

第四章 应急事件的处置管理

第十六条 应急响应事件的处理原则。

（一）应急一类响应事件：由应急领导办公室研判 30 分钟以上，且在全院无法恢复正常使用的情况下，启用应急预案。

（二）应急二类响应事件：由应急领导办公室研判 30 分钟以上，且在局部无法恢复正常使用的情况下，局部启用应急预案。由信息科主任组织信息科的工作人员进行事件的处理工作。

（三）应急三类响应事件：由信息科工作人员单独解决，详细记录解决过程。

第十七条 应急预案启用原则。

（一）当全院信息系统10分钟内不能恢复正常使用时，应急领导办公室向应急领导小组请示汇报后，通知门诊挂号收费启用应急收费系统，医院工作微信群内同步发布启用的信息，急危重症患者的诊治启用人工。当信息系统30分钟以上不能恢复正常使用时，通知应急工作成员启用人工应急，应急工作成员通知管辖区域的人员启用人工应急，医院工作微信群同步发布启用人工应急的信息。

（二）当楼层或部分区域信息系统30分钟内不能恢复正常使用时，信息科的工作人员以打电话的形式向应急领导办公室请示汇报后，通知该区域科室到其他正常区域使用信息系统或局部启用应急预案，急危重症患者的诊治启用人工应急。

第十八条 应急响应事件临床科室处置办法。

（一）门诊收费人员发现门诊收费系统故障，重启程序和电脑后仍无法正常使用，收费科工作人员应立即通知信息科工作人员进行维修。

（二）信息科工作人员接到电话后立即进行测试，发现全部系统均不能登录时，立即进行故障排查。研判30分钟以上无法恢复正常使用时，应通知应急工作成员启用人工应急，应急工作成员通知管辖区域的人员启用人工应急，医院工作微信群同步发布启用人工应急的信息。

（三）应急领导办公室主任向应急领导小组执行组长汇报情况，应急领导小组执行组长向应急领导小组组长汇报，应急领导小组组长启动一级应急预案，组织相关专业维护人员实施应急处置。

（四）收费科启用应急收费系统，使用现金和银联进行押金和收费办理，人工分配住院号。

（五）门诊科室将出诊医师名单、职称等信息交给收费窗口，出诊医师手工填写打印版的药品处方、检验检查处置类申请单空白单据，告知患者先划价后交费，要收取患者的挂号小票作为接诊或者退费依据，收费员在应急收费系统完成挂号操作，看到交费成功提醒和患者挂号序号时，表示挂号成功。

（六）门急诊药房收取患者缴费单和药品处方后，手工划价和发药。住院药房收取患者药品处方后，手工划价和发药。

（七）检验科室收取患者交费单作为化验检查的依据或者退费依据。手动出报告，单机设备可出报告的通过单机打印报告，单机不能打印报告的将结果拍照发给患者或者人工出报告。

（八）检查科室人工划价和出报告，手术室麻醉科要人工手术排班和人工记录手术麻醉记录。

（九）住院科室人工开处方、检验检查申请单、下医嘱、执行医嘱，常用的急救药品要提前备用。首先保障急重症病人的诊治，危重病人的病历可提前打印出来。所有紧急事件特殊处置，要人工记录留痕，手写处方一式两份，一份用于领药，一份用于后期补录医嘱。

（十）经过信息科技术人员应急处置恢复正常后，应急工作人员组织科室人员补录缺失的数据，收费工作人员回传费用信息，医生补记住院电子病历，护士补签医嘱信息，医技科室登记检查信息，出具检查报告，恢复正常工作流程。

（十一）应急工作小组总结和分析处置、演练的过程，及时发现问题，提出整改措施，进行持续改进。

第十九条 当信息机房无法在 15 分钟内恢复业务时，应急领导办公室人员应根据医院信息化机房应急预案，结合网络情况采用应急服务器或应急单机主机等办法进行处置。

第二十条 当信息网络无法在 15 分钟内恢复业务时，应急领导办公室人员根据网络故障应急预案，结合实际情况采用备用交换机、路由器，连接备用光纤线缆、网线等办法进行处置。

第二十一条 当遭受病毒、网络攻击等无法在 15 分钟内恢复业务时，应急领导办公室人员根据医院信息化病毒攻击预案，采用隔离主机、查杀病毒和打补丁、设置网站权限、防止 ARP 攻击、排查业务系统、联系安全专业人员等办法进行处置。

第二十二条 当发生火灾等自然灾害时，及时切断电源，按照消防器材使用规范，立刻使用灭火器并启动灭火装置进行灭火，拨打 119、保卫科等抢险报警电话。根据突发事件的等级、疏散的难易程度和疏散的时间，将设备和档案疏散转移至安全区域，尽可能对即时数据进行疏散转移。当遇到无法疏散或难以及时疏散的设备和档案时，尽可能减少损失并快速展开恢复工作，疏散转移过程中要对设备和数据采取必要的保护措施。人在机房内发生火灾时，看见消防报警灯亮起或听到消防报警警报，所有人员应立刻从信息机房内撤离。

第五章　应急处置安全保障措施

第二十三条　应急领导办公室全年 24 小时有人值班，每日对上报事件的时间、内容、解决人及解决情况做详细记录，每日对设备的运行状况、周边环境、危险点和关键点进行检查和记录。定期召开交流会，对日志记录、机房记录、网络记录进行评估讨论。

第二十四条　应急工作成员要经常组织科室开展医院信息化应急工作检查和应急演练，在提高科室人员突发应急意识和应变处置能力的同时，不断修补漏洞，优化改进应急方案。

第二十五条　组建由信息化软件合作公司、硬件公司、信息安全公司、兄弟医院专家等构成的应急专家团队，梳理应急可能出现的问题类别，细化到某些专家或某些医院可以咨询。建立和定期更新详细、准确的通信联系方式，定期邀请院外专家对医院信息化应急工作进行检查和评估，对科室人员进行培训。

第二十六条　建立应急物资清单，备足备齐应急所需要的信息化软硬件、网络线缆、配件耗材等物资，拥有系统停运 72 个小时以上的应急物资储备，由计算机安全管理员负责日常管理，应急领导办公室全体成员都要熟悉和找到对应的应急物资。

第二十七条　医院应急领导小组协调安排医院信息化应急处置应具有通信与信息保障、应急队伍保障、交通运输保障、电力保障、机房网络基础设施抢险与应急恢复保障、技术储备与保障、治安保障、物资保障、经费保障和安全场所保障。

医院信息化机房应急预案

第一章　总则

第一条　为防止因医院信息化机房、运营云机房等数据中心的物理环境和系统应用出现异常、数据出现丢失或无法访问、服务器损坏等故障问题，导致全院正常业务中断，影响全院正常的医疗秩序，确保在突发问题故障出现时可以及时、有效开展恢复工作，结合医院实际，制定机房应急预案。

第二条　预案适用于信息化云机房、本地机房的物理环境，机房内的服务器和存储设备、操作系统和应用服务、数据库及数据备份等服务端故障。

第二章　应急管理组织

第三条　组长为信息科主任，主要负责机房应急和演练的统一领导、指挥、部署和协调工作，初审信息化机房故障应急演练预案。

第四条　副组长为信息科副主任和安全管理员，协助组长完成机房和演练工作，第一时间参与、协调、指挥机房应急和演练任务，起草和修订信息化机房故障应急演练预案。

第五条　成员为信息科工作人员。负责落实机房日常事务，执行机房故障应急演练任务，参与信息化机房故障应急演练预案讨论。

第三章　应急措施

第六条　通过现场或监控平台检查机房环境、服务器、服务区网络、存储等设备物理指示灯、加电情况及相关性能是否正常，判断影响的范围，评估应急响应等级。

第七条　处理服务器应用故障问题。

（一）对操作系统的磁盘空间、CPU 使用率、系统服务、业务服务、网络服务、防火墙、中毒或遭攻击的问题进行检查修复和故障解决。急需使用的服务器应用无法快速恢复时，可启用备份的虚拟化服务应用或备用服务器，配置正式的 IP 地址，启动系统和业务服务，加载数据库进行使用。

（二）服务器应用遇到 IP 冲突等问题时，采用双机模式的服务器会自动切换，自动切换后的服务器如果 IP 不冲突，故障会自动解除。如无法切换或切换后 IP 仍然冲突，可通过查出 IP 冲突的来源，关闭冲突 IP 主机的交换机端口，更改服务器应用的 IP 地址和客户端应用访问服务端地址的方法进行解决。

（三）当 SQL Server 出现故障时，采用双机模式的服务器会自动切换，业务会恢复正常。如果是单机模式，通过对数据库的服务、端口、软件、配置等问题进行检查修复和故障解决，启用备用的虚拟化服务应用或备用服务器，解决无法定位问题和快速恢复急需使用的服务器问题。

（四）当虚拟化管理应用平台发生故障时，通过对虚拟化管理平台硬件线缆及连接、网络线缆及连接、软件配置、监测性能等环节进行检查修复和故障解决，当无法定位问题需要快速恢复使用时，通过连接和登陆需要使用虚拟化应用的服务器，在这台服务器虚拟化管理应用平台中进行配置和使用。

第八条 处理服务器硬件故障时，可通过对硬盘、电源、风扇、光纤卡、硬件线缆及连接、网络线缆及连接等环节进行检查修复和故障解决。遇到服务器无法正常工作且急需使用时，通过虚拟化管理平台和双机软件迁移上面的业务或启用备用服务器进行应急处置。

第九条 处理存储相关硬件故障问题。

（一）对硬盘、电源、风扇、光纤交换机、光纤卡、阵列柜线缆及连接、网络线缆及连接等环节进行检查修复和故障解决。

（二）当双存储架构中的一台存储无法正常工作时，通过自动或手动切换到备用存储进行应急处置。

（三）当多融合架构下的单台存储无法正常工作时，在同一虚拟化管理平台下的另一台存储可自动或手动接管损坏存储下的虚拟化服务应用和数据，检查接管和服务启用情况进行应急处置。

（四）当独立架构下的单台存储无法正常工作时，使用应急服务器、应急存储或在其他虚拟化管理平台下搭建虚拟应用服务器，加载备份数据进行应急处置。

第十条 应急处置数据丢失时要立即保存数据断点，保护原始数据，采用镜像数据、服务器中的备份数据、异地备份数据、磁带库数据等方式，在还原验证数据后进行应急处置。

第十一条 机房出现停电、温度上升、漏水、湿度过高等情况会对服务器、存储等设备的正常工作造成影响，采用UPS、外部发电机、备用空调、备用专业制冷风扇、开门窗通风、封堵出水口，抽出清除余水、启用除湿设备等方法进行应急处置。

第十二条 当机房出现电力无法供应，环境温度、湿度持续处于高位且无法控制下降等情况，造成服务器、存储等设备无法工作时，依次按照网络设备、虚拟机、虚拟机管理平台、服务器、存储、存储交换机的顺序进行设备关闭。机房的门开启物理锁具，使用钥匙进入，加强人员安保。待电力、温度、湿度恢复后，再依次按照存储交换机、存储、服务器、虚拟机管理平台、虚拟机、网络设备的顺序进行设备开启。

第十三条 当机房出现漏水严重、火灾等自然灾害或云租赁服务到期无法使用时，在保证人身安全的前提下，根据紧急情况，进行应急疏散。将设备关机断电后根据设备的重要性，依次对存储设备、HIS、CIS、LIS、PACS、手麻服务器、集成平台等服务器和交换设备进行疏散并转移至安全区域，尽可能对即时数据或备份数据进行疏散和转移。

第十四条　在应急处置后，对机房环境、机房环境监控设备、硬件设备、软件和数据进行修复或重建，联系对应专业人员进行深入的分析和维修。

第四章　应急保障

第十五条　机房场所保障：医院在同城三地的不同区域分别建有运营商机房、医院中心机房和医院容灾机房场所，三个机房场所拥有独立的电力、消防、温控、空间承重等场所基础环境保障体系。场所之间通过两种不同运营商的两条不同路径的线缆进行连接，保障场所间通信连接不中断。

第十六条　电力系统保障：每个机房配有两套双路主干输电系统和两台UPS，并设有独立的机房配电柜，配电柜安装防雷模块。每个设备机柜内都设有两路冗余和防雷的市电、UPS专业插座，在机房地板下布设等位铜皮用于消除机房静电。

第十七条　安全系统保障：机房内设有门禁系统、环境动力监控系统和视频监视系统，并设有机房的烟感温感系统、水浸系统和中央灭火系统，能够对出入机房的人员进行有效管理，当火灾、漏水发生时及时预警，避免灾难的发生。

第十八条　空间环境保障：机房拥有承重防震、气体流动和设备扩展的空间，设有预留电力和网线，可承接三个标准机柜至少18台设备的应急迁移和数据中转。

第十九条　系统应用保障：通过虚拟化管理应用平台对业务应用进行数据快照，根据管理平台的策略计划，将应用系统备份到异地机房的应用备份服务器内，定期启动和测试业务应用备份系统，实时或定期同步两个不同地域虚拟化平台中的业务系统。

第二十条　数据保障：通过数据库软件的完整和增量备份功能将数据备份到本地硬盘内，使用备份系统将备份的文件和图像文件复制迁移到异地机房的备份服务器内，在迁移结束后自动将备份的文件和图像还原到异地机房的系统应用环境中。每日使用数据库软件自动还原备份的文件，验证备份数据的准确性和完整性，每月将备份文件归档到异地机房的磁带库上。所有备份、还原操作通过软件的日志功能可以查询备份时间、状态、操作内容等。

第二十一条 物资保障：服务器，存储，网线，光纤跳线，移动硬盘，显示器，键盘，鼠标，电源插座，操作系统软件，数据库软件，驱动程序，应用软件，密码表，应用部署操作明细，服务启动操作手册，管理、业务、应用等 IP 地址表，应用软件配置表，设备部署图，设备线缆连接图等都准备和放置在固定位置。

第二十二条 专家保障：建立由空调、电力、服务器、存储、网络、安全、数据恢复、数据库、虚拟化、软件应用厂商、医院信息化同行等专家人员组成的专家团队，定期一起进行交流、咨询、巡检、问题分析、应急演练、故障处置恢复和持续改进。

第二十三条 定期开展机房应急场景演练。

（一）机房 UPS 电池放电。

（二）机房停电 3 小时。

（三）机房空调不制冷，机房温度升高。

（四）机房湿度过高，机柜玻璃起雾。

（五）虚拟化管理平台无法正常登录。

（六）PACS 服务器自动重启后，业务无法使用。

（七）手麻服务器无法正常启动。

（八）服务器数据被篡改、删除。

（九）服务器电源指示红灯报警。

（十）存储硬盘灯红灯报警。

（十一）云机房业务服务中止，业务需要迁移到医院机房。

（十二）医院中心机房无法使用，在容灾机房快速恢复 HIS 服务器业务。

（十三）查询调阅 6 年前已经归档的影像图像数据。

医院信息化网络故障应急演练预案

第一章 总则

第一条 为落实国家卫生健康委员会发布的关于落实卫生健康行业网络

信息与数据安全责任的通知要求，在医院信息化应急预案管理制度的基础上，制定信息化网络故障应急演练预案，开展应急演练。

第二条 预案适用于院区核心交换设备、路由设备、院区间线缆、楼宇、楼层间交换设备、路由设备、线缆、终端设备等网络故障，以及由于操作不熟练或使用不当造成的网络错误。

第二章 应急管理组织

第三条 组长为信息科主任，主要负责网络应急和演练的统一领导、指挥、部署、协调工作，初审信息化网络故障应急演练预案。

第四条 副组长为信息科副主任和安全管理员，协助组长完成网络应急和演练工作，第一时间参与、协调、指挥网络应急和演练任务，起草和修订信息化网络故障应急演练预案。

第五条 成员为信息科工作人员。负责落实网络日常事务，执行网络故障应急演练任务，参与信息化网络故障应急演练预案讨论。

第三章 应急处置办法

第六条 查看周围终端的网络是否正常，如果其他电脑正常，判断为单点故障。如果其他电脑不正常，使用正常电脑或监测电脑各连接设备网关的联通情况，判断和确认影响范围，对楼宇交换机、汇聚交换机、核心交换机、路由器、防火墙、对端区间进行检查修复和故障解决。

第七条 处置单点故障的问题可通过对终端 IP 地址、硬件故障、网卡开启情况、操作系统是否中毒或者异常、网线拔出、网络模块脱落、交换机跳线断开、IP 和 MAC 绑定、交换机 VLAN 更改、交换机端口关闭、环路关闭等问题进行检查修复和故障解决。当现场故障的终端无法快速恢复且急需使用时，可启用应急终端备机进行处置，使用前要检查和确认业务系统、网络、打印机等的安装和配置是否正确。

第八条 处置楼层或楼宇网络故障问题。

（一）当楼层交换机出现问题时，启用备用交换机，通过使用模块连接器将终端线缆与备用交换机相连，上行线缆可通过网线与正常交换机的 TRUNK 口互联，或使用光纤跳线与光纤配线架对应端口进行互联。使用备用交换机时，待上行线缆接连测试通过后，再接入终端线缆。

（二）楼宇间线缆出现问题时更换线缆，通过网线或光纤跳线联入正常使用的交换机下进行应急处置。

第九条 处置院区间故障问题。

（一）核心交换机出现故障问题时，检查和修复核心交换机的硬件、配置、环路状态、地址冲突、ARP攻击等环节。无法快速定位和处置时，启用备用的核心交换机，开启配置中各楼宇交换网关。

（二）路由器出现故障问题时，检查和修复路由器的硬件和配置，无法快速定位和处置时，启用备用路由器，将相应的线缆连接至备用路由器上，在核心交换机上将路由信息更换至备用路由器上。

（三）院区间的运营商光缆出现问题时，先对运营商网络专线、医院内部网络端口进行排查，及时联系运营商解决专线线缆问题，手动切换到备用的运营商线缆上进行应急处置。运营商线缆故障后影响的业务范围包括：电信专线故障将导致微信/支付宝缴费、省医保结算、医院互联网（外网）无法使用；移动专线故障将导致诊间扫码支付功能无法使用；银联专线故障将导致自助机扫码支付功能无法使用。医保运营商网络出现问题时，在核心交换机上将路由信息切换到其他院区的医保网络上。

第十条 在应急处置后，对设备、线缆等进行更换或维修，修改配置信息，联系对应专业人员进行深入的分析和维修。

第四章　网络故障应急演练

第十一条 为验证应急预案的可行性，完善应急预案，提高信息科人员处理突发故障的应对能力，提高信息科人员对于网络应急预案的知晓度和操作的熟练程度，信息科工作人员每年至少开展一次网络应急演练，对网络故障进行判断和恢复。

第十二条 进行应急物资的准备，包括2台应急电脑、1台笔记本电脑、1台备用核心机交换机、2箱六类非屏蔽网线、1台备用路由器、2台工业空调扇、3个10米插线板、10根10米网线跳线、10根2米跳线、20根5米跳线、10根3米跳线、2台交换机、4个万兆光纤模块、4个千兆光纤模块、4根10米光纤跳线、50个网线对接头、1对光纤收发仪、1套网络维修和检测工具。

第十三条 演练和应急前期准备。

（一）应急物资准备到位。

（二）信息科人员在应急场景下进行桌面推演和模拟演练。

（三）准备网络拓扑图、网络布线图、设备分布图、机柜布局图、配线架排布图、交换机排布图、光纤配线架排布图。

（四）所有在运行设备的配置信息。

（五）拥有院区运营商、微信和银联服务商、患者服务平台建设方、互联网运营商的联系方式。

第十四条 演练场景。

（一）当院区网络无法使用时，在门诊收费处和急诊收费处部署应急网络，连接单机应急服务器，使用应急单机收费程序。

（二）网络除门诊收费区域外均正常，排除门诊收费区域的网络故障。

（三）某一台内网电脑无法正常使用。

（四）楼层交换机故障导致某一楼层多个科室电脑网络全部无法使用。

（五）楼宇光纤或光纤模块损坏导致某一住院科室（如康复科）医生站、护理站电脑超过 30 分钟全部无法使用。

（六）院区间线缆故障导致全院信息系统无法使用。

（七）院区路由器故障导致全院信息系统无法使用。

（八）值班时发生应急一类响应事件，门诊应急收费系统排班等信息未及时同步，无法挂号。

（九）医保网络无法连接。

（十）机房温度过高导致核心交换机无法正常工作。

第十五条 演练后改进。

对演练过程进行总结和分析，及时发现问题，提出整改措施，持续改进。

医院信息化病毒攻击预案

第一章 总则

第一条 随着医疗行业"互联网＋"战略的不断推进，医院逐渐数字化、网络化和智能化，在医疗互联网化大浪潮中，网络病毒和攻击问题日渐突出，为提高医院处理网络攻击的应对能力，保证信息安全，制定此预案。

第二条 网络病毒和攻击是指黑客通过侦查跟踪、武器构建、载荷投送、漏洞利用、安装植入、命令与控制、目标达成七个入侵阶段，利用漏洞、弱口令、钓鱼和垃圾邮件、网站挂马、破解与激活工具和U盘感染等方式，对数据加密、锁定系统、泄漏数据、诈骗恐吓式勒索、破坏性加密数据。

第三条 当出现业务系统无法访问、文件后缀被篡改、电脑桌面被篡改、首页被篡改、挂黑链等情况时，启动预案进行处置。

第二章 应急处置办法

第四条 隔离被感染的主机。

（一）当确认主机已经被感染勒索病毒后，通过物理隔离和访问控制立即隔离被感染主机。

（二）物理隔离主要为断网或断电，断网是拔掉网线、禁用网卡，如果是笔记本电脑还需关闭无线网络。

（三）访问控制常用的操作方法是增加策略和修改登录密码，增加以下策略进行访问控制的管理。

（1）使用网络安全设备通过IP安全策略进行隔离。

（2）封闭未用但开放的网络服务端口及未使用的服务，对于Windows操作系统可以使用TCP/IP筛选器和系统防火墙。

（3）对于Linux操作系统可以使用自带的iptable防火墙。

（4）关闭445、139、135等不必要的端口，避免使用高风险端口，如3389暴露在公网上。由于工作需要确有必要开启的端口，要通过VPN登录后才能访问。

第五条 按照账号密码管理制度的要求，立刻修改被感染主机的登录密码，修改同一局域网下的其他主机密码，修改最高权限的系统管理员账号的登录密码。

第六条 查杀病毒和打补丁。

（一）使用专业的病毒软件进行病毒查杀，病毒特征库更新到最新。从网站的源码、使用的框架、访问日志和安全日志等方面查找漏洞，发现可疑木马及其脚本后进行分析和删除。

（二）为服务器升级更新最新的安全补丁程序，升级更新的对象包含操作系统、应用程序、数据库等，防止缓冲溢出和设计缺陷等攻击。

第七条　为每个网站创建一个专属的访问账号，只给需要写入的网站目录文件设置写入权限，剩余目录设置只读权限，安装 ARP 防火墙，绑定网关 MAC 地址。

第八条　对局域网内的其他设备进行排查，检查核心业务系统是否受到影响，检查备份系统是否被加密等，评估感染的范围和业务系统受影响的程度，确定应急响应等级，采取应急处置措施。

第九条　在采取应急处置后，联系专业的安全技术人员和管理人员对事件的感染时间、传播方式等问题进行排查分析，提出后续处置建议。

第三章　后续处置管理办法

第十条　完善防火墙、上网行为等安全管理设备，全面拦截侦查跟踪、武器构建、载荷投送的攻击。

第十一条　健全 Web 应用防火墙、反垃圾邮件系统、漏洞扫描、终端安全系统、堡垒机及流量分析系统，有效拦截漏洞利用、安装植入、命令与控制的攻击。

第十二条　全院人员应做到开启电子邮件前要确认发件人可信，对标题吸引人的未知邮件不能随便点开，不随便打开电子邮件附件或点击附带的网址，随时更新系统补丁和安全软件病毒库。

第十三条　加强口令管理，全面核查信息化资产，做好关键信息化资产的备份，限制对重要的信息化设备的访问。

第十四条　定期组织安全培训，加强安全管理，培养专业的网络安全处置和管理人才。

第二篇

运维管理表单

运维管理表单如表 5-1 至表 5-34 所示。

表 5-1　物资领用单

领用科室			领用人	
领用原因				
物质类别	物资名称		单位	领用数量
接收人签字			领用时间	
发放科室			发放人签字	
备注说明				

表 5-2　物资使用记录单

物资名称	数量	使用时间	使用原因	使用人员	联系电话	发放人员	归还时间	领用人签字	备注

表 5-3 信息化设备外修申请表

申请信息	计算机型号		使用科室	
	生产日期		报修日期	
故障说明				
设备现况	保修情况	□保修期内	□保修期外	
	故障后果	□影响工作	□不影响工作	
外修说明				
审批	申请科室 负责人意见	签字： 日期： 年 月 日		
	申请科室 分管院长意见	签字： 日期： 年 月 日		
	信息科 负责人意见	签字： 日期： 年 月 日		
	信息科 分管院长意见	签字： 日期： 年 月 日		
	院长意见	签字： 日期： 年 月 日		

表 5-4 信息化设备报废申请单

设备名称						
申请部门		申请人		申请日期		
资产编号		规格型号				
设备类型	□台式主机 □显示屏 □台式一体机 □笔记本 □其他＿＿＿＿＿＿＿＿＿					
生产日期		使用起始日期		入账部门		
资产卡片	□有 □无	维修记录	□有 □无	账务记录	□有 □无	
申请原因	□设备已过折旧期 □设备及部件自然老化 □因雷击、火烧、爆炸、水浸、腐蚀、摔压等事故造成信息化设备严重损坏，无法修复或一次性修复费用超过目前市场同类同档次信息化设备报价的 50% □使用 5 年及 5 年以上，设备性能落后，功能过低，不能满足业务需求，不宜或无法使用 □其他＿＿＿＿＿＿＿＿＿＿＿＿＿＿＿＿＿＿＿＿＿＿＿＿＿＿					
申请部门负责人审批意见	 签字：　　　　　　　日期：					
信息化设备报废技术鉴定审核组审批意见	 签字：　　　　　　　日期：					

表 5-5　外来设备接入登记表

申请接入 单位名称		项目名称	
项目负责人		联系方式	
项目主管科室		接入设备名称	
接入设备类型		使用时间范围	
接入区域与要求			
IP 及配置说明			
申请单位签字			
项目主管 科室签字			
备注说明	按照医院信息化外部人员访问管理制度执行，申请单位需签署信息保密协议和网络安全责任承诺书		

表 5-6　文档、介质查阅和借阅登记表

查阅和借阅信息					归还信息		
名称	日期	借阅人	批准人	数量	日期	签字	完好性

表 5-7　文档归档清单

文档 名称	提交人	提交 日期	所属 项目	是否 归档	归档人	归档 日期	归档 地址

表 5-8　印章登记表

用印时间	内容摘要	批准人	承办人	份数	备注

表 5-9　医院数字证书申请表

姓名		性别		科室	
证件类型			*联系电话		
身份证件号码					
执业医师证号					
申请理由	□入职申领　□权限增加　□人员调配				

申请人在此郑重声明：

①本人为申请数字证书而提供的资料完全真实、准确、完整。本人愿意承担由于提供的资料虚假、误导、重大遗漏而导致的一切后果。

②本人已认真阅读并完全理解医院数字证书管理办法中的各项规定。在此申请表上签字即表明本人确认并同意该管理办法的全部内容，接受该管理办法的约束。

③本人同意数字认证公司收集本人所提交的上述信息，用于签发数字证书及相关用途。

申请人签字：　　　　　　　　　　　申请科室主任签字：

　　　　　　　　　　　　　　　　　　　申请日期：　　年　　月　　日

人事科审核签字：

　　　　　　　　　　　　　　　　　　　申请日期：　　年　　月　　日

医务科审核签字：

　　　　　　　　　　　　　　　　　　　申请日期：　　年　　月　　日

护理部审核签字：

　　　　　　　　　　　　　　　　　　　申请日期：　　年　　月　　日

信息科维护员签字：

　　　　　　　　　　　　　　　　　　　维护日期：　　年　　月　　日

数字证书领取人签字：

　　　　　　　　　　　　　　　　　　　领取日期：　　年　　月　　日

备注：请如实填写本表，*为必填项，并将以下申请材料提交人事处、医务处、护理部审核：①填写完整的本表（申请人签字）；②提供本人身份证正反面复印件

表 5-10   医院数字证书业务登记表

姓名		性别		科室	
证件类型			联系电话		
身份证件号码					
执业医师证号					
申请理由	□丢失补办 □解锁 □吊销				

申请人在此郑重声明：

①本人为申请数字证书而提供的资料完全真实、准确、完整。本人愿意承担由于提供的资料虚假、误导、重大遗漏而导致的一切后果。

②本人已认真阅读并完全理解医院数字证书管理办法中的各项规定。在此申请表上签字即表明本人确认并同意该管理办法的全部内容，接受该管理办法的约束。

③本人同意数字认证公司收集本人所提交的上述信息，用于签发数字证书及相关用途。

申请人签字：

申请日期：   年   月   日

申请科室负责人签字：

申请日期：   年   月   日

医务科审核签字：

申请日期：   年   月   日

信息科主任签字：

申请日期：   年   月   日

信息科维护员签字：

维护日期：   年   月   日

数字证书领取人签字：

领取日期：   年   月   日

备注：请如实填写本表，* 为必填项，将以下证明材料提交信息科审核和证书办理：①填写完整、无涂改的本表，并完成申请人、科室负责人和医务科审核人的签字。②申请人的工作胸卡和身份证

表 5-11 信息机房空调维修保养记录单

操作类型	□维修　□保养　□其他		
报修人员		报修时间	
报修原因			
操作人员		操作时间	
操作单位			
操作过程			
操作结果及备注			

表 5-12 信息机房空调操作记录单

空调名称								
状态			操作原因			操作时间	操作人员	备注说明
开启	关闭	空开	常规切换	停电重启	其他			
开启	关闭	空开	常规切换	停电重启	其他			
开启	关闭	空开	常规切换	停电重启	其他			
开启	关闭	空开	常规切换	停电重启	其他			
开启	关闭	空开	常规切换	停电重启	其他			

表 5-13　使用临床数据资源开展科研工作申请表

申请人姓名		工号	
科室		联系方式	
申请材料（请打"√"）			
□研究方案	□任务批件（指国家及省部级课题）		
□伦理批件	□医院伦理委员会批准批件		
□其他材料			
相关课题是否已经在科教科备案	□是	备案课题名称：	
		备案课题负责人：	
		备案课题编号：	
		备案课题来源：	
	□否		
申请数据范围（包括申请使用患者的疾病类型、涉及科室、起止时间等）			
疾病类型：			
涉及科室：1.　　　　　2.　　　　　3.　　　　　4.			
时间范围：			
其他说明：			

申请人承诺：

　　我将严格按照医院大数据管理制度执行。本人承诺绝不擅自以直接、间接、口头或书面等形式向其他任何个人、科室和单位泄露所获得的医院临床数据。若本人未按医院规定执行，所造成的一切不良后果均由本人承担。

签字：

年　　月　　日

申请人所在科室主任审批：

科室主任签字：

年　　月　　日

数据相关科室审批：

相关科室签字：

相关科室负责人签字：

年　　月　　日

续表

科教科审批： 　　　　　　　　　　　　负责人签字： 　　　　　　　　　　　　　　　　　　年　　月　　日	
批准时限：使用起始时间 　　　　　年　　月　　日至　　年　　月　　日	
信息科审批： 　　　　　　　　　　　　负责人： 　　　　　　　　　　　　　　　　　　年　　月　　日	

表 5-14　医院信息系统敏感数据查询统计申请表

申请人姓名		申请科室	
联系电话		申请日期	
数据类别	□药品类　□耗材类　□患者个人信息		
申请事由			年　　月　　日
查询内容			年　　月　　日
申请科室领导审批			年　　月　　日
管理科室领导审批			年　　月　　日
信息科主任审批			年　　月　　日
申请科室分管院长审批			年　　月　　日
院长审批			年　　月　　日
信息工程师查询签字 （标注反馈日期）			年　　月　　日

表 5-15　服务器基本信息登记表

服务器名称		服务器型号	
服务器编号		SN 号	
位置			
硬盘容量			
实际容量			
RAID 情况			
CPU		内存	
网络情况			
购买日期		保修日期	
厂商负责人		联系方式	
填表人		填表日期	

表 5-16　服务器应用系统安装登记表

应用名称			应用编号	
服务器编号		操作系统		
系统配置	CPU		内存	
	网络情况		IP 地址	
	各盘符容量（G）			
安装程序及位置				
操作文档				
操作视频				
安装程序备份及位置				
应急措施				
相关账号及密码				
实施人员		联系方式		
登记人		实施日期		

表 5-17　网络设备信息登记表

设备编号		设备名称		
种类	□接入交换机　　□汇聚交换机　　□核心交换机　　□安全网关　　□路由器 □防火墙　　　　□防入侵　　　　□VPN　　　　　　□网闸　　　　□堡垒机 □其他＿＿＿＿＿＿＿＿＿＿＿＿＿＿＿＿＿＿＿＿＿＿＿＿＿＿＿＿＿＿＿＿＿			
设备型号		用途	□内网　□外网　□其他＿＿＿＿＿	
端口		模式（TRUNK、VLAN 等）		环路检测
其他配置				
账号		系统密码		
线路连接情况				
购买日期		保修日期		
厂商负责人		联系方式		
填表人		填表日期		

表 5-18　终端基本信息登记表

终端编号		主机名称	
品牌型号		PIN 号	
操作系统及版本			
各盘符容量（G）			
系统用户账号		系统密码	
网络情况	IP：　　　　　　　　　　　　　　MAC： □内网　□外网　□不联网　□其他_____		
安装软件	应用软件： 办公软件： 插件： 其他：		
系统配置设置	系统设置： 外设连接及设置： 打印机设置及纸张规格 软件清理： 时间同步：		
内网及杀毒软件			
备份及文档情况			
资产登记及标签	□已登记　□未登记　□已粘贴　□未粘贴　□其他_____		
购买日期		保修日期	
厂商负责人		联系方式	
填表人		填表日期	

表 5-19 数据库安装登记表

数据库编号		应用系统名称	
数据库类型		数据库版本	
应用系统 IP 信息		安装时间	
数据库名称	用途	账号	账号密码
安装人		安装人联系方式	

表 5-20 应用系统基本信息登记表

应用系统编号		应用系统名称	
版本号		来院方式	
合同编号		合同名称	
应用系统描述			
部署位置			
配置信息			
系统管理账号		管理密码	
网络情况			
访问 IP 地址			
应用系统上线时间		现在使用状态	
使用范围		项目经理	
填表人		填表日期	

表 5-21　信息系统密码更改记录表

信息系统 名称	系统重量 等级	密码更改 周期	更改日期	计划下次 更改日期	更改人 监督人
	□高 □中 □低	□三个月 □六个月 □一年			
	□高 □中 □低	□三个月 □六个月 □一年			
	□高 □中 □低	□三个月 □六个月 □一年			
	□高 □中 □低	□三个月 □六个月 □一年			

表 5-22　信息系统服务器配置记录表

服务器名称		服务器 SN 号	
服务器编号		服务器位置	
配置原因	□新增　　　　　□更新　　　　　□维修 □其他_____		
配置过程			
配置结果			
配置人员		陪同人员	
审核人员		配置时间	
附件	1. 配置命令及说明 2. 原配置备份及位置说明		

表 5-23 信息系统数据库配置记录表

数据库名称		数据库编号	
所在应用系统名称		数据库 IP 地址	
配置原因	□新增　　　　　□更新　　　　　□维修 □其他_____		
配置过程			
配置结果			
配置人员		陪同人员	
审核人员		配置时间	
附件	1. 配置命令及说明 2. 原配置备份及位置说明		

表 5-24 应用系统配置记录单

应用系统名称		应用系统编号	
服务器编号		应用服务 IP 地址	
配置原因	□新增　　　　　□更新　　　　　□维修 □其他_____		
配置过程			
配置结果			
配置人员		陪同人员	
审核人员		配置时间	
附件	1. 配置命令及说明 2. 原配置备份及位置说明		

表 5-25 网络设备配置记录单

交换机名称		交换机 SN 号	
交换机编号		交换机位置	
配置原因	□新增　　　　□更新　　　　□维修 □其他_____		
配置过程			
配置结果			
配置人员		陪同人员	
审核人员		配置时间	
附件	1. 配置命令及说明 2. 原配置备份及位置说明		

表 5-26 信息系统计算机终端配置记录表

主机名称		终端 SN 号	
终端编号		MAC 地址	
配置原因	□新增　　　　□更新　　　　□维修 □其他_____		
配置过程			
配置结果			
配置人员		陪同人员	
审核人员		配置时间	
附件	1. 配置命令及说明 2. 原配置备份及位置说明		

表 5-27　项目变更单

项目名称		申请日期	
提出科室		提出人员	
联系方式			
变更情况描述			
变更依据			
变更内容			
风险分析			
控制措施			
审核意见			
申请科室上级部门意见			日期：　　年　　月　　日
项目负责人意见			日期：　　年　　月　　日
信息科主任意见			日期：　　年　　月　　日
信息科分管院长审核意见			日期：　　年　　月　　日

表 5-28　信息系统软件需求变更单

软件名称		申请日期	
提出科室		提出人员	
联系方式			
新增修改功能需求描述			
变更依据			
风险分析			
控制措施			
申请科室意见		日期：　　　年　　月　　日	
申请主管科室意见		日期：　　　年　　月　　日	
信息科意见		日期：　　　年　　月　　日	
分管院长意见		日期：　　　年　　月　　日	

表 5-29 变更验收表

验收变更项目			
提出科室		验收日期	
验收组成人员	姓名	科室	职务
验收意见（附验收报告）： 验收科室签字：			
主管部门审查意见： 签字：			
需要沟通的部门（变更结果）			
单位或部门	签字	单位或部门	签字

表 5-30 数据备份信息登记表

数据库编号		数据库名称			用途			
登记人				登记日期				
备份方式	备份间隔时间	数据放置位置	开始时间	结束时间	存储保留天数	日志备份间隔时间	日志备份位置	日志保留天数
本地备份								
异地备份								
离线备份								
归档备份								

表 5-31　运维人员设备入网登记表

姓名		所在单位	
身份证号码		电话号码	
IP 地址		MAC 地址	
接入交换机端口		物理位置	
杀毒软件		操作系统版本	
设备入网 安全检查	是否存在木马　是□　否□		
	是否更新最新补丁　是□　否□		
	是否有漏洞　是□　否□		
	其他：		
登记人员			

表 5-32　运维人员请销假登记表

姓名		所在单位	
手机		运维项目	
请假事由			
请假时间			
申请时间			
申请人签字		运维公司项目 负责人签字	
信息科 项目负责人签字		信息科主任签字	
销假时间			
运维公司项目 负责人签字		信息科 项目负责人签字	

表 5-33 运维人员变更登记表

运维公司名称			运维项目	
人员变更事由				
运维公司意见	负责人签字：			
原运维人员情况	姓名		联系方式	
	身份证号			
	运维工作内容			
变更人员情况	姓名		联系方式	
	身份证号			
	运维工作内容			
	相关资质			
运维工作移交情况	原运维人员签字： 变更人员签字：			
运维公司项目负责人签字			运维公司项目部主管签字	
信息科项目负责人签字			信息科主任签字	

表 5-34 事件记录单

事件类别	□服务器　　　　　□网络　　　　　　□终端机 □系统　　　　　　□科室管理 □其他＿＿＿＿＿＿＿＿＿＿＿＿＿＿＿＿＿＿＿＿＿		
事件名称			
影响范围	□全院　　　　　　□院区　　　　　　□门诊楼 □医技楼　　　　　□住院楼　　　　　□行政楼 □其他＿＿＿＿＿＿＿＿＿＿＿＿＿＿＿＿＿＿＿＿＿		
影响时间	□<0.5 小时　　　□0.5～1 小时　　　□1～3 小时 □3～5 小时　　　□5～12 小时　　　□12～24 小时 □>24 小时 具体时间＿＿＿＿＿＿＿＿＿＿＿＿＿＿＿＿＿＿＿＿		
发生时间		恢复时间	
记录人员		记录时间	
实施人员			
审核人员		审核时间	
事件过程			
事件结果			
后续工作			

第三篇

运维管理流程

运维管理流程如图 5-1 至图 5-5 所示。

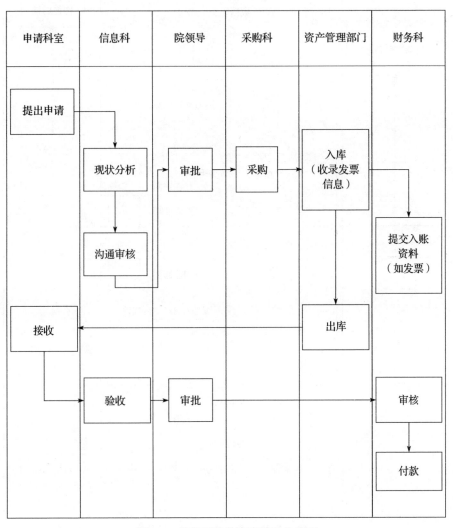

图 5-1　信息系统物资申请工作流程

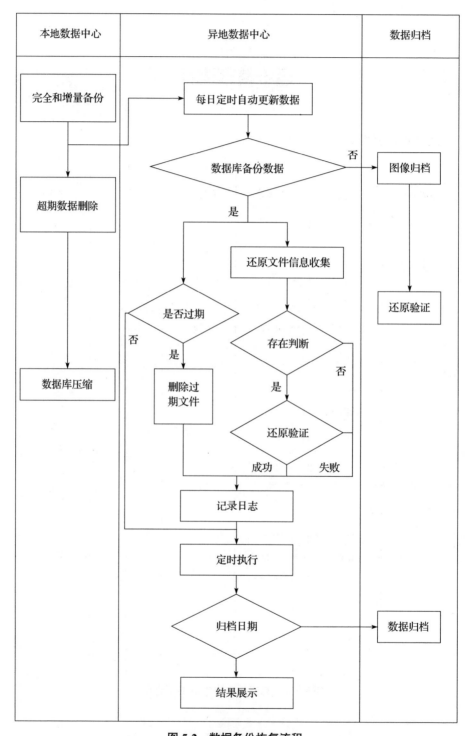

图 5-2 数据备份恢复流程

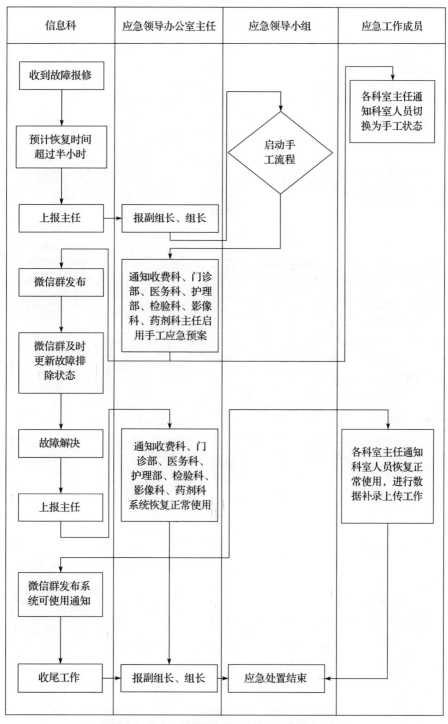

图 5-3　应急一类响应事件工作日时间应急流程

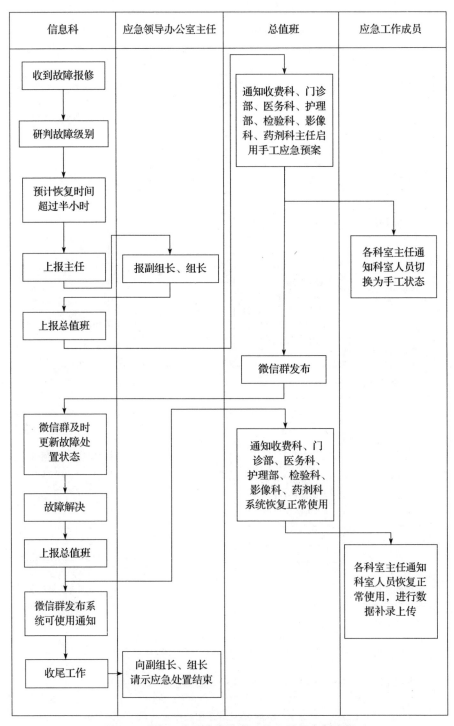

图 5-4 应急一类响应事件非工作日时间应急流程

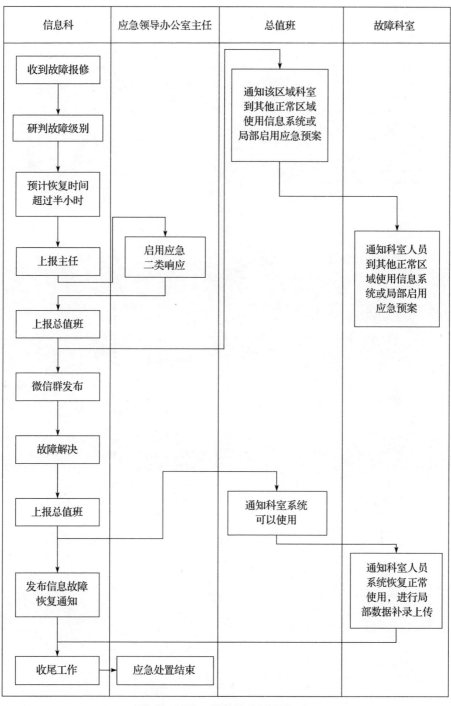

图 5-5 应急二类响应事件应急流程